Monthly Book
Medical Rehabilitation
編集企画にあたって………

　脳卒中は極めて頻度の高い疾患である．我が国では年間20万人以上の脳卒中患者が発症し，脳卒中有病者数は200万人以上とされる．血栓溶解療法や血管内治療の発展により，脳梗塞の後遺症を残さず回復する場合もあるが，再発も多く急性期・回復期・生活期にわたる長期の脳卒中リハビリテーションが必要となる．医療者として脳卒中患者の診療にあたっているだけでなく，家人や友人など身近な方々にも脳卒中を発症していることが多いのではないだろうか．私自身，プライベートでも友人や知人より脳卒中リハビリテーションについて様々な相談を受けている．

　脳卒中リハビリテーションを片麻痺など神経症候の機能回復のみに限定せず，歩行や日常生活動作能力の回復，在宅復帰や社会復帰まで含めた包括的な戦略として位置づけることが重要である．具体的には，入院中に達成すべき短期ゴールを設定すること，長期的ゴールとして退院後の実生活で何を目標とするのかを決めることが重要である．脳卒中リハビリテーションのキーワードとして，"ネットワークの再構築"に注目したい．脳卒中の機能回復には，適切なリハビリテーションにより神経細胞レベルや線維連絡などのニューラルネットワークの再構築が必要である．すなわち，神経細胞同士のシナプス結合を高めることであり，他の神経細胞のサポートを受けることによって機能回復を得る，あるいは新たな機能を獲得することができる．一方，ヒトとしての個体レベルでの活動を考えれば，脳卒中患者を取り巻く人的サポートを受けることが必要である．在宅復帰を例にとれば，医療スタッフ・家族・ソーシャルワーカー・ケアマネージャーなど多くの人的サポートを受けることによって，日常生活や社会生活が可能となる．これは，個体レベルでも他者との連携や支援が必要なことであり，あたかも神経細胞がシナプス結合により他の細胞のサポートを受けていることと同様である．"ネットワークの再構築"に関して，神経細胞の再構築だけでなく，在宅や社会生活での人間関係の再構築が重要であることを強く意識したい．

　折しも，2018年12月，議員立法の「脳卒中・循環器病対策基本法」が国会で可決，成立した．同法では，脳卒中や心筋梗塞などの循環器病の予防推進と，迅速かつ適切な治療体制の整備を進めることで，国民の健康寿命の延伸と医療・介護費の軽減を目指しており，今後の我が国の脳卒中診療，リハビリテーション医療や社会的支援のあり方が大きく変わろうとしている．

　上述したように，脳卒中リハビリテーションには極めて多くの側面があり，多くの専門職がかかわることから，本特集では可能な限り多くのテーマを取り上げた．本特集が脳卒中リハビリテーション診療に関係する皆様の日常診療にお役立て頂ければ幸いである．

2019年4月
佐伯　覚

WRITERS FILE ライターズファイル（50音順）

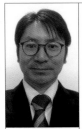

赤津　嘉樹
（あかつ　よしき）
- 1996年　産業医科大学卒業
　　　　同大学リハビリテーション医学講座
- 1997年　九州労災病院リハビリテーション科
- 2001年　横浜労災病院リハビリテーション科
- 2005年　浜松労災病院リハビリテーション科，部長
- 2011年　浜松医科大学附属病院リハビリテーション科，助教
- 2013年　小倉リハビリテーション病院，医長

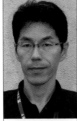

粂田　哲人
（くめた　あきと）
- 1991年　横浜市立大学文理学部生物学課程卒業
- 2003年　神戸大学医学部保健学科作業療法学専攻卒業
- 2003年　横浜市総合リハビリテーションセンター地域サービス室
- 2005年　同センター，医療部機能訓練課
- 2008年　同センター，地域リハビリテーション部地域支援課
- 2013年　同部研究開発課，主任

白石純一郎
（しらいし　じゅんいちろう）
- 2006年　産業医科大学卒業
　　　　同大学病院産業医学修練医（臨床研修医）
- 2008年　同（専門修練医）
　　　　九州労災病院（2009～10年），総合療育センター（2011年）へ派遣
- 2012年　産業医科大学若松病院，助教（医学部リハビリテーション医学）
- 2017年　同大学リハビリテーション医学講座，助教

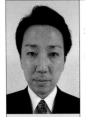

飯田　真也
（いいだ　しんや）
- 2002年　川崎医療福祉大学卒業
　　　　雪の聖母会聖マリア病院
- 2010年　産業医科大学病院

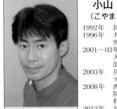

小山　哲男
（こやま　てつお）
- 1992年　長崎大学卒業
- 1996年　大阪大学大学院医学研究科（麻酔学専攻）入学
- 2001～03年　米国Wake Forest大学医学部神経生物学部門留学
- 2003年　兵庫医科大学リハビリテーション医学教室
- 2008年　西宮協立脳神経外科病院リハビリテーション科，部長
- 2012年　兵庫医科大学，特別招聘教授（リハビリテーション医学）

菅原　英和
（すがわら　ひでかず）
- 1992年　東京慈恵会医科大学卒業
- 1994年　同大学リハビリテーション医学講座
　　　　東京都リハビリテーション病院ニュージャージー医科大学
- 1996年　留学
- 1998年　東京慈恵会医科大学リハビリテーション付属病院，助教
- 2000年　中伊豆リハビリテーションセンター，診療医員
- 2004年　東京都立大塚病院リハビリテーション科，診療医長
- 2010年　初台リハビリテーション病院，診療部長
- 2016年　同病院，院長

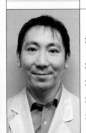

鴨川　徳彦
（かもがわ　なるひこ）
- 2013年　九州大学卒業
- 2015年　同大学病態機能内科学（第二内科）
　　　　九州医療センター脳血管・神経内科
- 2016年　聖マリア病院脳血管内科
- 2017年　佐賀県医療センター好生館脳血管内科
- 2018年　国立循環器病研究センター脳血管内科

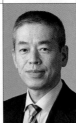

近藤　国嗣
（こんどう　くにつぐ）
- 1988年　東海大学卒業
　　　　慶應義塾大学リハビリテーション科入局
- 1996年　同，医長
- 1998年　東京専売病院リハビリテーション科，部長
- 2000年　川崎市立川崎病院リハビリテーション科，医長
- 2001年～　慶應義塾大学リハビリテーション医学教室，非常勤講師
- 2007年～　東京湾岸リハビリテーション病院，院長

杉本　香苗
（すぎもと　かなえ）
- 2012年　産業医科大学卒業
　　　　同大学リハビリテーション医学講座
- 2012年　九州労災病院，研修医
- 2014年　産業医科大学リハビリテーション科，修練医
- 2018年　同科，助教

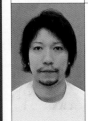

川上　途行
（かわかみ　みちゆき）
- 2003年　新潟大学卒業
　　　　慶應義塾大学リハビリテーション科
- 2007年　同大学月が瀬リハビリテーションセンター
- 2008年　国立病院機構東埼玉病院
- 2015年　University College London，訪問研究員
- 2016年　慶應義塾大学，専任講師

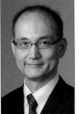

佐伯　覚
（さえき　さとる）
- 1988年　産業医科大学卒業
- 1994年　同大学大学院修了
- 1996年　ロンドン大学Orpington stroke unitへ派遣
- 2000年　産業医科大学リハビリテーション医学講座，講師
- 2002年　同，准教授
- 2011年　同大学若松病院，診療教授
- 2015年　同大学リハビリテーション医学講座，教授

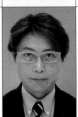

先崎　章
（せんざき　あきら）
- 1986年　東京医科歯科大学卒業
　　　　都立広尾病院，静和会浅井病院，東京医科歯科大学附属病院などに勤務
- 1994年　埼玉県総合リハビリテーションセンター神経科，診療医長
- 1999年　都立豊島病院神経科，医長
- 2000年　埼玉県総合リハビリテーションセンター，医長・肢体不自由担当部長・地域支援担当部長など
- 2009年　東京福祉大学社会福祉学部，教授

木村　公宣
（きむら　まさのぶ）
- 2010年　麻生リハビリテーション専門学校卒業
　　　　北九州安部山公園病院
- 2013年　産業医科大学病院リハビリテーション部
- 2019年　同大学大学院医学研究科産業保健経営学領域修了

下堂薗　恵
（しもどうぞの　めぐみ）
- 1990年　鹿児島大学卒業
　　　　同大学院リハビリテーション医学講座
- 1994年　京都大学霊長類研究所行動神経研究部門
- 2007年　鹿児島大学リハビリテーション医学，准教授
- 2011年　米国メイヨークリニックリハビリテーション科留学
- 2014年　鹿児島大学大学院医歯学総合研究科リハビリテーション医学，教授（鹿児島大学病院リハビリテーションセンター長，リハビリテーション部長を兼務）

高畠　英昭
（たかはた　ひであき）
- 1993年　長崎大学卒業
　　　　同大学院脳神経外科
- 2012年　同大学院修了
　　　　長崎医療センター脳神経外科，医長
- 2014年　産業医科大学リハビリテーション医学講座，講師
- 2017年　長崎大学病院リハビリテーション部，准教授

WRITERS FILE ライターズファイル（50音順）

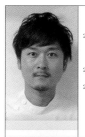

竹林　崇
（たけばやし　たかし）
- 2003年　川崎医療福祉大学医療技術学部リハビリテーション学科作業療法専攻卒業
- 2016年　吉備国際大学保健医療福祉学部作業療法学科, 准教授
- 2018年　兵庫医科大学大学院医学研究科医科学専攻高次神経制御系リハビリテーション科学修了（博士, 医学）
　　　　大阪府立大学地域保健学域総合リハビリテーション学類作業療法専攻, 准教授

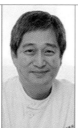

橋本　洋一郎
（はしもと　よういちろう）
- 1981年　鹿児島大学卒業
　　　　熊本大学第一内科
- 1984年　国立循環器病センター内科脳血管部門
- 1987年　熊本大学第一内科
- 1993年　熊本市立熊本市民病院神経内科, 医長
- 1998年　同, 部長
- 2011年　同, 診療部長
- 2013年　同病院リハビリテーション科, 部長（併任）
- 2014年　同, 主席診療部長

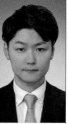

福井　遼太
（ふくい　りょうた）
- 2013年　東京慈恵会医科大学卒業
- 2015年　同大学リハビリテーション医学講座
　　　　総合東京病院リハビリテーション科, 医員
- 2017年　東京慈恵会医科大学附属第三病院, 医員
　　　　同大学リハビリテーション医学講座, 助教

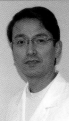

徳永　誠
（とくなが　まこと）
- 1988年　熊本大学卒業
　　　　同大学第一内科
- 1995年　同大学大学院修了
- 1997年　済生会熊本病院脳卒中センター神経内科
- 1998年　国立熊本病院神経内科, 医長
- 2004年　熊本機能病院総合リハビリテーション部神経内科, 部長

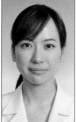

蜂須賀明子
（はちすか　あきこ）
- 2007年　久留米大学卒業
　　　　九州医療センター, 臨床研修医
- 2009年　産業医科大学リハビリテーション医学講座
　　　　同大学リハビリテーション科, 専修医
- 2012年　同大学リハビリテーション医学講座, 助教
- 2016年　カナダアルバータ大学留学
- 2018年　産業医科大学若松病院リハビリテーション科
- 2019年　同大学リハビリテーション医学講座, 助教

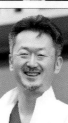

藤本　礼尚
（ふじもと　あやたか）
- 1998年　筑波大学卒業
- 2004年　同大学附属病院てんかんセンター
- 2006年　カナダ・トロント小児病院てんかんモニタリングユニット, 臨床研究フェロー
- 2008年　カナダ・カルガリー大学, 臨床脳神経外科フェロー
- 2009年　聖隷浜松病院
- 2015年　同病院てんかんセンター, 副センター長・てんかん科, 部長

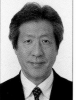

豊田　章宏
（とよた　あきひろ）
- 1986年　岩手医科大学卒業
　　　　同大学脳神経外科
- 1990年　岩手医科大学大学院修了（医学博士）
- 1996年　中国労災病院リハビリテーション科, 部長
- 2018年　同病院治療就労両立支援センター, 所長

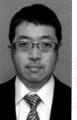

平野　哲
（ひらの　さとし）
- 1997年　早稲田大学大学院理工学研究科機械工学専攻修了
- 1997年　セコム株式会社IS研究所勤務
- 2004年　群馬大学医学部卒業
- 2004年　飯塚病院初期研修, 後期研修医
- 2007年　同病院神経内科
- 2008年　藤田大学医学部リハビリテーション医学Ⅱ講座, 助教
- 2010年　同学部リハビリテーション医学Ⅰ講座, 助教
- 2015年　同講座, 講師

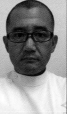

山田　深
（やまだ　しん）
- 1997年　慶應義塾大学卒業
- 2006年　杏林大学リハビリテーション医学教室, 助手
- 2009年　慶應義塾大学月が瀬リハビリテーションセンター, 講師
- 2010年　宇宙航空研究開発機構宇宙医学生物学研究室, 主任研究員
- 2013年　杏林大学医学部リハビリテーション医学教室, 講師
- 2016年　同, 准教授

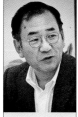

橋本　茂樹
（はしもと　しげき）
- 1987年　産業医科大学卒業
　　　　札幌医科大学リハビリテーション部
- 1989年　時計台病院リハビリテーション科, 医長・部長
- 1996年　登別厚生年金病院リハビリテーション科, 部長
- 2007年　札幌西円山病院リハビリテーション科, 主任診療部長・リハビリテーション診療センター長
- 2017年　札幌渓仁会リハビリテーション病院開設準備室副室長・副院長（兼務）・臨床統括センター長

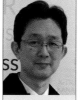

平野　照之
（ひらの　てるゆき）
- 1988年　熊本大学卒業
　　　　同大学第一内科
- 1992年　国立循環器病センター, レジデント
- 1996〜98年　豪州メルボルン大学留学
- 1999年　熊本大学神経内科, 医員・助手・講師
- 2012年　大分大学第三内科・神経内科, 准教授
- 2014年　杏林大学脳卒中医学, 教授

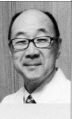

渡邉　修
（わたなべ　しゅう）
- 1985年　東京慈恵会医科大学卒業
　　　　同大学付属病院脳神経外科入局
- 1994年　神奈川リハビリテーション病院リハ医学科
- 1995年　スウェーデンカロリンスカ病院臨床神経生理学部門, 研究生
- 2005年　首都大学東京, 教授
- 2012年　東京慈恵会医科大学附属第三病院, リハ科診療部長
- 2013年　同大学リハビリテーション医学講座, 教授

CONTENTS

MB Med Reha No. 236 2019 増刊

脳卒中リハビリテーション医療 update

編集企画／佐伯　覚　　　　　　　編集主幹／宮野佐年・水間正澄

脳梗塞急性期治療の進歩 ……………………………………………鴨川　徳彦ほか　　1

rt-PA 静注療法，急性期脳血管内治療の登場とともにめざましい進歩を遂げている近年の脳梗塞急性期治療の概要について解説する．

高齢脳卒中患者の特徴 ………………………………………………平野　照之　　7

高齢者に多い心原性脳塞栓症は，重症であり転帰不良となりやすい．急性期治療および再発予防のポイントと，留意すべき合併症への対策についてポイントを解説する．

脳卒中データベースの活用 …………………………………………徳永　誠ほか　　12

日本には様々な脳卒中データベースがある．データベースの利点，課題と対策について述べる．

脳卒中急性期リハビリテーションの現状と課題 ……………………山田　深　　17

近年の脳卒中の診断・治療における革新的な技術の進歩とともに，急性期リハビリテーションも大きな飛躍を遂げてきた．超急性期介入の有効性が論じられている．

脳卒中回復期リハビリテーションの現状と課題 ……………………赤津　嘉樹ほか　　22

脳卒中の回復期リハビリテーションは「質」の向上をはかり，身体構造・活動・参加といった障害構造すべてに集中的なアプローチを行い，「その人らしい暮らし」を実現することが重要である．

脳卒中生活期リハビリテーションの現状と課題 ……………………近藤　国嗣　　28

脳卒中リハビリテーションは急性期のみで完結する医療ではなく，回復期・生活期にわたる．生活期では狭義の機能・ADL の維持・向上をめざすだけではなく，生活の視点をもって全体像と将来像を俯瞰して治療する．

脳卒中の機能予後予測 ………………………………………………小山　哲男　　37

脳卒中患者の予後予測について，予後規定因子，症状経過による手法，従来の MRI や CT 脳画像による手法，近年臨床応用が始まっている MRI 拡散テンソル法脳画像による手法を概説する．

脳卒中回復期リハビリテーションのチーム体制とカンファレンス……菅原　英和　**46**

チームアプローチを強化するためのチーム体制やカンファレンスの運用など，回復期リハビリテーション病棟にある様々な仕掛けについて解説する

脳卒中患者の歩行障害と下肢装具……………………………………木村　公宣ほか　**53**

従来の装具は，多くの種類の開発やデザイン性の変化により，利用者のニーズに応えてきた．近年はロボット工学との融合により，選択肢がさらに増加し，それぞれの特徴を生かした治療が求められている．

脳卒中患者におけるロボット支援歩行練習………………………平野　　哲ほか　**60**

歩行練習支援ロボットが，脳卒中片麻痺患者の歩行能力向上に寄与するためには，難易度調整，フィードバックなど，運動学習を促進する機能を備えていることが重要である．

脳卒中患者の痙縮への対応…………………………………………蜂須賀明子ほか　**67**

脳卒中患者の痙縮は，片麻痺に伴う片側性の上下肢痙縮で，主な治療としてリハビリテーション（物理療法・運動療法），経口抗痙縮薬，ボツリヌス療法が用いられる．

脳卒中患者の高次脳機能障害への対応………………………………渡邉　　修　**73**

脳卒中後の高次脳機能障害の概要とその後の経過，対応方法を解説し，最後に，患者をケアする家族の視点をアンケート調査から報告し，医療職が学ぶべき課題を提示したい．

脳卒中患者の摂食嚥下障害への対応…………………………………高畠　英昭　**80**

重症脳卒中患者を経口摂取へ導く急性期からの口腔ケア・栄養管理・リハビリテーションのポイントを実臨床に即して概説．

脳卒中後のうつ・アパシーへの対応…………………………………先崎　　章　**88**

うつ病以外の「うつ」の場合には適度に励まし，リハビリテーション治療を遂行しADL の向上に努めることが「うつ」を緩和する．「脳の病気としてのうつ」が示唆される場合には，リハビリテーション治療のペースを落とすことが必要である．

脳卒中後てんかんへの対応……………………………………………藤本　礼尚　**96**

高齢者てんかんの諸症状は若年者に比較し短い．

CONTENTS

脳卒中片麻痺上肢に対する CI 療法 ……………………………………竹林　崇　**101**

エビデンスが確立された CI 療法について，evidence based practice におけるアプローチの選択手法である PICO の観点からエビデンスをどのように用いるべきかについて記載する.

脳卒中片麻痺上肢に対する促通反復療法 ……………………………下堂薗　恵ほか　**108**

促通反復療法は伸張反射などの促通刺激によって意図した運動を実現し，その集中反復により麻痺回復をはかる．電気刺激や振動刺激などとの併用によりさらなる回復を目指す.

脳卒中片麻痺上肢に対する HANDS 療法 ……………………………川上　途行ほか　**116**

HANDS 療法は中等度～重度の上肢麻痺において有意な上肢機能の改善ならびに日常生活での実用性を改善させることが可能である.

脳卒中片麻痺上肢に対する経頭蓋磁気刺激療法 ……………………福井　遼太ほか　**121**

反復性経頭蓋磁気刺激は集中作業療法と組み合わせる治療により脳卒中後上肢麻痺患者に対しての治療法として効果を期待できるデータが確実に積み上げられている.

脳卒中片麻痺上肢に対する経頭蓋直流電気刺激法 …………………杉本　香苗ほか　**126**

脳可塑性を誘導することで麻痺の改善を促す経頭蓋直流電気刺激の作用機序，刺激方法，併用療法（上肢ロボット訓練，末梢神経電気刺激），今後の展望などについてまとめた.

脳卒中後の社会参加と両立支援 ………………………………………豊田　章宏　**132**

脳卒中後の復職支援の基本は，患者は生活者であるという視点を忘れないことであり，両立支援コーディネーターの役割を理解することがポイントとなる.

脳卒中後の自動車運転の再開 …………………………………………飯田　真也ほか　**139**

脳卒中後の自動車運転再開に向けた一連の流れ，推奨する神経心理学的検査などのほか，全国的に問題となっている自動車教習所との連携に対する福岡県の取り組みを紹介する.

地域包括ケアシステムを支える地域連携1
―札幌渓仁会リハビリテーション病院の取り組み―……………………橋本　茂樹　147

脳卒中患者の地域連携は，地域に戻ったあとの「在宅，時々病院」のサイクルを医療とケアの融合したチームで支える体制，まちづくりが重要となる．

地域包括ケアシステムを支える地域連携2
―産業医科大学の取り組み―……………………………………白石純一郎ほか　154

脳卒中連携において脳卒中地域連携パスは再発予防，情報共有に重要な役割を有し，脳卒中診療の変化に合わせた脳卒中連携が必要となる．

脳卒中の再発予防と生活管理…………………………………………橋本洋一郎　159

脳卒中の再発予防のためには禁煙・減塩・節酒などの生活習慣の修正，高血圧・糖尿病・脂質異常症などの危険因子管理，抗血小板薬や抗凝固薬，外科治療や血管内治療を包括に行う．

脳卒中リハビリテーションにおける福祉機器の開発・活用に
係る医工連携………………………………………………………粂田　哲人ほか　168

福祉機器の開発・活用では，医療職が現場ニーズに基づき，ユーザビリティの観点から，開発・施工技術を持つ工学職に，機器に必要とされる機能を提案することが必要である．

Writers File …………………………………前付2·3
Key Words Index …………………………前付8·9
ピンボード ……………………………………177
バックナンバー在庫一覧 ……………………181
次号予告 ………………………………………182

和　文

あ行

アウトカム評価　22
新しい装具　53
アパシー　88
rt-PA 静注療法　1
うつ病　88
運転　139
運動学習　60
運動機能障害　116
運動療法　67
嚥下障害　80

か行

回復期リハビリテーション病棟
　　　　　　　　　　22,46
拡散テンソル画像　37
片麻痺歩行の特徴　53
合併疾患　7
活用　12
環境調整　73
カンファレンス　46
機械的血栓回収療法　7
帰結　37
急性期脳梗塞　1
急性症候性痙攣　96
痙縮　67
経頭蓋磁気刺激　121
経頭蓋直流電気刺激　126
抗凝固療法　7
口腔ケア　80
抗痙縮薬　67
高次脳機能　139
高次脳機能障害　73
高齢者てんかん　96
コーディネーター　132

さ行

再発予防　159
作業療法士　168
サブリーダー　46
CI 療法　101
自殺　88
持続的神経筋電気刺激　108
上下肢機能　37
上肢片麻痺　121
上肢機能　101
職場復帰　132
心原性脳塞栓症　7
身体機能　139
振動刺激痙縮抑制法　108
診療報酬制度　154
生活管理　159
生活期　28
早期離床　17
装具の選択基準　53
相反性抑制　116
促通反復療法　108

た行

地域包括ケアシステム　147
地域連携　147
地域連携パス　147
チームアプローチ　46
超急性期リハビリテーション
　　　　　　　　　　　　17
通所リハビリテーション　28
データベース　12
電気刺激　116

な行

難易度　60

日常生活動作　22,37
認知機能　37
脳可塑性　126
脳血管障害　108
脳血管内治療　1
脳卒中　12,28,73,80,88,96,
　　　　101,126,132,139,159
脳卒中ケアユニット　17
脳卒中地域連携パス　154
脳卒中ユニット　17
脳卒中連携　154
能力障害　132

は行

肺炎　80
非侵襲的大脳刺激法　126
標準医療の普及・均てん化　154
フィードバック　60
福祉機器　168
物理療法　67
併用療法　126
訪問リハビリテーション　28
ボツリヌス療法　67

ま・や行

短い症状　96
ユーザビリティ　168

ら行

理学療法士　168
リハビリテーション
　　　　12,28,80,88,121,168
リハビリテーション治療　73
連携医療の標準化　154
練習支援　60
労働契約　132

欧　文

A

activities of daily living　*22,37*
acute ischemic stroke　*1*
acute symptomatic seizure　*96*
anticoagulation　*7*
antispastic drug　*67*
apathy　*88*
assessments of outcome　*22*
assistive products　*168*

B

botulinum toxin therapy　*67*
brine plasticity　*126*

C

cardioembolic stroke　*7*
cerebrovascular disorder　*108*
characteristics of hemiplegic gait
　　53
cognitive function　*37*
combination therapy　*126*
community liaison　*147*
co-morbidity　*7*
comprehensive community care
　system　*147*
conferences　*46*
constraint-induced movement
　therapy　*101*
continuous low amplitude Neuro-
　muscular Electrical Stimula-
　tion：cNMES　*108*
convalescent rehabilitation
　wards　*22,46*
coordinator　*132*
criteria for selecting foot orthosis
　　53

D

database　*12*
day care　*28*
depression　*88*
difficulty of exercise　*60*
diffusion-tensor imaging　*37*
direct application of vibratory
　stimuli；DAViS　*108*

disability　*132*
driving　*139*
dysphagia　*80*

E・F

early mobilization　*17*
electrical stimulation　*116*
environmental modification　*73*
epilepsy in elderly　*96*
exercise assist　*60*
extremity function　*37*
feedback　*60*

H・I

higher brain dysfunction　*73*
higher brain function　*139*
home based　*28*
home care rehabilitation　*28*
intravenous rt-PA therapy　*1*

L

labor contract　*132*
liaison clinical pathway　*147*

M

mechanical theombectomy　*7*
medical fee　*154*
modification for life style　*159*
motor impairment　*116*
motor learning　*60*

N

neuroendovascular therapy　*1*
non-invasive brain stimulation；
　NBS　*126*
normalization of medical
　cooperation　*154*
novel foot orthosis　*53*

O

occupational therapist　*168*
oral hygiene care　*80*
outcome　*37*

P

physical function　*139*
physical medicine　*67*
physical therapist　*168*
pneumonia　*80*

R

reciprocal inhibition　*116*
rehabilitation　*12,28,73,80,88,*
　　　　　　121,168
repetitive facilitative exercise；
　RFE　*108*
return to work　*132*

S

secondary prevention　*159*
short duration　*96*
similarity and spread of standard
　of care　*154*
spasticity　*67*
stroke　*12,28,73,80,88,96,*
　　　101,126,132,139,159
stroke care unit　*17*
stroke liaison critical pathway
　　154
stroke referral system　*154*
stroke unit　*17*
sub leader　*46*
suicide　*88*

T

team approach　*46*
therapeutic exercise　*67*
transcranial direct current stim-
　ulation；tDCS　*126*
transcranial magnetic stimulation
　　121

U・V

upper limb hemiplegia　*121*
upper-extremity function　*101*
usability　*168*
utilization　*12*
very early rehabilitation　*17*

読んでいただきたい文献紹介

　エビデンスの詰まった情報源として脳卒中治療ガイドライン (GL)[1] をお勧めしたい．通読するのではなく，日常診療で疑問に思ったときや患者への説明などの際，必要に応じて開いてほしい．　GL は現在の脳卒中診療の標準的なレベルを示しており，裁判の資料 (証拠) としても使われる．推奨 A (行うよう強く勧められる) の項目は，それほど多くないので一般的知識として抑えておきたい．2) ～6) の文献は最新の知見というよりは，当時のエポックメイキング的な文献であり，その独創性や臨床的意義を読み取っていただきたい．

　急性期の早期離床が重要かつ必要であることは論を待たないが，超急性期脳卒中患者の早期離床に関する大規模試験 (AVERT study) の文献[2] では，コントロール群より早期離床群のほうが 3 か月後の帰結が不良であることを示しており，急性期脳卒中リハビリテーションのあり方に一石を投じた．功罪を含めて研究デザインや結果の解釈を読み込んでいただきたい．

　グラスゴー大学の Langhorne 教授は脳卒中患者の早期退院支援システム (early supported discharge) で有名であるが，脳卒中リハビリテーションの意義と役割について格調高い文章でまとめている[3]．個人的には，彼が脳卒中リハビリテーションに関するメタアナリシスの資料を集めるときに，我が国の脳卒中リハビリテーションに関する無作為化臨床試験 (RCT) の情報を提供したことがある．共著に AVERT study を主導した Bernhardt，脳卒中リハビリテーションのメタアナリシスで有名な Kwakkel らの大家が名を連ねた名著である．

　Stroke units (SU) におけるリハビリテーションのエビデンスを示した Kalra の文献[4] は，重症脳卒中例の 3 年後の死亡率，自宅退院率，在院期間に関して臨床転帰を有意に改善したことを示している．当時，ロンドン大学の教授であった Kalra が Orpington stroke unit で多くの RCT を実施しており，研究の組み立てがわかる初期の論文であり引用も多い．20 年ほど前にその SU に短期留学させて頂いたが，英文誌 *Stroke* の section editor を務めていた彼は極めて論理的かつ緻密で，研究プロトコールを遂行するため分厚い評価マニュアルを装備していた．愛車が日本車で日本びいきでもあった．現在，産業医大病院の脳卒中リハビリテーションの臨床試験に関する一連の評価マニュアルは彼のスタイルを踏襲してカスタマイズしている．その他，CI 療法に関する Wolf と Taub らの重要な文献[5]，脳卒中機能予後予測の急速な発展のきっかけを作った Jongbloed の文献[6] を挙げておく．当時のブレークスルーとなった重要な論文であり，当該領域のパイオニアである彼らのアイデアや考え方に触れることができる．Jongbloed の丁寧な文献レビューの仕方は参考になる．

1) 日本脳卒中学会脳卒中ガイドライン委員会 (編)：脳卒中治療ガイドライン 2015 [追補 2017 対応]，協和企画，2017.
2) AVERT Trial Collaboration group：Efficacy and safety of very early mobilization within 24 h of stroke onset (AVERT)：a randomized controlled trial. *Lancet*, **386**：46-55, 2015.
3) Langhorne P, et al：Stroke Rehabilitation. *Lancet*, **377**, 1693-1702, 2011.
4) Kalra L, et al：Role of stroke rehabilitation units in managing severe disability after stroke. *Stroke*, **26**：2031-2034, 1995.
5) Wolf SL, et al：Effect of constraint-induced movement therapy on upper extremity function 3 to 9 months after stroke. The EXCITE randomized clinical trial. *JAMA*, **296**：2095-2104, 2006.
6) Jongbloed L：Prediction of function after stroke：a critical review. *Stroke*, **17**：765-776, 1986.

(佐伯　覚)

特集:脳卒中リハビリテーション医療 update

脳梗塞急性期治療の進歩

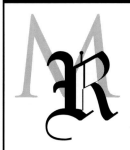

鴨川徳彦[*1] 豊田一則[*2]

Abstract 脳梗塞は一度発症すると症状を劇的に改善させることは困難であったが,2005年のrt-PA静注療法の登場に伴い,発症早期に治療介入することで良好な転帰が期待できるようになった.また脳梗塞は1分1秒を争う緊急症であるとの考え方が普及し,各施設での救急診療体制の整備や早期受診の必要性の市民への啓発,病診連携の強化などが進み,脳梗塞急性期治療を取り巻く環境は劇的に変化した.2010年から本格的に開始された機械的脳血栓回収療法は,治療成績の向上とともにいまや脳梗塞急性期において必要不可欠な治療となり,かつて治療が困難であった主幹動脈閉塞患者ですら機能的自立が見込めるようになった.近年ではより多くの患者がこれらの治療の恩恵を得られるよう,治療時間枠拡大のための研究が進んでおり,画像評価を用いた適切な患者選定により,有効性が得られることが明らかになってきた.本稿では発展めざましい脳梗塞急性期治療の概要について解説する.

Key words 急性期脳梗塞(acute ischemic stroke),rt-PA静注療法(intravenous rt-PA therapy),脳血管内治療(neuroendovascular therapy)

はじめに

脳梗塞は長年,治らない病気であると位置づけられていた.実際に以前までの脳梗塞急性期の治療は症状の進行や再発の防止,合併症対策が主たる目的であり,一度発症すると症状を劇的に改善させることは困難であった.しかし2005年に登場したrt-PA(recombinant tissue plasminogen activator,遺伝子組み換え組織型プラスミノゲン・アクチベーター)静注療法や,近年脚光を浴びている急性期の脳血管内治療(endovascular therapy;EVT)により,脳梗塞急性期治療はめざましい進歩を遂げている.本稿ではその概要について解説する.

血栓溶解療法

脳の血管が閉塞すると脳組織が虚血に陥り,虚血領域に応じた機能障害が出現する.虚血が長く続くにつれて脳組織は不可逆的に壊死して脳梗塞となるが,早期に血流を再開させると回復可能な領域,いわゆるペナンブラが存在する.rt-PA静注療法は血栓を溶解して脳血流を再開させることにより,このペナンブラが不可逆的な組織障害となる前に救済することを目的とした治療である.1995年にNational Institute of Neurological Disorders and Stroke(NINDS)が発症3時間以内の脳梗塞に対するrt-PA静注療法により患者転帰が改善したことを報告し[1],以降世界的に普及した.本邦では欧米の投与量の2/3に設定した独自の用量(アルテプラーゼ0.6 mg/kg)による臨床試験(Japan Alteplase Clinical Trial;J-ACT[2])の結果を踏まえて,2005年に急性期脳梗塞への使用が可能となった.このrt-PA静注療法の登場によ

[*1] Naruhiko KAMOGAWA,〒565-8565 大阪府吹田市藤白台5-7-1 国立循環器病研究センター脳血管内科,レジデント
[*2] Kazunori TOYODA,同センター,副院長・脳血管部門長

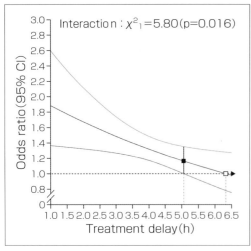

図 1．発症から rt-PA 静注療法開始までの
時間と転帰良好(mars 0～1)との関係
（文献 5 より引用）

り，これまで治療困難であった急性期脳梗塞患者に対して，発症早期に治療介入することで神経症候の改善がはかれるようになった．当初は発症 3 時間以内が適応とされたが，その後の臨床試験により発症後 3～4.5 時間の患者への本治療の有効性と安全性が証明されたことから[3]，2012 年 8 月より適応が 4.5 時間に延長された．本治療は 2015 年 6 月に改訂された脳卒中治療ガイドライン[4]でも grade A で推奨されており，発症早期の急性期脳梗塞患者に対して優先的に考慮される治療である．

rt-PA 静注療法において最も重要なことは，発症から治療開始までの時間をできる限り短縮する点である．発症後 4.5 時間以内であっても，治療開始が早ければ早いほど良好な転帰が期待できるとされ（**図 1**）[5]，また治療時期を逸すると脳梗塞巣の完成とともに神経症候が後遺する．そのため初期診療における速やかな診断と治療開始が求められるようになった．2005 年の rt-PA 導入以降，脳梗塞は 1 分 1 秒を争う緊急症であるとの考え方が普及し，各施設での救急診療体制の整備や早期受診の必要性の市民への啓発，適切な施設へ搬送するための救急隊の教育，病診連携の強化などが進

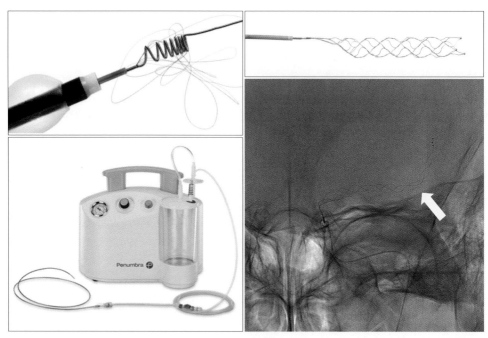

図 2．血栓回収デバイス
a：Merci リトリーバー
b：Penumbra システム
c：Trevo XP ProVue(ステントリトリーバー)
d：中大脳動脈に展開されたステントリトリーバー

a	b
c	d

表 1.
機械的脳血栓回収療法の有効性を示した5つのRCTの結果

	年齢	適応時間	mRS 0-2 (90days)	死亡	症候性 ICH
MR CLEAN	≧18	6 hr 以内	32.6% vs 19.1%	21% vs 22%	7.7% vs 6.4%
ESCAPE	≧18	12 hr 以内	53% vs 29.3%	10% vs 19%	3.6% vs 2.7%
EXTEND-IA	≧18	6 hr 以内	71% vs 40%	9% vs 20%	0% vs 6%
SWIFT PRIME	18〜80	6 hr 以内	60% vs 35%	9% vs 12%	0% vs 3%
REVASCAT	18〜80	8 hr 以内	44% vs 28%	18.4% vs 15.5%	1.9% vs 1.9%

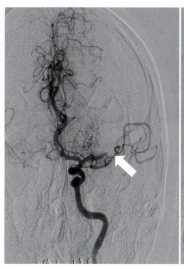
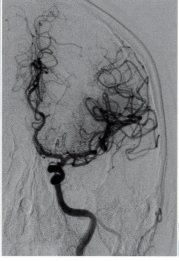
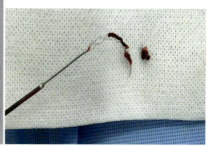

a|b|c

図 3. 血栓回収療法の実際
a：左内頸動脈造影で左中大脳動脈が閉塞している．
b：治療後．左中大脳動脈の完全再開通が得られた．
c：ステントリトリーバーで回収された血栓

み, 脳梗塞急性期治療を取り巻く環境は劇的に変化したといえる.

脳血管内治療

rt-PA静注療法により脳梗塞急性期治療は大きく進歩したが, 一方で内頸動脈や中大脳動脈近位部などの主幹部閉塞においては再開通率や症状改善効果が低く[6], 内科治療のみでの限界も示された. そのような中で機械的に血栓を取り除く脳血管内治療の登場は, 従来の治療とは一線を画すものであり, 脳梗塞急性期治療をより劇的に進歩させた. 主幹動脈閉塞に対する血栓回収デバイスとして2010年10月よりMerciリトリーバーが, 2011年6月よりPenumbraシステムが薬事承認され, 本邦において正式に血栓回収療法が始まった. Merciリトリーバーは, らせん状のループワイヤーにより血栓を巻き込んで捕捉回収し(**図2-a**), Penumbraシステムは専用の再灌流カテーテルと強力なポンプを用いて血栓を吸引, 回収するシステムである(**図2-b**). その後, ステント型血栓回収デバイス(ステントリトリーバー)の安全性と有効性がMerciリトリーバーより優れていることが報告され[7,8], 2013年12月より本邦でも使用可能となった. ステントリトリーバーは血栓の中でステントを展開することで血栓を捕捉し, 血液吸引を行いながらステントごと血栓を回収するシステムである(**図2-c, d**).

機械的脳血栓回収療法の有効性は2014〜15年にかけて相次いで報告された5つのランダム化比較試験(MR CLEAN[9], ESCAPE[10], EXTEND-IA[11], SWIFT PRIME[12], REVASCAT[13])により示された. 前方循環の主幹動脈(内頸動脈, 中大脳動脈近位部)閉塞による急性期脳梗塞を対象とし, rt-PA静注療法を含む内科治療に加えて主にステ

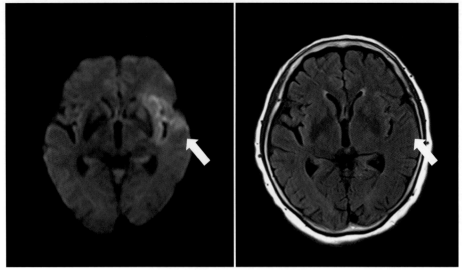

図 4. DWI-FLAIR mismatch
DWI(左)で高信号，FLAIR(右)で信号変化がない病巣は超急性期であることが推定される．

ントリトリーバーを用いた血管内治療を施行することにより，いずれの試験でも内科治療単独の場合よりも 90 日後の機能自立度を有意に改善させることが報告された(表1，図3)．さらに上記5つの試験のメタ解析である HERMES(Highly effective reperfusion evaluated in Multiple Endovascular Stroke Trials)Collaboration[14]の結果，脳血管内治療の優れた有効性と安全性が示された．これらの結果を踏まえ，本邦では経皮経管的脳血栓回収用機器 適正使用指針 第3版[15]にて，発症早期の急性期脳梗塞では，① 発症前の mRS(modified Rankin Scale)スコアが 0 または 1，② 内頚動脈または中大脳動脈近位部の閉塞がある，③ 頭部 CT または MRI 拡散強調画像で ASPECTS(Alberta Stroke Program Early CT Score)が 6 点以上，④ NIHSS(National Institutes of Health Stroke Scale)スコアが 6 点以上，⑤ 年齢 18 歳以上，⑥ rt-PA 静注療法の適応があれば施行した症例に対して，発症 6 時間以内に脳血管内治療を開始することが強く推奨されている(grade A)．また上記に合致しない場合にも，症例ごとに適応を慎重に検討し，有効性が安全性を上回ると判断した場合には施行を考慮しても良いとされている．脳血管内治療はいまや脳梗塞急性期において必要不可欠な治療である．

治療時間枠拡大のための近年の研究

rt-PA 静注療法，脳血管内治療ともに，発症早期の急性期脳梗塞における有効性，安全性を示す知見が蓄積されてきた．より多くの患者がその恩恵を得られるよう，治療時間枠(therapeutic time window)拡大のための研究が各国で行われており，近年その結果が相次いで報告されている．

急性期脳梗塞患者において，起床時に脳梗塞を発症している，あるいは発症時刻不明の患者は全体の約 1/4 程度を占めるといわれている．最終健常確認から既に 4.5 時間以上が経過していれば原則として rt-PA 静注療法の適応にはならないが，実際には発症からさほど時間が経過していない場合がある．頭部 MRI において拡散強調画像(diffusion weighted image；DWI)は早期虚血性変化を捉えるが，FLAIR(fluid-attenuated inversion recovery)画像では超急性期の異常を捉えることができないため，DWI が陽性で FLAIR では信号変化がない(DWI-FLAIR mismatch(図4))症例は，超急性期であることが推定される．この DWI-FLAIR mismatch を用いて発症 4.5 時間以内と推定される患者を選定し，発症時間不明の脳梗塞に対する rt-PA 静注療法の有効性を検討した WAKE-UP 試験[16]の結果が 2018 年 5 月に報告

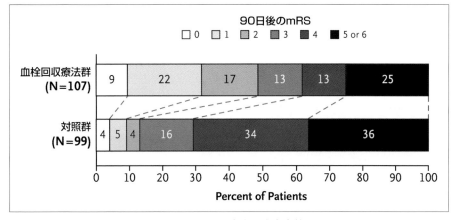

図 5. DAWN 試験の治療成績
90 日後の機能的自立(mRS 0～2)は対照群 13% に対して血栓回収療法群 48% と血栓回収療法併用群の治療成績が圧倒的に良好であった.

された.同試験において 90 日後の転帰良好(mRS 0～1)は rt-PA 群で 53.3%,プラセボ群で 41.8% と rt-PA 静注療法が有意に転帰を改善させることが示された.本邦でも同様のプロトコールで THAWS 試験[17]が行われており,2018 年 7 月をもって新規症例登録が終了となった.国内研究での知見として,その結果が待たれる.

脳血管内治療においても,治療時間枠拡大につながる 2 つの重要なランダム化比較試験(DAWN 試験[18],DEFUSE3 試験[19])の結果が 2018 年に報告された.DAWN 試験は最終健常確認から 6～24 時間,DEFUSE3 試験は最終健常確認から 6～16 時間の前方循環主幹動脈(内頚動脈,中大脳動脈近位部)閉塞による急性期脳梗塞を対象とし,神経症候あるいは灌流低下領域と虚血コア体積のミスマッチ(clinical-DWI mismatch, DWI-PWI mismatch)を有する症例を選定し,血管内治療+標準治療群と標準治療単独群で比較検討した.結果は圧倒的に血管内治療群のほうが転帰良好であった(図 5).これらの研究で用いられた画像解析ソフトウェア(RAPID)は本邦では普及していないものの,適切な症例選択を行えば発症 6 時間以上が経過した急性期脳梗塞に対しても血栓回収術は非常に有効であることが示された.これまで以上に積極的な脳血管内治療の適応評価が必要となる.

おわりに

脳梗塞急性期治療は rt-PA 静注療法の登場とともに劇的に変化し,近年の血管内治療の治療成績の向上とともに飛躍的に進歩を遂げている.さらに画像評価を用いた治療時間枠拡大のための研究が現在も進んでいる.かつて治らない病気と位置付けられていた脳梗塞に対して,治療の選択肢が増えたことは喜ばしいことであるが,一方ですべての地域,施設でこれらの治療を同水準で提供できるわけではない.できるだけ多くの患者が恩恵を得られるよう病院機能の集約化や,より緊密な病診連携など,地域に応じた脳梗塞治療体制の構築もまた今後の重要な課題である.

文　献

1) The National Institute of Neurological Disorders and Stroke rt-PA Stroke Study Group：Tissue plasminogen activator for acute ischemic stroke. *N Engl J Med*, **333**：1558-1587, 1995.
2) Yamaguchi T, et al：Alteplase at 0.6 mg/kg for acute ischemic stroke within 3 hours of onset：Japan Alteplase Clinical Trial(J-ACT). *Stroke*, **37**：1810-1815, 2006.
3) Hacke W, et al：Thrombolysis with alteplase 3 to 4.5 hours after acute ischemic stroke. *N Engl J Med*, **359**：1317-1329, 2008.
4) 日本脳卒中学会,脳卒中ガイドライン委員会(編)：脳卒中治療ガイドライン 2015,協和企画,

2015.

5) Emberson J, et al：Effect of treatment delay, age, and stroke severity on the effects of intravenous thrombolysis with alteplase for acute ischaemic stroke： a meta-analysis of individual patient data from randomized trials. *Lancet*, **384**：1929-1935, 2014.

6) Kimura K, et al：Early recanalization rate of major occluded brain arteries after intravenous tissue plasminogen activator therapy using serial magnetic resonance angiography studies. *Eur Neurol*, **62**：287-292, 2009.

7) Saver JL, et al：Solitaire flow restoration device versus the Merci Retriever in patients with acute ischaemic stroke（SWIFT）：a randomized, parallel-group, non-inferiority trial. *Lancet*, **380**：1241-1249, 2012.

8) Nogueira RG, et al：Trevo versus Merci retrievers for thrombectomy revascularization of large vessel occlusions in acute ischaemic stroke（TREVO2）：a randomized trial. *Lancet*, **380**：1231-1240, 2012.

9) Berkhemer OA, et al：A randomized trial of intraarterial treatment for acute ischemic stroke. *N Engl J Med*, **372**：11-20, 2015.

10) Goyal M, et al：Randomized assessment of rapid endovascular treatment of ischemic stroke. *N Engl J Med*, **372**：1019-1030, 2015.

11) Campbell BC, et al：Endovascular therapy for ischemic stroke with perfusion-imaging selection. *N Engl J Med*, **372**：1009-1018, 2015.

12) Save JL, et al：Stent-retriever thrombectomy after intravenous t-PA vs. t-PA alone in stroke. *N Engl J Med*, **372**：2285-2295, 2015.

13) Jovin TG, et al：Thrombectomy within 8 hours after symptom onset in ischemic stroke. *N Engl J Med*, **372**：2296-2306, 2015.

14) Goyal M, et al： Endovascular thrombectomy after large-vessel ischaemic stroke： a meta-analysis of individual patient data from five randomised trials. *Lancet*, **387**：1723-1731, 2016.
Summary 前方循環近位部閉塞に対する血栓回収術の有効性を示した5つのRCTのメタ解析．優れた有効性と安全性を示した．

15) 日本脳卒中学会，日本脳神経外科学会，日本脳神経血管内治療学会（策定）：経皮経管的脳血栓回収機器 適正使用指針 第3版，2018.

16) Thomalla G, et al：MRI-Guided Thrombolysis for Stroke with Unknown Time of Onset. *N Engl J Med*, **379**：611-622, 2018.
Summary 発症時間不明の脳梗塞に対するrt-PA静注療法の有効性を示した論文．頭部MRIでのDWI-FLAIR mismatchを示す患者を対象とした．

17) Koga M, et al：THrombolysis for Acute Wake-up and unclear-onset Strokes with alteplase at 0.6 mg/kg（THAWS）trial. *Int J Stroke*, **9**：1117-1124, 2014.

18) Nogueira RG, et al：Thrombectomy 6 to 24 hours after stroke with a mismatch between deficit and infarct. *N Engl J Med*, **378**：11-21, 2018.
Summary 発症6～24時間でも血栓回収術の有効性を示した論文．

19) Albers GW, et al：Thrombectomy for stroke at 6 to 16 hours with selection by perfusion imaging. *N Engl J Med*, **378**：708-718, 2018.
Summary 発症6～16時間でも血栓回収術の有効性を示した論文．DWI/CTPより解析した虚血コアとPWIのmismatchを示す患者を対象とした．

特集：脳卒中リハビリテーション医療 update

高齢脳卒中患者の特徴

平野照之*

Abstract 超高齢社会を迎え，脳卒中を発症する高齢者が増加している．2017年の人口動態統計によれば脳血管疾患は死因の第3位を占める．高齢者では特に心原性脳塞栓症の頻度が高く，この病型は重症例が多い．アルテプラーゼ静注療法の効果は高齢者でも期待できるものの，血栓回収療法では様々な合併症や並存疾患によって治療成績は大きくばらつく可能性が高い．再発予防においては，まず危険因子の管理（高血圧・糖尿病・脂質異常症・喫煙など）を優先する．このうえで出血リスク（HAS-BLEDほか）と効果のバランスを考慮した抗凝固療法を行う．ワルファリンではプロトロンビン時間国際標準比の管理，DOACでは減量基準（年齢・腎機能・体重など）の順守が重要である．誤嚥性肺炎・消化管出血・悪性腫瘍・せん妄などの高齢者に多い合併症への対策も，長期的な転帰の改善に寄与する．

Key words 心原性脳塞栓症(cardioembolic stroke)，抗凝固療法(anticoagulation)，機械的血栓回収療法(mechanical theombectomy)，合併疾患(co-morbidity)

はじめに

超高齢社会を迎え，脳卒中を発症する高齢者が増加している．厚生労働省の発表（2017年）によると脳卒中は65～84歳までの死亡原因の第3位，85歳以上の死亡原因の第4～5位である[1]．高齢者に対する脳卒中診療では，発症前の日常生活動作(activity of daily living：ADL)が低い，寝たきりになりやすい，併発症を起こしやすい，脳卒中以外の理由で入院期間が延長しやすい，認知症の合併によりリハビリテーションが進みにくいなど治療に苦慮する面が多い．本稿では，高齢者の脳卒中，特に脳梗塞に関して，その特徴と予防や治療のポイントを概説する．

高齢者脳梗塞の特徴

脳梗塞の三大臨床病型として，動脈硬化を基盤として生じるアテローム血栓性脳梗塞（粥状硬化）やラクナ梗塞（細動脈硬化），また，何らかの塞栓源心疾患を有し心内に形成された血栓が遊離して生じる心原性脳塞栓症がある．加齢とともに動脈硬化は進行し，同時に心房細動の有病率と塞栓リスクも高くなる．脳卒中データバンク2015によると，65歳未満ではラクナ梗塞，65～79歳ではアテローム血栓性脳梗塞が多いが，80歳以上では心原性脳塞栓症が最多を占める[2]．高齢者ほど心房細動が多いことに深く関係しており，実際，80歳以上の心房細動有病率は日本の調査で男性4.4%，女性2.1%[3]，anticoagulation and risk factors in atrial fibrillation(ATRIA)試験では男性10.3%，女性7.2%に上る[4]．

杏林大学脳卒中センターにおける2015年1月～2018年9月までに連続して入院した1,742例にお

---

* Teruyuki HIRANO，〒181-8611 東京都三鷹市新川6-20-2 杏林大学医学部脳卒中医学教室，教授

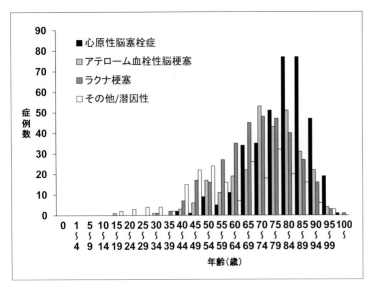

図 1.
年齢別脳梗塞患者数(杏林大学脳卒中センター)
2015年1月〜2018年9月までの期間の脳梗塞4大病型の患者数を示す．診断の確定した患者総数1,205例について，75歳以上は心原性脳塞栓症が最多である．

表 1. 杏林大学脳卒中センター入院患者内訳

	心原性脳塞栓症	アテローム血栓性脳梗塞	ラクナ梗塞	その他/潜因性	脳出血
症例数	369	284	332	220	537
男：女	190：179	185：99	212：120	122：98	289：248
年齢，歳 (平均±SD)	80.1±10.7	74.1±12.8	70.3±20.0	63.9±17.5	69.6±14.1
NIHSS (中央値, IQR)	12, 4-22	3, 2-7	3, 1-4	1, 0-4	13, 4-30

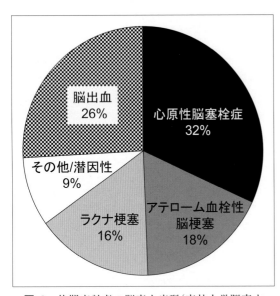

図 2. 後期高齢者の脳卒中病型(杏林大学脳卒中センター)
2015年1月〜2018年9月までに連続して入院した総患者2,315例のうち，75歳以上(後期高齢者)で臨床病型が確定できた1,742例についての病型分布を示す．当センターではくも膜下出血を除く脳卒中を受け入れている．後期高齢者で最も多い病型は心原性脳塞栓症であり32％を占める．脳出血(26％)が次に多く，アテローム血栓性脳梗塞(18％)とラクナ梗塞(16％)の順である．

いて臨床病型別に年齢分布を検討したところ(図1)，心原性脳塞栓症は最も平均年齢が高く(80.1±10.7歳)，National Institutes of Health Stroke Scale(NIHSS)も中央値12(四分範囲4-22)で他病型より重症例が多かった(表1)．75歳以上の症例に限って脳出血を含めた脳卒中病型分布をみても，心原性脳塞栓症が32％と最多であった(図2)．

心原性脳塞栓症は，他の病型より重症化しやすく，急性期に再発することも少なくない．高齢者脳梗塞の致死率の高さや，機能予後不良の理由として，心原性脳塞栓症の多さが第一に挙げられよう．元々の発症前ADLの低さ，多彩な基礎疾患や併発症を有すること，認知症やせん妄でリハビリテーションが進まないなど様々な要因も転帰を悪くしている．

急性期治療

1. アルテプラーゼ静注療法

年齢はアルテプラーゼ静注療法の独立した転帰

年齢 （歳）	7日以内の症候性頭蓋内出血		修正オッズ比 [99%信頼区間]
	rt-PA	対照	
18〜50	1/ 59 (1.7%)	0/ 67 (0.0%)	－
51〜60	5/ 98 (5.1%)	1/104 (1.0%)	5.35 [0.31-92.7]
61〜70	10/188 (5.3%)	1/177 (0.6%)	14.23 [0.87-232]
71〜80	32/353 (9.1%)	4/371 (1.1%)	9.36 [2.34-37.5]
81〜90	51/706 (7.2%)	9/701 (1.3%)	5.96 [2.32-15.3]
90以上	5/111 (4.5%)	1/ 98 (1.0%)	4.58 [0.27-78.9]

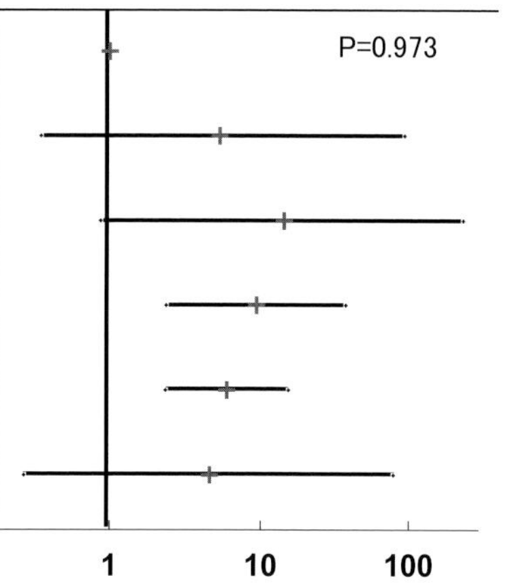

P=0.973

0.1　1　10　100

図 3. IST-3 における年齢と症候性頭蓋内出血の頻度

The Third International Stroke Trial(IST-3)のサブ解析結果．18〜50歳に比較した症候性頭蓋内出血の頻度を示す．加齢に伴う頭蓋内出血の増加は頭打ちであり，高齢者での頭蓋内出血の増加は示されなかった．

規定因子であり，加齢とともに治療後の転帰良好例は減り，死亡例が増える[5]．高齢者ほど出血しやすいことが主因と考えられがちだが，実は出血はさほど増えず，むしろ高齢者特有の併存疾患（co-morbidity），身体活動低下やサルコペニアによるフレイル（frailty）[5]，既存の身体障害（発症前ADL の個人差）の影響が大きい．

80歳以上の症例が多数登録（1,616例が該当）された the third international stroke trial(IST-3)によると，症候性頭蓋内出血は，80歳を超えても増加することはなく（**図3**），超高齢者でも一貫した効果が認められていた[6]．さらに Stroke Thrombolysis Trialists' Collaborative Group (STT)によるメタ解析[7]でも，mRS 0-1 のオッズ比は80歳以上で1.56（95%信頼区間1.17-2.08），症候性頭蓋内出血は7.95（2.79-22.60）であり，それぞれ80歳未満の1.25（1.10-1.42），6.93（3.42-14.02）と差はない．

日本では，アルテプラーゼ静注療法適正治療指針を改訂する際，慎重投与項目該当の年齢基準を75歳以上から81歳以上に引き上げた．個々の状況で判断する必要があるが，年齢そのものはアルテプラーゼ使用の妨げにならないと明記されている．

2．血栓回収療法

HERMES collaboration の年齢別サブ解析によると，高齢者でも血栓回収療法の効果は一貫していると結論づけられる[8]．しかし HERMES 全1,287症例（年齢66.5±13.1歳）のうち，80歳以上の症例は198人にすぎない．しかもランダム化比較試験に参加できる非フレイル例に限った治療成績であることに注意が必要である．高齢者特有の問題として，脳小血管病（cerebral microbleeds, leukoaraiosis など）の並存による出血リスク，腎機能障害による薬剤使用制限などがある．

東京多摩地区13施設での血栓回収療法登録研究である TREAT（Tama-REgistry of Acute endovascular Thrombectomy）では90歳以上の超高齢者が2015年1月〜2017年8月の期間に24例登録された．2例はアクセス困難であった．他の22例では，平均所要時間35（24〜71）分で71%で有効再開通を得ることができた．一方，症候性頭蓋内出血は13%に生じた．発症前 modified Rankin Scale（mRS）3以下の22例に限ると，退院時 mRS≦3 は25%，3か月時点では21%であった．退院後に ADL の改善が得られた症例は稀であった（**図4**）．高齢者においてはリハビリテーションや適切な抗血栓療法の継続が難しいことが

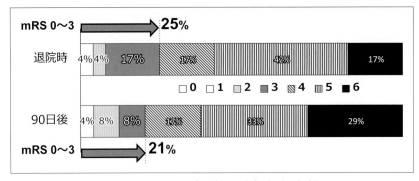

図 4. TREAT 研究登録 90 歳超症例の転帰
発症前 modified Rankin Scale(mRS)≦3 の 22 例の転帰を示す．退院時には
25%であった mRS≦3 の割合も 3 か月後には 21%に低下していた．

要因と考えられている．早期に有効再開通が得られれば，歩行獲得は期待できるが，手技に伴う合併症には十分注意する必要がある．

再発予防

脳卒中治療ガイドライン 2015〔追補 2017〕によれば，心原性脳塞栓症の再発予防には，危険因子(高血圧・糖尿病・脂質異常症・喫煙など)の管理ともに抗凝固療法が推奨される．高齢者に対する抗凝固薬の使用は出血リスクを伴うため，$CHADS_2$ や CHA_2DS_2-VASc での脳梗塞発症リスクと HAS-BLED による出血リスク評価[9]のバランスを検討して決定する．

ワルファリンを 70 歳以上の非弁膜症性心房細動例に用いる場合は，出血リスクを勘案し pro-thrombin time international normalized ratio (PT-INR)1.6～2.6 で管理する．近年，抗凝固薬の主流となった直接阻害型経口抗凝固薬(direct oral anti-coagulant；DOAC)を用いれば，ワルファリンより出血リスクを低減できる．しかし，高齢者・腎機能低下例・低体重例・抗血小板薬併用例では注意が必要であるので，減量規定や適応基準を遵守することが大切である．

高齢者に多い合併症対策

1．誤嚥性肺炎

加齢による身体機能低下に，脳卒中による機能障害が加わり，誤嚥性肺炎のリスクは極めて高い．肺炎は脳卒中発症 1 か月以内の死亡リスクを 3 倍に高めるため，予防と早期治療に努める．最も重要なことは口腔ケアの徹底である．薬剤では ACE 阻害薬，アマンタジン，シロスタゾールの効果が報告されている．

2．消化管出血

加齢とともに胃粘膜防御機構は脆弱化し，超高齢者(90 歳以上)では NSAIDs の使用頻度も高いため消化管出血にも十分注意が必要である．いったん消化管出血を発症すると循環血液量の減少から循環動態が不安定になり脳循環予備能低下部位に脳梗塞を発症する．また抗血栓薬の中止が血栓症の再発につながることもある．消化管出血のリスク低下に，H_2 ブロッカー，プロトンポンプ阻害剤などが用いられるが，これらは肺炎リスクを高めるという問題もある[10]．

3．悪性腫瘍

超高齢者の脳梗塞診療では忘れてはならない．がん細胞で産生されるムチン，がん細胞表面に発現する組織因子などにより血液凝固異常が引き起こされ動静脈血栓症を発症する．多発する病巣や D-dimer 高値などが，診断の一助となる．脳梗塞を契機にがんが発見されることは稀でなく，積極的に検査を進める必要がある．

4．せん妄

急性期脳卒中患者の 10～30%に生じるとされ，薬剤・認知症・感染症などが要因に挙げられるものの，最も大きな要因は年齢である．せん妄を起こした患者は，入院中の死亡率が 4.7 倍，1 年以内の死亡率は 4.9 倍に高まり，機能予後も悪い[11]．転倒による骨折リスクも高まり，なにより治療に協力が得られず脳梗塞そのものの増悪にもつなが

る．介入できる要因（感染症・代謝異常など）に早期に介入することが大切である．

おわりに

　繰り返しになるが，高齢者脳卒中には心原性脳塞栓症の頻度が高く，皮質の広範囲が侵され重篤となることが多い．急性期治療と再発予防を的確に行うこと，また，合併症に対しても注意を払うことが大切である．

文　献

1) 厚生労働省：平成 29 年(2017)人口動態統計月報年計(概数)の概況．〔https://www.mhlw.go.jp/toukei/saikin/hw/jinkou/geppo/nengai17/index.html〕(2018 年 10 月 10 日アクセス)
2) 加藤裕司，棚橋紀夫：加齢医学の面からみた脳卒中．小林祥泰(編)：脳卒中データバンク 2015，pp. 32-33，中山書店，2015.
3) Inoue H, et al：Prevalence of atrial fibrillation in the general population of Japan：An analysis based on periodic health examination. *Int J Cardiol*, **137**：102-107, 2009.
4) Go AS, et al：Prevalence of diagnosed atrial fibrillation in adults. National implication for rhythm management and stroke prevention：the Anticoagulation and risk factors in atrial fibrillation(ATRIA) study. *JAMA*, **285**：2370-2375, 2001.
5) Toyoda K, et al. Routine use of intravenous low-dose rt-PA in Japanese patients：general outcomes and prognostic factors from the SAMURAI register. *Stroke*, **40**：3591-3595, 2009.
6) Lindley RI, et al：Alteplase for acute ischemic stroke：Outcomes by clinically important subgroups in the Third International Stroke Trial. *Stroke*, **46**：746-756, 2015.
7) Emberson J, et al：Effect of treatment delay, age, and stroke severity on the effects of intravenous thrombolysis with alteplase for acute ischaemic stroke：a meta-analysis of individual patient data from randomised trials. *Lancet*, **384**：1929-1935, 2014.
8) Goyal M, et al：Endovascular thrombectomy after large-vessel ischaemic stroke：a meta-analysis of individual patient data from five randomized trials. *Lancet*, **387**：1723-1731, 2016.
9) Heidbuchel H, et al：Updated European Heart Rhythm Association practical guide on the use of non-vitamin-K antagonist anticoagulants in patients with non-valvular atrial fibrillation：Executive summary. *Eur Heart J*, **38**：2137-2149, 2017.
10) Herzig SJ, et al：Acid-suppressive medication use and the risk for hospital acquired pneumonia. *JAMA*, **301**：2120-2128, 2009.
11) Shi Q, et al：Delirium in acute stroke：a systematic review and meta-analysis. *Stroke*, **43**：645-649, 2012.

特集：脳卒中リハビリテーション医療 update

脳卒中データベースの活用

徳永　誠[*1]　渡邊　進[*2]　寺崎修司[*3]
橋本洋一郎[*4]　近藤克則[*5]

Abstract 日本には脳卒中データバンク，J-ASPECT，日本リハビリテーション・データベース，回復期リハビリテーション病棟協会の調査，脳卒中登録事業，脳卒中地域連携クリティカルパスなど，様々な脳卒中データベースがある．データベースの利点は多施設データ，脳卒中診療の可視化と質の向上，臨床試験に貢献可能，臨床研究の活性化などがある．課題は参加施設数，データ欠損，運用に多くの労力と費用が必要なこと，データベース間の連携である．これらの課題を解決し，またデータベースを用いた研究の信頼性を高めて，日本における脳卒中のエビデンスを明らかにしていく必要がある．特に，全国的なリハビリテーションのデータベースの充実が望まれる．

Key words 脳卒中（stroke），データベース（database），活用（utilization），リハビリテーション（rehabilitation）

はじめに

日本および海外において脳卒中データベースが運用されている[1)2)]．データベースの必要性は広く認識されているが，実際の運用には課題もある．本稿では，日本の脳卒中データベースの現状と課題について述べる．

日本の脳卒中データベース

1．脳卒中データバンク

脳卒中データバンクは，1999 年に作成が開始され，2002 年から日本脳卒中協会の脳卒中データバンク部門がデータ登録を行った[3)4)]．2003，05，09，15 年には，解析結果が書籍化された．10 万例以上の急性期脳卒中患者のデータが蓄積されており，日本の急性期脳卒中医療の現状を知ることができる．2015 年には日本脳卒中協会から国立循環器病研究センターに運営が移管された．

2．J-ASPECT

2010 年に開始された J-ASPECT Study は，「包括的脳卒中センターの整備に向けた脳卒中の救急医療に関する研究」，「脳卒中急性期医療の地域格差の可視化と縮小に関する研究」，「脳卒中の医療体制の整備のための研究」など厚生労働科学研究費補助金を受けて研究が続けられた．研究班の基幹事業である「レセプト等情報を用いた脳卒中救

[*1] Makoto TOKUNAGA，〒860-8518　熊本県熊本市北区山室 6-8-1　熊本機能病院神経内科，筆頭部長
[*2] Susumu WATANABE，同病院神経内科，副院長
[*3] Tadashi TERASAKI，熊本赤十字病院神経内科，部長
[*4] Yoichiro HASHIMOTO，熊本市民病院神経内科，首席診療部長
[*5] Katsunori KONDO，千葉大学予防医学センター社会予防医学研究部門，教授／国立長寿医療研究センター老年学・社会科学研究センター，老年学評価研究部長

急疫学調査」では，本邦最大の急性期脳卒中デー
タベース（約400施設，約30万件）が構築された．
2016年に日本循環器学会と日本脳卒中学会との
共同作業として策定された「脳卒中と循環器病克
服5か年」の中で，J-ASPECT が取り上げられ，
日本脳卒中学会研修教育病院における研究参加へ
の努力義務化が明記された．研究成果も数多く報
告されている[5]．

3．日本リハビリテーション・データベース

日本リハビリテーション医学会は，2008年に
データマネジメントワーキンググループを立ち上
げ，2010年からデータベースの開発に取り組ん
だ[6)7]．開発の目的は，多施設共同による質の高い
エビデンスづくり，リハビリテーション医療の実
態把握と質向上，診療報酬改定への要望の基礎資
料づくりなどに役立つ基盤整備である[6]．2012年
9月からは日本理学療法士協会，日本作業療法士
協会，日本言語聴覚士協会とともに設立した日本
リハビリテーション・データベース協議会が，
データベースを運用した．2015年5月版における
累積症例数は，脳卒中（一般病棟）が9,951例，脳
卒中（回復期リハビリテーション病棟）が6,322
例，大腿骨頚部骨折が2,765例，脊髄損傷が4,029
例，合計23,067例に達した．これは急性期と回復
期におけるリハビリテーションの現状を知ること
ができる全国規模のデータベースであった．しか
し諸事情のため，2016年3月に活動を休止した[8]．

4．回復期リハビリテーション病棟協会による
全国調査

回復期リハビリテーション病棟協会は2002年
から毎年，「回復期リハビリテーション病棟の現
状と課題に関する調査」を行っている．2018年2
月の報告書では，回復期リハビリテーション病棟
1,405病院にアンケートを行い，864病院（61.5％）
から回答が得られた[9]．そして，15,121例の脳卒
中患者データが解析されている．

5．脳卒中登録事業

老人保健事業で行われる健康診査などを補強す
る健康診査管理指導等事業の中で成人病登録・評
価事業を行うことが求められていることから，保
健所が脳卒中登録事業を実施している．全国895
か所の全保健所（72％から回答）を対象にした
1996年のアンケート調査では，75％の保健所が本
事業に取り組んでいたが，政令指定都市の取り組
みは39％と少なかった[10]．脳卒中登録事業は
1997～98年度がピークで，その後は実施自治体が
減少している[11]．

6．脳卒中地域連携クリティカルパス

脳卒中診療の連携強化の手段として脳卒中地域
連携クリティカルパスが登場し，2008年の診療報
酬改定で保険診療として認められた．9年以上が
経過し，地域によっては2万例以上のデータが集
積されている[12]．しかし，急性期と回復期の連携
が主であり，維持期からのデータ入力は少ない．
今後，急性期病院で脳卒中患者が全例登録され，
回復期と維持期の病院・施設から確実にデータが
入力されることが望まれる．脳卒中地域連携クリ
ティカルパスの利点として，データを解析するこ
とで各施設のベンチマーキングに有効なこと以外
に，脳卒中地域連携に関する認識の共通化が進
み，施設間での転院と患者情報共有がスムースに
なったことも挙げられている[13]．

7．その他のデータベース

脳卒中に限ったデータベースではないが，diag-
nosis procedure combination（DPC）データベー
ス[14]，やレセプト情報・特定健診等データベース
もある．DPCやレセプトは病院の収入に直結した
データであるため，データの悉皆性（調査対象の
すべてを調査すること）と正確性が優れているだ
ろう．

脳卒中データベースの利点

1．多施設データ

従来の研究の大半を占める一施設におけるデー
タで得られた知見には，「その病院の特殊性に起
因した結果ではないか」という（異なる集団におけ
る）外的妥当性に疑問の余地があり，他施設から
同じような結果が報告され，再現性が確認される

必要がある．また，一施設のデータで症例数が少ない場合には，本来は群間で差があるのに有意差を検出できない（βエラー）という可能性が生じる．これに対して多施設データの利点は，一施設に留まらない知見を導ける点と症例数の多さにある．

2．脳卒中診療の可視化と質の向上

「評価されざるものに質の向上なし[15]」といわれるように，質の向上には現状の評価が必要である．脳卒中の医療・リハビリテーションでは，費用に見合うだけの成果が上がっているのかという疑問に答えるためには，データベースに患者データが集められ解析される必要がある．

3．臨床試験への貢献

脳卒中データバンクの通常治療による3か月後予後調査の結果は，日本のt-PA臨床試験の補助資料として認可に貢献した[3]．また脳卒中データバンクの結果は，大規模臨床試験を行う際の患者数や試験期間の設定において参考にされている[3]．

4．臨床研究の活性化

日本リハビリテーション・データベースは，会員に開かれたデータベースであった．50例以上のデータを登録した参加施設の会員，または公募に応募して認められた研究者には，データベースの全データが提供された．そして投稿前審査では発表や論文の質を高めるためアドバイスが行われた．また日本リハビリテーション・データベース協議会では，統計セミナーを開催して，研究の意欲はあるが統計に自信がない参加施設の会員を支援してきた．その結果，医師だけでなく理学療法士や作業療法士によっても多数の論文が作成された[16][17]．他の脳卒中データベースからも数多くの業績が生まれている．このことは，データベースが臨床研究の活性化に役立つことを示している．

脳卒中データベースの課題と対応策

1．参加施設数

現在の脳卒中の医療水準を知るためには，全病院のデータが必要である．患者データを提出する病院が少ないと，「データ提出に熱心な一部の病院に偏ったデータ」になってしまう．参加施設を増やすためには，必須入力項目を絞り込むこと，データインポート機能により病院の電子カルテから簡単にデータベースにデータを移すなどデータ入力の手間を減らすことが有用だろう．さらに，データのフィードバック以外にも，施設にとってデータを登録するメリットがあることが望ましい．例えば，National Clinical Database の外科手術・治療情報データベース事業では，専門医制度と連携している．今後，保険診療請求の要件にデータベースへのデータ提出が義務付けられれば，参加施設数は一気に増えるだろう．

2．データ欠損

日本外傷データバンクにおいて，調査した6項目のうち1つ以上に欠損値がある患者割合は41.8％であった[18]．データ入力の項目数や入力の手間を可能な限り簡素化すればデータ欠損が減ると考えられるが，分析に使える変数も減ってしまうというジレンマがある．上述の参加施設を増やす取り組みは，データ欠損を減らすことにも有効だろう．さらにデータクリーニングを充実させて，異常値や欠損値を提出病院で再確認してもらうとデータ欠損は減るだろう．しかし，義務の場合と異なり，各施設にデータ入力をお願いするという方法ではデータ欠損の減少に限界がある．

3．データベースの運用に多くの労力と費用がかかる

提出されたデータには明らかに異常と考えられるデータや疑問に感じられるデータも含まれており，データのクリーニングが必要である．1人の患者が急性期病院から回復期や維持期の病院・施設に転院した場合には，これらのデータの統合も必要になる．数年後には入力項目の変更や追加が必要になるだろう．データベースの運用には多くの労力と費用がかかることが切実な課題である．脳卒中データバンク，J-ASPECT，日本リハビリテーション・データベースなどの開発にあたっては厚生労働科学研究費補助金が支給された．脳卒

中データベースに対して国から継続的な補助があることが望ましい.

4. データベース間の連携

データベース間の連携も課題である. 脳卒中データバンクと日本リハビリテーション・データベース, DPC データ, 地域連携クリティカルパスなどとの連携が報告されている[4]. 急性期病院に入院あるいは退院した時点で個々の患者に対して, すべてのデータベースに共通する番号が付与されれば, データベース間の連携が容易になるだろう.

5. データベースを用いた研究の信頼性や価値

データは集めるだけでなく, 解析することで脳卒中診療の向上に寄与することが重要である. その際, データをどのように解析するかによって得られる結論が変わる可能性があることにも注意する必要がある. 例えば, 脳卒中患者の日常生活活動(ADL)改善が最も大きい body mass index (BMI)の区分は, 論文によって very obese, obese, overweight, normal weight と異なっている[19]. 高齢者の ADL 改善が小さいことに対しても, これを否定する報告もある[20]. これは, 着目しているある要因(BMI や年齢など)がアウトカム(ADL)に影響を及ぼしたのではなく, 患者ごとに異なる他の要因が「交絡因子」となることで, 見かけ上アウトカムと関連を示したり, 示さなかったりする可能性があるためだろう. 交絡因子の他にもデータ分析に際して注意すべき点は数多く存在する[7]. データベースを用いた研究論文を投稿する際には, 統計や医学論文作成の専門家が適切なアドバイスを行う仕組みを作って, データベースを用いた研究の信頼性や価値を高めることが望まれる.

6. リハビリテーションに関するデータベースの充実が望まれる

脳卒中急性期医療のデータベースが充実しているのに比べて, リハビリテーションのデータベースは十分とはいえない. 特に, 急性期や維持期のリハビリテーションに関する全国的なデータベースの充実が望まれる.

文 献

1) 小林祥泰：日本と世界における脳卒中の登録事業. *Mebio*, **26**：16-21, 2009.

2) 佐藤祥一郎ほか：世界と日本の脳卒中登録研究：システマティックレビュー. 脳卒中, **40**(5)：331-342, 2018.

3) 小林祥泰：脳卒中データバンクの生い立ちと今後. 脳卒中, **31**：395-403, 2009.
   Summary 脳卒中データバンク作成の経緯がわかる.

4) 山口修平ほか：脳卒中データバンクの現状と展望. 脳卒中, **35**：133-138, 2013.

5) Iihara K, et al：The impact of comprehensive stroke care capacity on the hospital volume of stroke interventions, a nationwide study in Japan, J-ASPECT Study. *J Stroke Cerebrovasc Dis*, **23**：1001-1018, 2014.

6) 近藤克則：データ・マネジメント・システムの概要と課題. *Jpn J Rehabil Med*, **49**：73-92, 2012.

7) 近藤克則：リハビリテーション患者データベースの二次分析. *Jpn J Rehabil Med*, **49**：142-148, 2012.
   Summary データ解析を行ううえでの注意点が書かれている.

8) 日本リハビリテーション・データベース協議会：HP〔http://square.umin.ac.jp/JARD/〕

9) 回復期リハビリテーション病棟協会：回復期リハビリテーション病棟の現状と課題に関する調査報告書(平成30年2月). pp.1-183, 2018.
   Summary 回復期脳卒中患者の全国データとして貴重である.

10) 村上茂樹ほか：全国保健所における脳卒中登録・情報システム事業とその推進要因. 日公衛誌, **46**：402-411, 1999.

11) 渡辺晃紀ほか：脳卒中の発症および登録に関する研究調査, 第2報 全国脳卒中登録事業実施状況調査. 栃木県保健環境センター年報, **7**：59-62, 2002.

12) 本田省二ほか：脳卒中の病型ごとの急性期から回復期までの実態調査, 熊本脳卒中地域連携パスの9年間のデータを用いて. 脳卒中, **40**(5)：343-349, 2018.

13) 徳永 誠ほか：脳卒中地域連携パスの調査報告に関する提言. 総合リハ, **42**：1087-1093, 2014.

14) 康永英生：DPCデータによる臨床疫学研究の成果と今後の課題. 医療と社会, **26**：7-13, 2016.

15) 長谷川泰弘ほか：地域連携パスのあり方. 地域リ

ハ，**3**：204-213，2008.

16）杉山統哉ほか：日本リハビリテーション・データベースの可能性，理学療法士の立場から．*Jpn J Rehabil Med*，**53**：228-233，2016.

17）白石成明ほか：回復期リハビリテーション医療におけるエビデンス構築に向けて．*Jpn J Rehabil Med*，**55**：286-291，2018.

18）東平日出夫ほか：日本外傷データバンクにおけるデータ欠損の特徴．日救急医会誌，**22**：147-155，2011.

19）德永　誠ほか：回復期リハビリテーション病棟における脳卒中患者のFIM利得は普通体重患者において肥満患者よりも有意に大きい．臨床リハ，**25**：714-720，2016.

20）Black-Schaffer RM, et al：Age and functional outcome after stroke. *Top Stroke Rehabil*, **11**：23-32, 2004.

特集：脳卒中リハビリテーション医療 update

脳卒中急性期リハビリテーションの現状と課題

山田　深*

Abstract　2004年に我が国の脳卒中治療ガイドラインが発行され，急性期リハビリテーションにおける早期離床の流れが加速した．多職種で構成する脳卒中専門チームが脳卒中急性期からリハビリテーションを含めた治療を一貫して行う脳卒中ユニットは，その有効性が確立し，診療報酬体系の誘導もあり脳卒中ケアユニットとともに我が国でも普及が進んできた．早期離床の重要性は広く認識されるに至ったが，発症から24時間以内の超急性期からの離床については，長期的な効果に劣ることが大規模臨床研究であるAVERT試験によって示された．追試との比較も踏まえ，その内容は注意して解釈する必要がある．臨床にあたっては脳卒中治療ガイドラインの記載内容をよく吟味して，症例に当てはめていくことが必要である．

Key words　脳卒中ユニット(stroke unit)，脳卒中ケアユニット(stroke care unit)，超急性期リハビリテーション(very early rehabilitation)，早期離床(early mobilization)

はじめに

医学界全体のEBM(evidence based medicine)を重視する流れに沿った診療ガイドラインの整備や遺伝子組み換え組織プラスミノーゲンアクチベーター(recombinant tissue-type plasminogen activator；rt-PA)による血栓溶解療法の認可，脳卒中ケアユニットの普及などに伴い，発症直後からの多職種連携による急性期リハビリテーションの重要性はより広く認識され，実践されつつある．

急性期における早期リハビリテーションの流れ

具体的に"急性期"がいつに相当するのかについての明確な定義はないが，おおむね発症から2週間～1か月程度を指すことが一般的である．この時期におけるリハビリテーションの目的は臥床に伴う廃用をはじめとした合併症を予防するとともに，バイタルサインや神経症状を確認しつつ離床を進めて生活機能の改善を目指し，速やかな自宅への退院もしくは回復期リハビリテーション病院(病床)への転院(転床)につなげることにある．

1990年代までは早期に離床を開始することのリスクについて様々な論議があり，安静臥床の期間短縮に関する必要性は認識されていたものの，臨床的な対応としては脳梗塞発症後に頭部を挙上することは2～3日を置いてから，離床はおおむね1週間以内には開始するという程度にとどまり，脳出血の場合にはさらに長期間の安静が必要であるともされてきた．

2004年に我が国の脳卒中治療ガイドラインの初版[1]が発行されたが，急性期リハビリテーションの項目には「廃用症候群を予防し，早期の日常生活動作(ADL)向上と社会復帰をはかるために，十分なリスク管理のもとに急性期からの積極的なリハビリテーションを行うことが強く勧められる(グレードA)」と記載され，早期離床の流れが加速することとなる．この早期からの介入の有効性

---

* Shin YAMADA, 〒181-8611　東京都三鷹市新川6-20-2　杏林大学医学部リハビリテーション医学教室，准教授

に関するエビデンスの1つとして，欧州を中心として広まった脳卒中ユニットの実績に関する報告[2][3]が挙げられる．脳卒中ユニットとは，多職種で構成する脳卒中専門チームが脳卒中急性期からリハビリテーションを含めた治療を一貫して行う病棟，もしくはチーム自体を指す概念である．

Indredavik ら[2]は脳卒中ユニットで初期治療を行うとともに入院から24時間以内に離床を進め，リハビリテーションを集約的に行うことにより患者の自宅復帰率や生活の自立度が改善したと報告している．脳卒中ユニットの有効性に関してはStroke Unit Trialists' Collaboration[3]によるメタ解析の結果が国際的な医療評価プロジェクトであるCochrane Libraryに掲載されているが，2013年にアップデートされたレビューによれば，脳卒中ユニットと従来の入院治療の効果を比較すると，観察期間（中央値で1年）における死亡のオッズ比は0.87（95%信頼区間：0.69-0.94，p＝0.005），死亡もしくは施設入所で0.78（95%信頼区間：0.68-0.89，p＝0.0003），死亡もしくは要介護で0.79（95%信頼区間：0.68-0.90，p＝0.0007）であった．在院期間の短縮やQOLの向上に関する脳卒中ユニットの有効性は必ずしも確立していないが，少なくとも死亡を中心としたエビデンスはある程度明確であるといえる．なお，メタ解析の対象となった報告におけるリハビリテーション開始までの期間は必ずしも入院から24時間以内ではなく，ばらつきが認められる．

こうした背景から，最新の脳卒中治療ガイドライン[4]には「脳卒中ユニット，脳卒中リハビリテーションユニットなどの組織化された場で，リハビリテーションチームによる集中的なリハビリテーションを行い，早期の退院に向けた積極的な指導を行うことが強く勧められる（グレートA）」と記載されている．なお，脳卒中ユニットの概念には特定の病棟に帰属しないmobile stroke teamという形態も含まれる[3]．つまり，必ずしも病棟専従スタッフを規定せずとも，早期リハビリテーションを進める方法はあり得る．また，チームには看

護師も含まれるが，看護師の参画としては，活動性維持・促進のための早期リハビリテーションの役割を担う脳卒中リハビリテーション看護認定看護師も2008年に日本看護協会によって制度化されている．

脳卒中ケアユニット（stroke care unit；SCU）

脳卒中ケアユニットとは，脳卒中診療に特化された集中治療室（intensive care unit；ICU）を意味する．脳卒中ケアユニットは前述の脳卒中ユニットとは本来の意味は異なるが，早期からのリハビリテーションを要件としている点では両者は共通しており，混同して用いられることも多い．

我が国では2005年よりrt-PA静注療法が認可されたが，日本脳卒中学会によるrt-PA静注療法適正治療指針[5]においては，治療を行う施設として脳卒中ケアユニットを有することが推奨された．2006年4月の診療報酬改定では脳卒中ケアユニット加算が新設されたが，その算定要件にはリハビリテーションスタッフの専従が含まれており，早期リハビリテーションの重要性に対する認識を読み取ることができる．

その後，**図1**に示す通り脳卒中ユニットケア加算を算定できる病床数は漸増傾向にあるものの，未だ脳卒中罹患患者数と比して充足しているとは言い難い状況にある．軽症患者の場合はもとより，手術の適応となるような脳出血やくも膜下出血の患者を含めた重症脳卒中患者は必ずしも脳卒中ケアユニットではなく，脳卒中に特化しない一般の病床や通常のICUに収容される場合も少なくないと考えられる．一方，一般的なICUにおいても早期離床への関心は高まりつつあり，日本集中治療医学会は「集中治療における早期リハビリテーション―根拠に基づくエキスパートコンセンサス―」[6]を2017年にまとめた．日本人患者を対象とした質の高いエビデンスは限定されているためガイドライン形式をとっていないとされるものの，積極的な運動の開始基準や中止基準などが示されている．また，2018年の診療報酬改定では

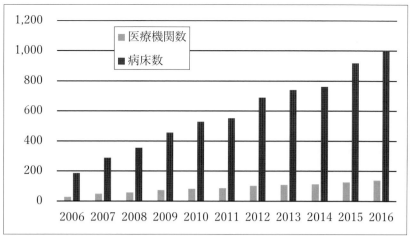

図1. 脳卒中ケアユニット入院医療管理料 届出医療機関数の推移
（厚生労働省「主な施設基準の届出状況等」をもとに筆者作成）

ICUにおける多職種による早期離床・リハビリテーションの取り組みにかかる評価として早期離床・リハビリテーション加算が新設され，療法士の配属が要件とされた．なお，疾患別リハビリテーションにかかわる点数は加算自体に包括されており，今後の動向を注視する必要がある．

超急性期リハビリテーション

脳卒中治療ガイドライン[4]にはAgency for Health Care Policy and Research(AHCPR)のガイドライン[7]が引用され，「医学的に可能なら発症から24～48時間以内に寝返り，座位，セルフケアなどの自動運動を開始する.」と記載されているが，エビデンスとしてのレベルは低く，記述も具体性に欠けている．座位，立位，歩行訓練などを24時間以内に始めることの是非については議論があるところである．

Sundsethら[8]は脳梗塞および脳出血患者を入院から24時間以内に離床を開始する群と24～48時間以内に離床を開始する群に振り分け，modified Rankin Scale(mRS)で2以下を予後良好として3か月後の障害の程度を調べた結果，両群の予後に統計的な有意差はなく，また，年齢や重症度，離床の開始時間は予後に影響を与えなかったと報告している（この結果は脳卒中治療ガイドライン[4]に引用されている2012年の報告のデータ[9]を再解析したものである）．2015年にLancet誌に発表されたBernhardtら[10]による報告は，A very early rehabilitation trial for stroke(AVERT)試験と称し，脳卒中の発症から24時間以内の超早期から離床を進めるリハビリテーションの有効性について大規模な検証を行ったものである．発症24時間以内の症例（脳梗塞，もしくはくも膜下出血を除く脳出血）を登録してランダム化を行い，介入群については1日あたり中央値で31分の離床（座位，立位保持，および歩行）が実施された．不動に伴う重篤な有害事象，および重篤な神経症状の発生率は両群で差はみられなかったものの，コントロール群と比べると3か月後に予後良好(mRS 2以下)である症例が介入群で有意に少なく，超急性期リハビリテーションの有効性に否定的な結果が示された．また，サブグループ解析では脳梗塞に比して脳出血のほうが3か月後の予後が不良である傾向がみられたとされている．このAVERT試験の結果は，脳卒中治療ガイドラインには2017年の追補[4]として記載された．

後に行われたStroke and Early VErticaL positioning(SEVEL)試験[11]では，発症から1病日中に離床を行った場合と3病日目から段階的に離床を進めた場合を比較したが，いずれも3か月後の予後良好(mRS 2以下)の割合に差は生じなかった．SEVEL試験は離床開始までの条件や症例を脳梗塞に限定し，50%を超える頭蓋内血管狭窄，下肢深部静脈血栓を有する症例を除外している点などもAVERT試験とは背景が異なっている．AVERT試験とSEVEL試験の要点の比較を**表1**

表 1. AVERT 試験と SEVEL 試験における要点の比較

	AVERT 試験		SEVEL 試験	
	早期離床群	コントロール群	早期座位群	コントロール群
発症から開始までの所要時間 中央値(四分範囲)	18.5 時間 (12.8〜22.3)時間	22.4 時間 (16.5〜29.3)時間	1.08±0.26 日	2.97±0.26 日
年齢 中央値(四分範囲)	72.3 歳 (62.3〜80.3)歳	72.7 歳 (63.4〜80.4)歳	68.1 歳 (60.9〜78.5)歳	71.2 歳 (62.1〜81.0)歳
症例数	1,054	1,050	63	75
介入内容	通常ケアに加えて 1 日少なくとも 3 回ベッドから離れて座位,立位,歩行を行う.	施設によって任意	可能な限り早期に座位をとる	発症日は頭部挙上 30°,翌日 45°,翌々日 60°,3 日目で座位をとる
1 日あたりの離床時間 中央値(四分範囲)	31 分 (16.5〜50.5)分	10 分 (0〜18)分		
最初に座位をとった時間 中央値(四分範囲)			55 分 (30〜60)分	0 分 (60〜90)分

にまとめた.なお,いずれの試験もすべての症例は脳卒中ユニットで管理されている.また,AVERT 試験では rt-PA 静注療法を実施された症例が 507 例(24%)も含まれている点も興味深い.

早期離床を開始するにあたっては,むやみに体を起こしたり立位歩行を進めたりするのではなく,脳梗塞の病型や血行動態,重症度などに配慮し,リスクとメリットを正しく評価したうえで個別の状態に合わせた手順を検討しなければならない.廃用に陥りやすい高年齢症例などは,杓子定規によらない柔軟な判断が求められる.また,ベッド上でもできる ROM(関節可動域運動),口腔ケアなどは離床の可否にかかわらず早期から開始されるべきである.

酒向[12]は 84,460 例の脳卒中患者における入院からリハビリテーション開始までの時間を解析し,1998〜2013 年までの間に 24 時間以内の開始が 6%から 20%へ,1 週間以内の開始は 64%から 85%まで増加したと報告している.なお,限りある医療資源のなかで十分なリハビリテーションを継続的に提供するためには急性期病院と回復期リハビリテーション病院との連携が重要となる.2006 年には病院間の情報共有とリハビリテーションを切れ目なく行うための工程表にあたる地域連携パスの評価が診療報酬に盛り込まれ,「地域連携診療計画管理料・退院時指導料」が設けられ各地で地域連携パスの導入が進んだ.ただし,

2016 年の診療報酬改定において「地域連携診療計画管理料・退院時指導料」は廃止されている.

ニューロリハビリテーションと急性期

脳卒中のリハビリテーションにおける近年のトピックの 1 つとして,中枢神経の可塑性と運動学習理論に基づいたいわゆるニューロリハビリテーションの臨床導入が挙げられる.課題特異的訓練を反復するロボットリハビリテーションや,Constraint-induced movement therapy(CI 療法)などの手法は,主として慢性期の症例を中心としてその効果が検証されてきた.急性期からこのような方法論が有効であるかは議論が待たれるところである.急性期における高強度の CI 療法は上肢機能の増悪をもたらしたという報告[13]もあるが,Liu ら[14]は急性期,亜急性期の脳卒中患者に対する CI 療法の効果を検証した論文に対してメタ解析を行い,CI 療法が有効である可能性を示唆している.Masiero ら[15]は発症から 1 週間以内の虚血性脳卒中患者に上肢のロボットトレーニングを行い,コントロール群と比べて良好な改善と ADL の向上が得られ,両群の差は 8 か月後にも有意であったと報告している.

まとめ

近年の脳卒中の診断・治療における革新的な技術の進歩とともに,急性期リハビリテーションも

大きな飛躍を遂げてきている．発症後24時間以内に積極的な離床を開始することの有効性が論じられているが，実際の臨床にあたっては脳卒中診療ガイドラインの記載内容をよく吟味して解釈し，症例に当てはめていくことが課題である．また，研究面ではニューロリハビリテーションの手法も含めて質の高いエビデンスを積み上げていくことが求められている．

文　献

1) 脳卒中治療ガイドライン委員会：脳卒中治療ガイドライン．協和企画，2004.

2) Indredavik B, et al：Treatment in a Combined Acute and Rehabilitation Stroke Unit：Which Aspects Are Most Important? *Stroke*, **30**：917-923, 1999.

3) Stroke Unit Trialists' Collaboration：Organised inpatient (stroke unit) care for stroke (Review). *Cochrane Database Syst Rev*, **11**：CD000197, 2013.
Summary　脳卒中ユニットにおけるケアの有効性を扱った論文を選別し，メタ解析を行いその有効性を検証した．脳卒中ユニットで治療を行うことで，死亡に関連するリスクを軽減することができることを示した．

4) 脳卒中治療ガイドライン委員会：脳卒中治療ガイドライン 2015〔追補 2017 対応〕．協和企画，2017.

5) 日本脳卒中学会医療向上 社会保険委員会 rt-PA（アルテプラーゼ）静注療法指針部会：rt-PA（アルテプラーゼ）静注療法 適正治療指針．脳卒中，**27**：327-353, 2005.

6) 日本集中治療医学会早期リハビリテーション検討委員会：集中治療における早期リハビリテーション―根拠に基づくエキスパートコンセンサス―．日集中医誌，**24**：255-303, 2017.

7) Gresham GE, et al：Post-Stroke Rehabilitation. Clinical Practice Guideline, No. 16. (AHCPR Publication No. 95-0662). Rockville, MD：US Depart-

ment of Health and Human Services. Public Health Service, Agency for Health Care Policy and Research, 1995.

8) Sundseth A, et al：Early Mobilization after Acute Stroke. *J Stroke Cerebrovasc Dis*, **23**：496-499, 2014.

9) Sundseth A, et al：Outcome after mobilization within 24 hours of acute stroke：a randomized controlled trial. *Stroke*, **43**：2389-2394, 2012.

10) Bernhardt, et al：Efficacy and safety of very early mobilization within 24h of stroke onset (AVERT)：a randomized controlled trial. *Lancet*, **386**：46-55, 2015.
Summary　脳卒中患者に対する超急性期リハビリテーションを扱った大規模臨床試験．発症から 24 時間以内の早期介入群はコントロール群と比べて 3 か月後の帰結が不良であることを示した．

11) Herisson F, et al：Early Sitting in Ischemic Stroke Patients (SEVEL)：A Randomized Controlled Trial. *PLoS ONE*, **11**：e0149466, 2016.
Summary　AVERT 試験を受けて行われた介入試験．発症から 1 病日以内に離床を進めた群をコントロール群と比較した．長期予後は両群に有意差を認めなかった．

12) 酒向正春：脳卒中データバンク 2015 による超急性期リハビリテーション 11,373 例の解析と AVERT Trial 2015 との比較検討―超急性期リハビリテーションの世界の潮流と日本の現状．臨床リハ，**25**：987-995, 2016.

13) Dromerick AW, et al：Very early constraint-induced movement during stroke rehabilitation (VECTORS)：A single-center RCT. *Neurology*, **73**：195-201, 2009.

14) Liu XH, et al：Constraint-induced movement therapy in treatment of acute and sub-acute stroke：a meta-analysis of 16 randomized controlled trials. *Neural Regen Res*, **12**：1443-1450, 2017.

15) Masiero S, et al：Robotic-assisted rehabilitation of the upper limb after acute stroke. *Arch Phys Med Rehabil*, **88**：142-149, 2007.

特集：脳卒中リハビリテーション医療 update

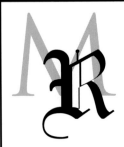

脳卒中回復期リハビリテーションの現状と課題

赤津嘉樹[*1]　梅津祐一[*2]

Abstract　脳卒中の治療は病床が機能分化しており，急性期・回復期・生活期と3段階に分かれている．回復期リハビリテーションでは脳卒中の急性期治療を経た後医学的管理を行い，集中的にリハビリテーションを実施して日常生活動作（ADL）をできる限り高め，「その人らしい暮らし」を提案する．回復期リハビリテーション病棟は2000年に創設され，診療報酬制度の改定のたびにリハビリテーションの「量」と「質」の向上がはかられてきた．2008年には日常生活機能評価によるアウトカム評価が導入され，2016年には実績指数によるアウトカム評価が開始された．ADLの改善度が一定の基準に達しない施設は診療報酬の一部包括化も行われている．実績指数の導入により入院期間が短縮するなかで，リハビリテーション医療は「量」と「質」の向上をはかり身体構造・活動・参加といった障害構造すべてに働きかけ，社会的にフェアなリハビリテーションマインドを持って医療を行うことが重要と思われる．

Key words　回復期リハビリテーション病棟（convalescent rehabilitation wards），日常生活動作（activities of daily living），アウトカム評価（assessments of outcome）

はじめに

　我が国の脳卒中医療は救急医療の整備，診断および治療技術の進歩などにより日々進化している．近年，脳卒中の治療は病期により医療機関が機能分化・再編しており，リハビリテーションに関しては急性期・回復期・生活期と切れ目のない診療が行われている．脳卒中回復期リハビリテーションとは急性期治療の後に疾病の再発や合併症など医学的管理を行いつつ，リハビリテーションターゲットとして国際障害分類（ICIDH）の障害構造モデルの，「機能障害」「能力低下」「社会的不利」に対して集中的にアプローチする．機能障害は心身機能や身体構造の機能的回復を能力低下には日常生活活動（activities of daily living；ADL）の再建をはかり，社会的不利には退院支援などを行い最良の転帰先を提供する．また，退院後の生活をより良いものとするため，「その人らしい暮らし」を提案して回復期から生活期へ繋ぐことが重要な役割となっている．このような機能を有する病床は2000年の診療報酬制度の改定により回復期リハビリテーション病棟として新たに創設された．その後，数回にわたり診療報酬制度の改定（**表1**）を経て，回復期リハビリテーション病棟は現在（2018年4月時点），全国で8万床を超えている．この18年でリハビリテーション医療資源は病床数や人的資源（職種による）はある程度充実してきた．回復期リハビリテーション病棟の「質」や「実績」については2008年の診療報酬改定時に成果主義が導入され，アウトカム評価が求められるようになった．ADL改善の指標はFIM（Functional independence measure）利得（退院時FIM－入院

[*1] Yoshiki AKATSU, 〒803-0861 福岡県北九州市小倉北区篠崎1-5-1　小倉リハビリテーション病院，医長
[*2] Yuichi UMEZU, 同病院，院長

表1. 回復期リハビリテーション病棟に関する主な診療報酬の推移

2000年	回復期リハビリテーション病棟入院料の創設
2006年	疾患別リハビリテーション料
	算定日数上限の設定
	個別リハビリテーション 患者1人1日当たり6→9単位
2008年	成果主義の導入(回復期リハビリテーション病棟のアウトカム評価)
	重症者回復加算 在宅復帰率≧60%
2010年	休日・充実加算
2012年	回復期リハビリテーション入院料1 在宅復帰率≧70%
2014年	回復期リハビリテーション入院料1体制強化加算
2016年	回復期リハビリテーション病棟のアウトカム評価(実績指数の導入)
2018年	入院料の区分変更 新入院料(1・2・3・4・5・6)
	重傷者回復加算・休日加算・充実加算の廃止
	新入院料には実績指数による評価を包括

表2. 回復期リハビリテーション病棟におけるアウトカムの評価(2018年度診療報酬改定)

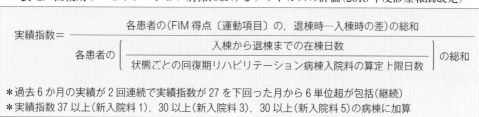

* 過去6か月の実績が2回連続で実績指数が27を下回った月から6単位超が包括(継続)
* 実績指数37以上(新入院料1), 30以上(新入院料3), 30以上(新入院料5)の病棟に加算

時FIM)が用いられてきたが, 2016年にはアウトカム評価の指標として実績指数(表2)が導入された. 2018年の診療報酬改正ではさらにアウトカム評価の強化がはかられ, さらなる「質」と「実績」の向上が求められている. このような背景を踏まえ, 本稿では脳卒中回復期リハビリテーションの現状と課題について考察する. なお回復期リハビリテーション病棟協会の現状調査データにおいては脳卒中を脳血管疾患として表記する.

回復期リハビリテーション病棟における脳卒中患者の特性

回復期リハビリテーション病棟の疾患構成は2017年の回復期リハビリテーション病棟協会の「回復期リハビリテーション病棟の現状と課題に関する調査報告書」によると全疾患に対して脳血管疾患45.9%, 運動器疾患46.0%, 廃用症候群6.7%, その他が1.3%である[1]. 経年的には脳血管疾患は2001年の70.2%から減少, 運動器疾患は2001年の15.1%から増加している. 脳血管疾患の内訳は脳梗塞が64.9%, 脳出血が27.9%, くも膜下出血は7.2%である. 入院時の平均年齢は72.9歳で, 経年的に微増しており2017年が最も高くなっている. 発症から入院までの日数の平均は29.6日である. 平均入院日数は徐々に延長し, 2010年に91.5日と最高値となり以降は減少傾向となり, 2017年は85.4日である(表3).

入院経路は他病院からの紹介が62.2%, 院内転棟が18.9%, 関連病院が15.6%, その他が3.3%となっている. なお運動器疾患は脳血管疾患より院内転棟が多く33.3%である. 退院経路は自宅が61.9%, 転院・転棟が10.8%, 在宅系施設と老人保健施設への入所が19.6%である(表4).

表3. 疾患別回復期リハビリテーション病棟の患者の特性(2017年度)

	脳血管疾患	運動器疾患
平均年齢(歳)	72.9	79.1
疾患構成(%)	45.9	46.0
発症から入院までの日数(日)	29.6	21.8
平均入院日数(日)	85.4	56.2
在宅復帰率(%)	72.8	85.1
退院時FIM	85.6	98.8
FIM利得	21.1	21.8

(回復期リハビリテーション病棟協会における調査報告書より)

表 4. 2017 年回復期リハビリテーション病棟における脳血管障害者の入退院経路

脳血管障害患者の入退院経路	
入院経路	%
他病院	62.2
院内転棟	18.9
関連病院	15.6
その他	3.3
退院経路	%
自宅	61.9
転院・転棟	10.8
入所	19.6
急変・死亡	7.7

(回復期リハビリテーション病棟協会における調査報告書より)

回復期リハビリテーション病棟の医療の質について

脳卒中回復期リハビリテーションの現状を分析するには回復期リハビリテーション病棟の医療の質を考慮する必要がある. 医療の質とは,「構造(ストラクチャー)」「過程(プロセス)」「結果(アウトカム)」の 3 つの要素から構成される.

1. 構造(ストラクチャー)について

構造は主に「回復期リハビリテーション病棟」の医療資源を意味する. 病床および人的資源は経年的に増加しており, 開設時に比べると明らかに充実してきている. 届出病床数は開設時の約 1 万 8 千床から 8 万床へと増加, 理学療法士(PT), 作業療法士(OT), 言語聴覚士(ST)の数は 3 職種合計で 26.5 万人(2017 年)と開設時の 4.5 万人から約 6 倍に増加している. 病院全体でみた 100 床当たりのスタッフ数(平均)は PT が 15.4 人, OT が 8.9 人, ST が 3.6 人である. その一方で PT・OT・ST の経験年数をみてみると 5 年未満が 31%, 5 年~9 年未満が 28%であり経験 9 年未満の PT・OT・ST が 59%を占めている[2]. 実際の現場ではこのような現状を踏まえ, 卒後の教育研修体制を強化しているが, その内容は個々の医療機関の課題であろう. 医師数の回復期リハビリテーション病棟 100 床当たりの配置数(平均)はリハビリテーション科専門医が 0.65 人, リハビリテーション科認定臨床医は平均 0.34 人でリハビリテーション科医師は 1.1 人である. 2018 年現在, 全国にリハビリテーション科専門医は 2,376 名, リハビリテーション科認定臨床医は 3,548 名と年々増加しているものの, 病床数, リハビリテーションスタッフ数がそれを上回って増加しているのが現状である. したがって, リハビリテーション科専門医 1 名に対する PT・OT・ST の合計数の割合は 50 名(2000 年)から 108 名(2017 年)と差が大きくなっている. リハビリテーション科専門医が十分にかかわれないまま運営されている病棟が少なくないことは今後も課題が残る. 回復期リハビリテーション病棟ではリハビリテーション科専門医が主治医として関与するとアウトカムに影響するとされている. 脳卒中においてはリハビリテーション科専門医が関与した場合は回復期リハビリテーション病棟の Barthel index score が改善すると報告されている[3]. また回復期リハビリテーション病棟の脳卒中患者を FIM の改善などから 2 群(高・低パフォーマンス)に分け比較したところ, リハビリテーション科専門医の関与・訓練時間・自主訓練・病棟内訓練などに有意差がみられたと報告されている[4].

2. 過程(プロセス)について

過程はリハビリテーション実施体制を指している. 具体的には医療機関が提供するリハビリテーション実施単位(時間)であり, リハビリテーションを提供する量ともいえる. 回復期リハビリテーション病棟においては訓練時間が長いほど良好な帰結(ADL 改善・自宅退院率向上・在院日数短縮)が得られている[5]. 脳血管疾患患者においては, 1 日当たりのリハビリテーション単位数が 9 単位を実施することで 6 単位以下の患者群に対して自宅退院率が有意に高くなることが報告されている[6]. 2017 年の回復期リハビリテーション病棟全体の患者 1 人当たり 1 日平均個別リハビリテーション単位数はおよそ, 理学療法で 3.7 単位, 作業療法で 2.9 単位, 言語療法で 2.3 単位である. 経年的にみてみると 3 職種とも緩やかに増加して

いる．脳血管疾患は患者1人当たり6.81単位であり，運動器疾患が患者1人当たり5.78単位であるのに対してやや多くなっている．また脳血管疾患においては，1日当たりのリハビリテーション単位数が多いほどFIM利得が高く，1日8単位以上実施された患者群のFIM利得は26.6と最高値である[1]．運動器疾患では6単位実施された患者群の伸び幅が脳血管疾患に比べてやや少ない印象である．リハビリテーション実施時間については特定の時間帯・曜日に限ると早朝や夜間帯のリハビリテーション実施率はそれほど高くなく，早朝の理学療法と作業療法は3割弱，言語療法は1割未満となっており，夜間帯はどの職種も1割程度である．早朝や夕方以降のリハビリテーション実施率は低くなっているが，朝や夕のいずれか，またはその両方のリハビリテーション実施率が高い病棟のほうがADLの改善がみられていることから，時間帯による介入は今後より一層の工夫が必要になると思われる．土・日曜日や祝日のリハビリテーション実施率はいずれも高くなっている．特に，2010年の休日加算・充実加算開始の前後から日曜日・祝日のリハビリテーション実施率が増加しており，職種ごとに多少ばらつきがあるもののほぼ100%の医療機関で365日体制でのリハビリテーションが定着している．

3．結果(アウトカム)について

結果は在宅復帰率，回復期リハビリテーション病棟入退院時のFIM(ADLの変化)，実績指数などで示されている．回復期リハビリテーション病棟開設後，人的資源やリハビリテーション実施プロセスは充実してきたが，その効果には十分な評価が得られてないことから実績指数によるアウトカム評価が始まり，2018年にはその内容が強化されており，国からは回復期リハビリテーション病棟の結果が求められている．

在宅復帰率

回復期リハビリテーション病棟全体の在宅復帰率の傾向は2008年の診療報酬改定(在宅復帰率60%以上)の要件化の後に増加，2012年の診療報酬改定(在宅復帰率70%以上)の要件化でも増加したが，2013年をピークに緩やかに減少している．2017年の自宅と在宅系施設(有料老人ホーム，サービス付き高齢者住宅，特別養護老人ホームなど)を合わせた回復期リハビリテーション病棟全体の在宅復帰率は78.3%であった．疾患別の在宅復帰率は脳血管疾患が72.8%，運動器疾患は85.1%であった．独居世帯，核家族化などの影響により自宅退院率はやや低下している．在宅系施設への退院患者数は年々増加してきており，今後もこの傾向は続くと思われる．

入退院時FIMの推移

2017年の回復期リハビリテーション病棟全体の入院時FIMは70.4，退院時FIMは91.4である．疾患別では脳血管疾患の入院時FIMは64.5，退院時FIMは85.6でありFIM利得は21.1である．運動器疾患の入院時FIMは77.0と脳血管疾患を上回っているが，FIM利得は21.8で脳血管疾患と大差がない．脳血管疾患の経年的な変化をみると2008年の入院時FIMが74.4であるのに対して，2017年は70.4である．退院時FIMは2008年が90.0であり2017年は85.6である．このことから退院時FIMは増加していないのだが，入院時FIMは4ポイントほど減少していることがわかる．また運動器疾患では発症から入院までの期間が短いほどFIM利得が大きくなるが，脳血管疾患の場合は発症14日以内に入院するとFIM利得が21.3，15〜30日では22.9，30〜60日は20.6となっており，必ずしも早期入院がFIM利得に有利に働いていない．

実績指数

2017年の調査[1]では回復期リハビリテーション病棟全体の年間の実績指数は中央値が35.6(除外後)となっている．脳血管疾患では40.0(除外後)，運動器疾患では33.8(除外後)である．2018年4月より回復期リハビリテーション病棟入院料1の施

表 5. 小倉リハビリテーション病院の概要
（2018 年 8 月現在）.

総病床数：198 床
　療養病棟：回復期リハビリテーション病棟(158 床)
　　・入院料 1　3 階・4 階・7 階病棟　118 床
　　・入院料 2　6 階病棟　40 床
　一般病棟：障害者施設等一般病棟　40 床
2017 年度回復期病棟入院患者(脳血管疾患)
　　・新入院患者数　617 名(395 名)
　　・平均入院日数　92.7 日(107.9 日)
　　・在宅復帰率　81.3%(68.9%)

表 6. 当院の実績指数(回復期リハビリテーション病棟・疾患別)

当院の実績指数(2018 年 3～8 月)					
病棟	3 階	4 階	6 階	7 階	合計
脳血管疾患					
実績指数対象(人)	43	46	35	38	162
平均入院日数(日)	103.6	100	96.7	95.1	99.1
80 歳以上の割合(%)	23.3	21.7	17.1	21.1	21
実績指数(平均)	51.1	49.1	44.7	49.3	48.8
運動器疾患					
実績指数対象(人)	17	20	24	21	82
平均入院日数(日)	57.8	62.2	65	68.2	63.7
80 歳以上の割合(%)	64.7	40	45.8	57.1	51.2
実績指数(平均)	35.2	36.5	31.7	28.3	32.5
全体の実績指数(平均)	46.3	44.7	38.6	40.2	42.6

設基準を算定する要件として実績指数 37 が追加されており，現場としてはいささかハードルが高く厳しい条件である．当院は回復期リハビリテーション病棟が 158 床，障害者施設等一般病床 40 床を有するリハビリテーション専門病院である(**表5**).当院の自験例を紹介する．2018 年 3～8 月の病院全体の実績指数は 42.6 であった．脳血管疾患の実績指数(除外後)は 48.8 であった．その一方で運動器疾患の実績指数(除外後)は 32.5 であった(**表6**).運動器疾患は脳血管疾患に比べ 17 ポイントほど下がっている．回復期リハビリテーション病棟協会の調査[1]でも同様である．脳血管疾患と運動器疾患との差が大きくなっている理由として運動器疾患では平均年齢や認知症の割合が高いことが挙げられる．認知症では歩行能力の回復が劣り，リハビリテーション効果が乏しいとされている[7].また受傷前の移動能力が低いことなどが考えられる．受傷前の移動能力が高いほど回復期リハビリテーション病棟退院時の移動能力が高いと報告されている[8].また当院は急性期病院に併設していないことから発症から入院までに時間がかかることも一因であると考えている(回復期リハビリテーション病棟協会の調査報告に比べ 4 日ほど長い).

実績指数を分析する際に懸念事項があったので記載しておく．退院時 FIM に経年的な変化はないので，実績指数を上げるためには入院期間の短縮が課題となる．入院期間は適切なゴール設定や治療計画の効率化がなされているかを常に意識する必要がある．実績指数を意図的に上げるための入院期間短縮では本末転倒である．社会的要因により入院が長期化するような場合は早期からの調整が必要であるし，公正な立場や利益のみにとらわれない意識，リハビリテーションマインドを持ってケアプロセスを実行することが重要である．また 2016 年の診療報酬改定以降，入院時 FIM が低下しており FIM 採点の信頼性が懸念されている．採点方法の精度向上をはかるためチームにおける採点手順の確認や FIM 講習会への参加促進などが望ましい．

実績指数の除外対象者

入院患者には様々な病態の方がいるため，回復期リハビリテーション病棟では実績指数の計算対象から除外する患者を毎月検討している．入院時の運動 FIM が 91 点であれば実績指数は 0 である．また入院時の運動 FIM 13 点や認知 FIM 20 点以下の症例においても改善が難しいことが多い．なお自験例では除外理由の 7 割程度は運動 FIM の値である．当院では月末までにチーム内で検討し，除外患者に該当した場合は退院時 FIM を必ず予想することにしている．そのプロセスにおいてリハビリテーション科専門医が介入している．

おわりに

脳卒中医療における回復期リハビリテーション病棟の現状と課題を報告した．診療報酬制度が変動する中，回復期のリハビリテーションにおいて

は結果を出すことが求められ入院日数の短縮などの様々課題がみえてきた．その一方でさらに高いレベルでの「質」の向上をはかることにより，「その人らしい暮らし」の実現を追求する努力を続けていく．回復期リハビリテーション病棟のニーズは高まる一方であり，すべてのスタッフには揺るぎないリハビリテーションマインドを持って職務を遂行することを期待する．

文　献

1) 回復期リハビリテーション病棟協会：回復期リハビリテーション病棟の現状と課題に関する調査報告書平成29(2017)年版．2018．
2) 石川　誠：回復期リハ病棟の足跡．回復期リハ，**17**(1)：14-17，2018．
3) 日本リハビリテーション医学会社会保険委員会：リハビリテーション科専門医の関与の有無と患者のアウトカム—ADL改善度，ADL改善率および自宅退院率との関連—．リハ医学，**42**：232-236，2005．
4) Jeong S, et al：An evaluation of the quality of post stroke rehabilitation in Japan. *Clinical Audit*, **2**：59-66, 2010.
5) Miyai I, et al：Results of new policies for inpatient rehabilitation coverage in Japan. *Neurorehabil Neural Repair*, **25**：540-547, 2011.
6) 永井将太ほか：脳卒中リハビリテーションの訓練時間と帰結との関係—全国回復期リハビリテーション病棟連絡協議会調査—．総合リハ，**37**：547-553，2009．
7) 大島　峻ほか：認知症を伴う大腿骨頚部骨折のリハビリテーションの転帰に与える影響の検討．北海道リハ会誌，**39**：29-33，2014．
8) 久保祐介ほか：大腿骨近位部骨折における退院時歩行能力に影響する因子の検討．整外と災外，**61**：21-25，2012．

特集：脳卒中リハビリテーション医療 update

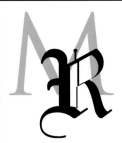

脳卒中生活期リハビリテーションの現状と課題

近藤国嗣*

Abstract 脳卒中のリハビリテーションは，医学・医療的には急性期・回復期リハビリテーションが中核である．しかし，多くの患者は障害が後遺した状態で医療機関から退院するため，患者側からすると生活期リハビリテーションこそ重要である．生活期リハビリテーションは介護保険制度に通所・訪問リハビリテーション事業が位置付けられたことによって急速拡大してきている．一方，実生活に応じた治療，医学的効果の検証などについては十分とはいえない，さらに生活期リハビリテーション医療を行うリハビリテーション科医も大幅に不足している．生活期リハビリテーションの現場でも，患者の視点に加えて，効果が示されているスタンダードなリハビリテーションを提供し続けることが重要である．

Key words 生活期(home based)，脳卒中(stroke)，リハビリテーション(rehabilitation)，通所リハビリテーション(day care)，訪問リハビリテーション(home care rehabilitation)

はじめに

脳卒中リハビリテーションは急性期のみで完結する医療ではなく，回復期・生活期にわたる．このためシームレスな連携が必要である．また，狭義の医学的な機能・ADLの維持・向上をめざすだけではなく，生活の視点をもって1人ひとりの全体像と将来像を俯瞰しながら，環境や家族，他の医療・福祉職に対してもかかわることが必要である．介護保険制度施行前の生活期リハビリテーションは，いわゆる外来リハビリテーションが中心であったが，2000年に施行された介護保険にて介護保険事業内に通所リハビリテーション，訪問リハビリテーションが位置付けられたことにより，生活期リハビリテーションの選択肢は大きく広がった．

しかし，これまで多くのリハビリテーション科医師，リハビリテーション関連職は病院を中心に配置されてきたため，機能訓練や自施設内での生活動作への治療経験はあるものの，生活現場での治療経験は少なく，漫然とした機能訓練が生活期でも継続された状況があった．これに対して，平成27(2015)年度介護報酬改定では，生活にバランス良く働きかける効果的なリハビリテーションの提供を推進するため，「活動」と「参加」に焦点を当てた新たな報酬体系の導入や，質の高いリハビリテーションの着実な提供を促すためのリハビリテーションマネジメントの充実などがはかられ，さらに平成30(2018)年度介護報酬改定で強化された．また最近では，病院と同様に多彩な疾患・障害に対応するため，多職種のスタッフを配置して総合的リハビリテーションの提供が可能なリハビリテーション特化型の通所リハビリテーション施設も徐々に増加している．

本稿では，生活期リハビリテーションの現状と課題について筆者の施設の取り組みを含めて記したい．

---

* Kunitsugu KONDO, 〒275-0026 千葉県習志野市谷津4-1-1 東京湾岸リハビリテーション病院，院長

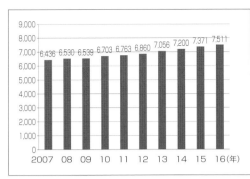
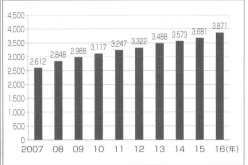

a．通所リハビリテーション　　　　b．訪問リハビリテーション
図 1．通所リハビリテーション事業所数と訪問リハビリテーション事業所数の推移

介護保険での生活期リハビリテーションの現状

通所リハビリテーションと訪問リハビリテーションの利用者の疾患は脳血管疾患が最も多く(35.6%, 42.8%), 両事業ともに脳卒中患者へのリハビリテーションは重要課題となっている[1]. 一方, この10年間の通所リハビリテーション事業所数は, 2007年6,436より2016年7,511事業所へ約1.2倍増加した(図1-a)[2]. 同時期に訪問リハビリテーション事業所は2,612より3,871事業所へと約1.5倍増加した(図1-b)[3]. 訪問リハビリテーションの増加に比較して, 通所リハビリテーションの増加率が低い一因として, 施設基準上におけるリハビリテーション職の配置数が非常に低く, 十分なリハビリテーションが実施されていなかった可能性がある(平成23(2011)年調査　事業所当たり1.8人)[4]. さらにリハビリテーションの質の問題がある.

本来, 生活の拡大を目指すべき生活期リハビリテーションであるが, 実際には目標が明確でない機能訓練を中心としたリハビリテーションが漫然と実施されてきた点, また定期的に実施すべき標準的評価が普及されていない点などである. これに対して, 平成27(2015)年度介護報酬改定では, リハビリテーションは「心身機能」・「活動」・「参加」などの生活機能の維持・向上をはかるものでなければならないことについて, 訪問・通所リハビリテーションに関する基本方針に規定された.

併せて生活にバランス良く働きかける効果的なリハビリテーションの提供を推進するため, 通所リハビリテーション・訪問リハビリテーションとともに, 多職種が話し合うリハビリテーション会議と医師による説明と同意を必要とするリハビリテーションマネジメント加算Ⅱ(詳細は後述), ならびにADL(バーセル, FIMなど)とIADL(Frenchay activities index；FAI)の定期的評価を行うリハビリテーション実施計画書などが導入された. さらに通所・訪問リハビリテーションからのいわゆる卒業を推進する社会参加支援加算, IADLに焦点を当てた生活行為向上リハビリテーション加算が新たに設けられた. 一方, 従来の個別リハビリテーションの算定は廃止された.

1. リハビリテーションマネジメントⅡについて

リハビリテーションマネジメントⅡ算定には, 通所・訪問リハビリテーションを実施するにあたってリハビリテーション職が生活の場での利用者の状況を評価し, 併せて利用者にかかわる医師を含むすべての職種が情報と問題の共有をはかる. そのうえで目標とすべき活動と参加に対して, 個別リハビリテーションだけで解決するのではなく, 通所リハビリテーション利用中の個別リハビリテーション以外の時間, 通所・訪問リハビリテーション以外の時間・場所にて, 療法士はもちろん他の職員, 利用者・家族, 介護事業者, 福祉用具相談員など, それぞれが行うべき役割と内容を決定する. 内容は医師が利用者・家族に直接説明と同意を得たうえで実行し, 会議を繰り返して成果を評価・確認し内容を見直していくS-PDCA(survey-plan, do, check, act)を継続することである[5].

リハビリテーションマネジメント加算Ⅱ算定の効果として, 医師や他の介護事業所との情報共有

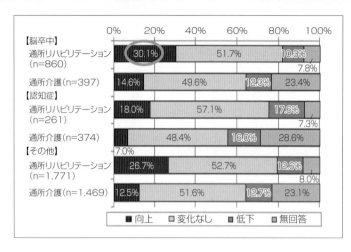

図 2.
通所リハビリテーションと通所介護での，日常生活自立度の変化（サービス利用開始時と調査時点との比較）

（文献 8 より）

やケアプランや居宅サービス計画への連動などが報告されている．しかし，平成 28(2016)年度調査にてリハビリテーションマネジメント加算Ⅱ算定利用者は 13.5％であり，訪問リハビリテーションでは 6.5％とさらに低い[6]．この理由としては医師の会議の参加と説明と同意の時間の確保ができないことが第一に挙げられている．また，毎月の会議が負担である，さらに利用者の経済的負担という点が挙げられている．また，生活行為向上リハビリテーション加算もリハビリテーションマネジメントⅡを算定している利用者のみが対象となるためか，届け出は 7.5％の事業所にとどまっていた[6]．

平成 30(2018)年介護報酬改定では，リハビリテーションマネジメントの介護報酬が，医師の詳細な指示の必須化と合わせて加点されたが，医師による説明と同意を必要としない新たなリハビリテーションマネジメントも策定された．結果としてリハビリテーションマネジメントは「通所・訪問リハビリテーションの質の評価データ収集等事業（VISIT）」に登録時に算定できるリハビリテーションマネジメントⅣも加わり，4 段階となった．また，要支援者に対してもリハビリテーションマネジメントⅠの算定も認められ，介護保険のリハビリテーションも医師の指示，定期的な評価と計画に基づくリハビリテーション実施が求められている．さらに，生活行為向上リハビリテーション加算も要支援者に対して認められた[7]．

2．通所リハビリテーション（デイケア）の現状

「通所リハビリテーション」とは，居宅要介護者について，介護老人保健施設，病院，診療所その他の厚生労働省令で定める施設に通わせ，当該施設において，その心身の機能の維持・回復をはかり，日常生活の自立を助けるために行われる理学療法・作業療法その他必要なリハビリテーションである．サービスを提供する時間にて介護報酬が区分けされているが（1～2 時間，2～3 時間，3～4 時間，4～5 時間，5～6 時間，6～7 時間，7～8 時間），利用者数でみると長時間型が全体の 8 割を占めており，単なるリハビリテーションではなくレスパイト対応的な通所介護（以下，デイサービス）の機能も担った通所リハビリテーションが主流となっている[1]．一方，近年，食事や入浴などの介護サービスは希望せず，「リハビリテーションだけを集中的にやりたい」というニーズも増加してきた．さらに，要介護認定者に対する維持を目的とした外来リハビリテーションの診療報酬が，近年の改定にて大幅に低下し，多くの疾患別リハビリテーションの算定期限を超えた要介護者は通所リハビリテーションでの生活期リハビリテーションへ移行してきている．なお，平成 30(2018)年診療報酬改定では，「入院以外の患者については平成 31(2019)年 4 月以降，要介護被保険者等に対する疾患別リハビリテーション料の算定を認めない取扱いとする．」と記されている．

これらの影響もあったためか，平成 27(2015)年度の調査では，通所リハビリテーションの療法士数は 1 事業所当たり 2.7 人に増加し，リハビリテーションマネジメントⅡを算定している事業所では 3.4 人に達している[8]．また，ADL 評価は

76.7％，IADL 評価が 40.6％の利用者で実施されていた[8]．療法士数増加効果もあるためか，デイサービスと比較して，疾患や，利用期間にかかわらず日常生活自立度向上例が多く，要介護度の改善・悪化予防効果が利用者全体ならびに脳卒中例でも示されている（**図 2**）[8]．

3．訪問リハビリテーションの体制

訪問リハビリテーションは療法士単独さらに，単一職種でのかかわりが中心であり，医師の診療なきリハビリテーションの問題が生じていた．このため，平成 30（2018）年介護報酬改定では訪問リハビリテーション事業所に専任の常勤医師の配置が求められた．さらに訪問リハビリテーション利用者に対して，3 か月に 1 回の当該事業所の医師によるリハビリテーション計画書の作成にかかわる診療が必須化された．例外として，適切な研修を修了した，計画的な医学的管理を行っている医師からの情報を受けて作成することも認められているが，訪問リハビリテーションの介護報酬は減算される[7]．一方，訪問看護事業所から提供される理学療法士などの訪問ではリハビリテーション科医師の診療がほとんどないのが現状である．

回復期リハビリテーション病棟退院後の外来リハビリテーション

厚生労働省の調査では退院から通所・訪問リハビリテーションを 2 週間以内に開始すると ADL の改善が高いことが示されている[2)9]．しかし回復期リハビリテーション病棟退院後患者のリハビリテーションの実施は 30％弱にとどまっていた[10]．平成 30（2018）年診療報酬改定では，回復期リハビリテーション病棟退院 3 か月以内の在宅患者が疾患別リハビリテーション料の標準算定日数の除外対象となり，外来リハビリテーションを医療保険でも継続して実施可能となった[11]．ただし，介護保険のリハビリテーションとの併用は同一施設では認められず，他の施設で介護保険のリハビリテーションを行う場合は 1 か月間算定可能であり，翌月・翌々月は 7 単位のみ可能である[12]．な

お，この疾患別リハビリテーションは回復期リハビリテーション病棟の専従の療法士も実施可能であり，入院から生活期へのシームレスな移行を進める意味で本制度の活用が期待される．

1．当施設の通所リハビリテーションについて

医療と同等もしくはそれ以上に効果的なリハビリテーションを，介護保険の枠組みのなかで提供することとして，「良くする」ということを基本的な方針として掲げ，機能・能力の維持だけではなく，改善させることを目的に実施している．このため，利用者自身が主体的にリハビリテーションへの参加できる体制とし，できるだけ能動的に訓練を施行できる場としている

1）特 徴

3〜4 時間のリハビリテーション特化型の通所リハビリテーションである．食事や入浴などのいわゆる介護サービスは行っていない．一方，リハビリテーション効果を上げるために療法士を十分に配置しており，現在，午前・午後各々約 40 名前後の利用者に対して，療法士を 12.5 名（PT 6 名，OT 6 名，ST 0.5 名）ならびに看護師を 1 名常勤換算にて配置している．1 日当たり実利用者 10 名に対し，1 名以上の療法士を配置していることとなり，利用者の状態に応じて，PT・OT・ST の個別リハビリテーションを提供できる体制をとっている．個別リハビリテーションでは療法士でなければ実施困難な課題を明確にし，難易度を調整した動作訓練を中心に実施している．さらに，個別リハビリテーション以外の時間は，訓練機器などを用いて，有酸素運動や筋力強化訓練，さらに上肢動作を組み合わせたサーキットトレーニングを行っている．有酸素運動トレーニングや有酸素運動と下肢筋力増強訓練を組み合わせたトレーニングは脳卒中ガイドラインにてグレード A として推奨されており[13]，脳卒中患者に対するサーキットトレーニングについては最近のレビュー文献においても，歩行距離，歩行速度，timed up and go test（以下，TUG），activities of balance confidence について有効性が示されている[14]．なお，

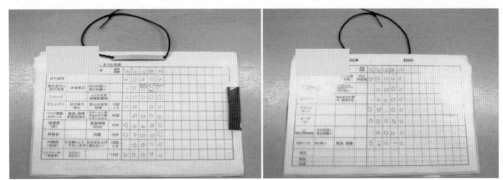

図 3. リハビリテーションプログラム表(両面)
可能な例では利用者本人が持ち歩き,実施したメニューに○印を記入する
(自己管理できるように).

トレーニングメニューは,Carr らのモデル[15]を参考にし,当院独自のメニューを組み合わせて,療法士が個別性のあるプログラムを作成し,生活を見据えた指導・提案をするようにしている.各利用者は,スタッフにより個別に立案されたプログラム表を持ち歩き,自ら時間を管理しながら能動的に訓練を実施している(図3).プログラムの自己管理が困難な場合は,スタッフが適宜,誘導や介助を行う.

2) 利用者の概要

2018 年 6 月 1 日時点の全登録者の総数は 366 名(男性 196 名 女性 170 名),平均年齢 72.7 歳,脳卒中例は 68%,平均要介護度 1.9 である.全国の通所リハビリテーションと比較して,登録者数が多く,若年かつ男性が多く,要介護度が低い.なお,2013 年 10 月からは,主に要介護 2 以上の利用者と,それ以下の利用者にフロアを分けて通所リハビリテーションを実施している.

3) リハビリテーション科医による定期的診療

リハビリテーション専門病院併設としての強みを活かし,利用者に対しては 1~3 か月に 1 度のリハビリテーション科医による定期診療と 3 か月ごとの病院の療法士による詳細な機能評価を実施している.評価項目は下肢伸展筋力,10 m 歩行時間,TUG,30 秒椅子立ち上がりテスト(CS-30),握力とし,その結果は診察や通所の際に利用者にフィードバックしている.

2. 機能(下肢筋力)・能力(歩行,TUG)の変化

2008 年 2 月~2010 年 12 月までに当施設の利用を開始し,3 か月ごとの評価を 1 年間実施できた脳卒中片麻痺患者 43 名(平均年齢 65.8±9.1 歳)を対象として,リハビリテーションの効果を検証した.対象者の発症日から当通所リハビリテーション利用開始までの日数の平均値 473.8±802.3 日,中央値は 179 日であった.解析項目は,下肢伸展筋力(三菱電機社製 strength ergo240),快適 10 m 歩行時間,TUG とし,利用開始時,利用後 3,6,9,12 か月で比較した.その結果では,非麻痺側の下肢伸展筋力は明らかな変化を認めないが,麻痺側下肢伸展筋力は,初回利用時と 6,9,12 か月後,3 か月後と 12 か月後の間に有意な改善が得られた(図4).また快適 10 m 歩行時間も,初回評価と 3 か月後以降の評価において有意に短縮し(図5),TUG も初回利用時と 3 か月後以降,3 か月後と 9,12 か月後の間で有意に短縮した(図6)[16].

さらに,脳卒中者 126 名(平均年齢 63.7 歳,平均発症後期間 1.3 年)を開始時の歩行速度により household 群(0.4 m/s 未満),limited 群(0.4 m/s 以上 0.8 m/s 未満),full 群(0.8 m/s 以上)に分類しての 2 年間の解析では,household 群の歩行速度は,開始時と比較し,6 か月以降で有意に向上し,麻痺側筋力は利用後 12,24 か月で有意な増加を認めた.Limited 群の歩行速度は,6 か月以降で有意に向上し,麻痺側筋力は 24 か月で有意な増加を認めた.一方,full 群は有意な変化を認めなかった[17].適切なリハビリテーションを継続すれば,動作だけでなく長期にわたって機能改善も得られる.

3. 脳卒中患者の通所リハビリテーションの終了

当施設を利用した脳卒中患者 725 名中,終了お

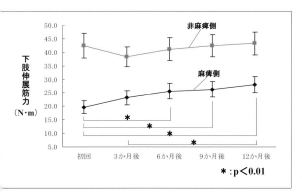

図 4. 下肢伸展筋力の経時変化

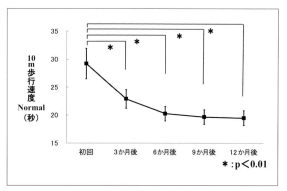

図 5. 快適 10 m 歩行時間の経時変化

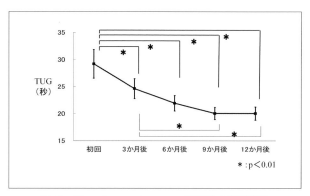

図 6. Timed up and go test（TUG）の経時変化

よびその理由が判断できる 114 例での検討では，利用期間は 1 年未満が 32 例と最も多く，次いで 1 年以上 2 年年未満（27 例），2 年以上 3 年未満（16 例），5 年以上（15 例）の順であった（**図 7**）．一方，その理由としては「その他」を除けば，「身体機能・動作能力・社会参加の改善」が最も多かった（24 例）．生活期リハビリテーションの継続によって，患者側の目標達成が可能なことが示された．一方，死亡例も 14 例と少なからず存在しており，かかりつけ医との連携も求められている[18]．

4．通所リハビリテーションと訪問リハビリテーションとの併用

平成 27（2015）年の介護報酬改定にて通所リハビリテーションと訪問リハビリテーションの併用が可能となった．これに応じて同改定以降，当施設でも通所リハビリテーションの担当療法士によ

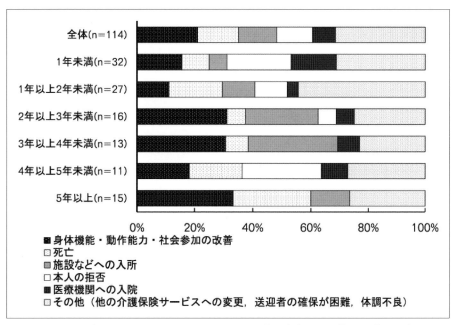

図 7. 通所リハビリテーションを利用した脳卒中患者の利用期間と終了理由

る訪問リハビリテーションを開始し，期限を決めて併用している．併用者の多くは社会参加の拡大や復職などを目標としている．

通所リハビリテーションでの体力強化，移動能力の改善に加えて，訪問リハビリテーションでは，公共交通機関の利用練習や独居生活に必要な動作練習を中心に実施している．生活期リハビリテーションにおいては，参加を目的としたリハビリテーションも重要である．

最後に

脳卒中患者に対して拡充しつつある生活期リハビリテーションであるが，まだ効果を含めて，「あり方」論に留まっている感が否めない．今後は医学的立ち位置も必要である．一方，生活期リハビリテーションは比較研究が困難であるため，科学的根拠を持つ治療法を示していくことは難しいかもしれない．しかし，常に科学的視点を持って治療と評価を繰り返し，変革を続けることによって，生活期リハビリテーションが脳卒中患者のリハビリテーション医学・医療の新たな軸となると考えられる．

文　献

1) 厚生労働省：平成 24(2012)年度調査研究　介護報酬改定の効果検証及び調査研究に係る調査(平成 25(2013)年度調査)生活期リハビリテーションに関する実態調査．2014.

2) 第 141 回社会保障審議会介護給付費分科会：参考資料 4 通所リハビリテーション．2017.〔http://www.mhlw.go.jp/file/05-Shingikai-12601000-Seisakutoukatsukan-Sanjikanshitsu_Shakaihoushoutantou/0000168696.pdf〕

3) 第 141 回社会保障審議会介護給付費分科会：資料 3 通所介護及び療養通所介護．2017.〔http://www.mhlw.go.jp/file/05-Shingikai-12601000-Seisakutoukatsukan-Sanjikanshitsu_Shakaihoushoutantou/0000168688.pdf〕

4) 三菱総合研究所：介護サービスの質の評価に関する利用実態等を踏まえた介護報酬モデルに関する調査研究事業(平成 23(2011)年度老人保健健康

増進等事業)．2012.

5) 中央社会保険医療協議会　総会(第 295 回)：資料平成 27 年度介護報酬改定の概要(案)．〔http://www.mhlw.go.jp/file/05-Shingikai-12404000-Hokenkyoku-Iryouka/0000083010.pdf〕

6) 平成 27 年度介護報酬改定の効果検証及び調査研究に係る調査(平成 28 年度調査)：通所リハビリテーションビリテーション，訪問リハビリテーションビリテーション等の中重度者等へのリハビリテーションビリテーション内容等の実態把握調査事業報告書．2017.

7) 厚生労働省：平成 30(2018)年度介護報酬改定における各サービス毎の改訂事項について．2018.〔https://www.mhlw.go.jp/file/06-Seisakujouhou-12300000-Roukenkyoku/0000196994.pdf〕

8) 平成 27(2015)年度介護報酬改定の効果検証及び調査研究に係る調査(平成 27(2015)年度調査)(3)リハビリテーションと機能訓練の機能分化とその在り方に関する調査研究事業：報告書．2016.

9) 社会保障審議会(介護給付費分科会)：資料 1 訪問リハビリテーション．2017.〔https://www.mhlw.go.jp/file/05-Shingikai-12601000-Seisakutoukatsukan-Sanjikanshitsu_Shakaihoshoutantou/0000167226.pdf〕

10) 中央社会保険医療協議会　診療報酬改定結果検証部会：資料平成 28(2016)年度診療報酬改定の結果検証に係る特別調査(平成 29(2017)年度調査)の報告について．2017.〔https://www.mhlw.go.jp/file/05-Shingikai-12404000-Hokenkyoku-Iryouka/0000184197.pdf〕

11) 中央社会保険医療協議会　総会：資料個別改定項目について．2018.〔https://www.mhlw.go.jp/file/05-Shingikai-12404000-Hokenkyoku-Iryouka/0000193708.pdf〕

12) 厚生労働省保険局医療課：「医療保険と介護保険の給付調査に関する留意事項及び医療保険と介護保険の相互に関連する事項等について」の一部改正について．2018.〔https://www.mhlw.go.jp/file/06-Seisakujouhou-12300000-Roukenkyoku/0000204855.pdf〕

13) 日本脳卒中学会，脳卒中ガイドライン委員会(編)：脳卒中治療ガイドライン 2015．協和企画，2015.

14) English C, et al：Circuit class therapy for improving mobility after stroke. *Cochrane Database Syst Rev*, CD007513：2017.

15) Carr J, et al：Stroke rehabilitation Guidelines for

Exercise and Training to Optimize Motor Skill. Elsevier Publishers, 2003.

16) 鈴木　研ほか：短時間の通所リハビリテーションビリテーションの存在意義. 地域リハ. **7**：273-277, 2012.

17) 松永　玄ほか：通所リハビリテーションビリテーションを2年間利用した脳卒中者の歩行能力と下肢筋力の経時的変化―後方視的研究―. 理学療法学, **4**：315-322, 2016.

18) 松永　玄ほか：リハビリテーションに特化したデイケアを利用した脳卒中者における利用終了理由の検討. 理学療法学, **2**：106-111, 2018.

MB Orthopaedics 誌 30 周年記念書籍！

新刊

骨折治療基本手技アトラス
〜押さえておきたい10のプロジェクト〜

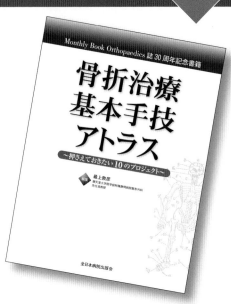

編集：最上敦彦　順天堂大学医学部附属静岡病院 先任准教授

2019年4月発行　変形A4判　518頁
定価（本体価格 15,000円＋税）

新AO分類を掲載！
500ページを超える大ボリューム
オールカラー！

骨折治療の精鋭が送る、豊富なイラストと写真でとことん"魅せる"工夫を凝らした基本手技書の決定版です！

CONTENTS

プロジェクトⅠ
骨折治療の目的とは何か？

プロジェクトⅡ
骨折診断ツール

プロジェクトⅢ
メスを使わない骨折治療法

プロジェクトⅣ
骨折手術のための器械（役割と使い方）

プロジェクトⅤ
ダメージコントロールとしての
直達牽引・創外固定の実際

プロジェクトⅥ
骨折治療ツール
（インプラントの役割と使い方）

プロジェクトⅦ
骨折手術の計画の立て方

プロジェクトⅧ
押さえておくべき基本
骨折治療テクニックの実際

プロジェクトⅨ
感染のない，きれいなキズアトを目指す

プロジェクトⅩ
診断・治療に困ったときの対処法 Q&A

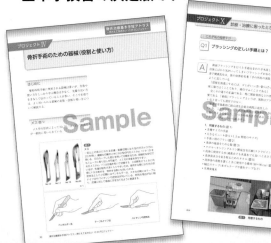

 全日本病院出版会　〒113-0033　東京都文京区本郷 3-16-4　Tel:03-5689-5989
www.zenniti.com　Fax:03-5689-8030

特集：脳卒中リハビリテーション医療 update

脳卒中の機能予後予測

小山哲男*

Abstract 脳卒中患者の効率良いリハビリテーションのために予後予測は必須である．発症前の日常生活動作（ADL），年齢，併存疾患などの予後規定因子に併せて，脳画像所見，片麻痺などの症状の経過を勘案し，予後予測を行う．脳卒中病巣の影響は，その大きさだけでなく，部位を勘案して評価すべきである．大脳半球に病巣のある症例の回復過程は対数曲線的である場合が多い．食事・整容・更衣・移乗・歩行など，ADLには項目別に難易度がある．これにより経過に応じて訓練すべき課題，機能予後の具体像がより明瞭となる．「二木の予後予測法」は基礎的ADL・年齢・症状の経過より予後予測を行う臨床上有用な手法である．MRI拡散テンソル法脳画像の最新の研究は，錐体路神経線維のワーラー変性の指標となる発症 2～3 週頃の大脳脚 fractional anisotropy 値と，回復期リハビリテーション病院退院頃の片麻痺症状，ADL 指標が中等度以上に相関することを報告している．より正確な予後予測のためには，上述の予後規定因子・脳画像・症状を総合的に組み合わせて勘案することが望ましい．

Key words 帰結（outcome），日常生活動作（activities of daily living），上下肢機能（extremity function），認知機能（cognitive function），拡散テンソル画像（diffusion-tensor imaging）

はじめに

脳卒中は本邦において要介護状態となる主要な疾患である．その患者は上下肢の機能障害（片麻痺）や高次脳機能障害を呈し，多くの場合で日常生活動作（ADL）が低下する．このような障害の軽減のため，個々の患者に応じた効率的なリハビリテーションが必要である．そのためには適切な予後予測が欠かせない．本稿では，急性期から回復期リハビリテーション病院に転院する頃の予後予測の基本的な考え方を概説し，さらに筆者が近年取り組んでいる MRI 拡散テンソル法脳 MRI 画像（DTI）を用いた新しい予後予測法を紹介する．

予後に影響する因子

1．発症前 ADL

脳卒中患者が発症前の ADL レベルを超えた回復を示すことは考えにくい．そこで目標の上限であるところの発症前 ADL を把握する必要がある．ADL の数値的評価の 1 つに Functional independence measure（FIM）がある[1]．図1は回復期入院中の脳卒中患者の FIM 運動項目の難易度[2]を示している．これらの項目ごとの難易度は，地域在住の高齢者より得られた知見[3]とほぼ同様である．診療現場の患者カルテには，発症前の食事・排泄・更衣・移動方法などの様子が記載されている．これらを FIM 運動項目の難易度に照らすことにより，発症前の FIM 値が推定される．例えば，車椅子生活で，食事動作は自立しているが移乗や更衣などに介助を要する場合，FIM 運動項目は 45～

---

* Tetsuo KOYAMA，〒 663-8211　兵庫県西宮市今津山中町 11-1　西宮協立脳神経外科病院リハビリテーション科，部長／兵庫医科大学リハビリテーション医学，特別招聘教授

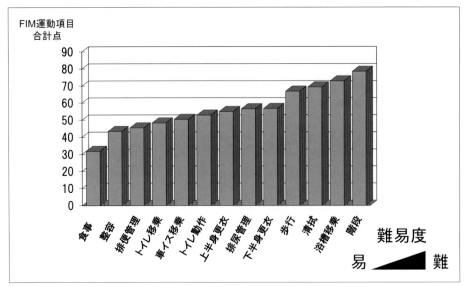

図1. 回復期入院中の脳卒中患者より得られたFIM運動項目の相対的難易度
監視レベル(FIM5点)に達するFIM運動項目合計点(大脳レベルの脳卒中・片麻痺例)
これは回復期リハビリテーション病棟において,テント上病巣で片麻痺を主な症状とする患者より得られたデータより,各項目で監視レベル(FIM5点)に50％の確率で達するFIM運動項目合計点を示したものである.

(文献2より改変)

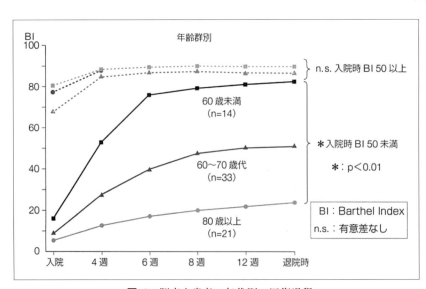

図2. 脳卒中患者の年代別の回復過程
年齢と機能障害の改善の関係

(文献4より転載)

表1. 日本人の平均余命(2016年)

年齢	平均余命 男性	平均余命 女性
40	41.96	47.82
45	37.20	42.98
50	32.54	38.21
55	28.02	33.53
60	23.67	28.91
65	19.55	24.38
70	15.72	19.98
75	12.14	15.76
80	8.92	11.82

(文献5より)

55点程度と推定される.歩行は監視レベルであるが階段には介助が必要な場合は60〜70点程度,日常的に階段を使用していれば80点以上と推定される.

2. 年 齢

年齢は強力な予後決定因子である.とりわけ中等症以上の障害を示す例では,60歳未満と80歳以上の回復に大きな差異がある(**図2**)[4].平均余命(**表1**)[5]の示すところ,60歳時点の平均余命が23〜29年であるのに対して,80歳時点の平均余命は8〜12年である.平均余命を「予備能」の指標の1つと捉えるなら,60歳未満と80歳以上には約3倍近い差異がある.これは**図2**の回復の程度と符合する.**図2**の評価尺度(グラフの縦軸)のBarthel

表 2. 脳卒中病変の部位，大きさと運動予後の関係

① 小さい病巣でも運動予後の不良な部位	放線冠（中大脳動脈穿通枝領域）の梗塞 内包後脚 脳幹（中脳・橋・延髄前方病巣） 視床（後外側の病巣で深都関節位置覚脱失のもの）
② 病巣の大きさと比例して運動予後がおよそ決まるもの	被殻出血 視床出血 前頭葉皮質下出血 中大脳動脈前方枝を含む梗塞 前大脳動脈領域の梗塞
③ 大きい病巣でも運動予後が良好なもの	前頭葉前方の梗塞・皮質下出血 中大脳動脈後方の梗塞 後大脳動脈領域の梗塞 頭頂葉後方～後頭葉，側頭葉の皮質下出血 小脳半球に限局した片側性の梗塞・出血

（文献 14 より転載）

表 3. 脳卒中予後予測の comorbidity index に含まれる疾患

循環器系	高血圧 心房細胞 心室性期外収縮 狭心症 心筋梗塞 弁膜症 心不全 心電図異常	精神／神経系	抑うつ 認知症 てんかん
		視聴覚系	視力障害 聴力障害
呼吸器系	肺炎 慢性呼吸不全	泌尿器系	神経因性膀胱 尿路感染 尿路結石
骨関節系	肩関節痛 その他の痛み	血液	貧血
内分泌／代謝系	脂質異常症 肥満 るい痩 糖尿病 電解質異常	感染	その他の感染症
		新生物	新生物
消化器系	肝機能障害 膵炎 潰瘍 胃炎 胆石 便秘 痔	皮膚	湿疹 白癬
		歯科	歯科的問題

（文献 16 を参考に筆者作成）

index（BI）と FIM 運動項目（**図 1**）は類似した評価法であり，高い相関を示すことが知られている[6]．既存文献は，脳卒中患者（テント上病変）の回復過程は対数曲線的であること，それにより予後予測が可能であることを示している[7]．対数曲線的経過を ADL 難易度に参照することで，発症数か月後の生活の具体像の推定が可能となる[8]．

3．病　型

亜急性期から回復期にかけての障害像がほぼ同様な場合，一般に脳出血例は脳梗塞例より機能予後が良いと考えられている[9][10]．その事由に，脳出血の危険因子は主に高血圧症であるのに対して，脳梗塞の場合は高血圧症，糖尿病，脂質異常症，心房細動と数多いこと[9]，また脳出血例は好発年

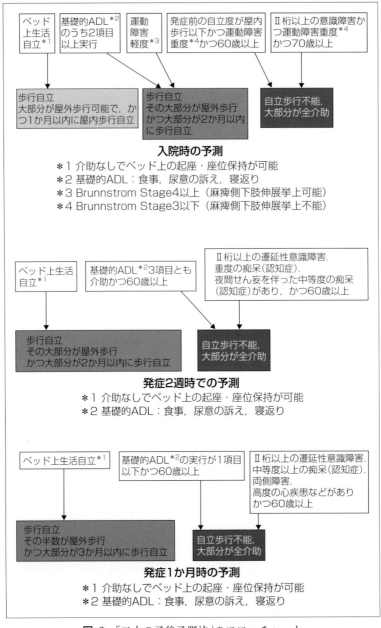

図 3. 「二木の予後予測法」のフローチャート
(文献 18 より転載)

齢が脳梗塞例より若いこと，さらにこれらの複合的な要因が考えられる．脳梗塞では，ラクナ梗塞は一般に軽症で比較的に予後が良く，アテローム血栓性や心原性脳塞栓は予後が悪い場合が多い．くも膜下出血は，年齢，病巣や発症初期の症状などが予後決定因子となることが報告されている[11]．その一方，発症 2 週間以内の血管攣縮，水頭症の合併，さらに意識障害が遷延する場合など，予後予測にかかわる因子は脳出血や脳梗塞より複雑である[12)13]．

4．病巣の部位と大きさ

脳には機能局在性があることから，病巣の部位より臨床症状がある程度読み解ける．その反面，脳は解剖学的に複雑であるため，病巣の大きさと予後の関連を単純に捉えることはできない(**表 2**)[14]．例えば，脳幹や中脳の比較的小さな病巣が重篤な運動麻痺や意識障害の原因となる場合がある．その一方，前頭葉前方に大きな病巣があるにもかか

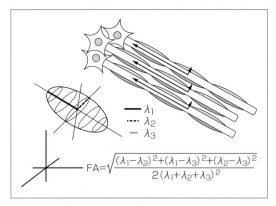

図 4. DTI 画像のパラメータ
MRI 拡散テンソル法脳 MRI 画像（DTI）による神経線維の定量的評価. FA：fractional anisotropy

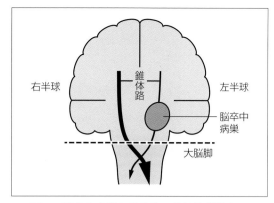

図 5. 脳卒中病巣と錐体路の神経線維障害の模式図

わらず，運動に関する症状が目立たない場合がある．脳卒中で高頻度のものは中大脳動脈領域の脳梗塞と，被殻・視床領域の脳出血である．これらの患者は，病巣半球対側の片麻痺，それに加えて右半球なら半側空間無視や病態失認，左半球なら失語や失行を伴うことが多い．脳卒中の予後に関する研究の多くは初発のテント上病変の患者を対象に行われている．このため脳幹や小脳など，テント下病変症例の予後予測研究は数少ない．テント下病変症例の予後予測は一般に困難である．

5．併存疾患

脳卒中は高齢者に多い疾患である．高齢者は一般に様々な併存疾患をもつ．先行研究より併存疾患の数と重症度は脳卒中の予後決定因子であることが示されている[15]．Liu らは 38 の併存疾患について，重症度に応じて 0〜5 点の 6 段階で評価し，その合計点を併存疾患尺度とした（表 3）[16]．これをリハビリテーション病院入院中の脳卒中症例の退院時 FIM を予測する重回帰式に加えることで予測精度が向上したことを報告している．併存疾患が予後に与える影響について複数の研究が行われているが，評価法や重み付けに課題が指摘されている[15][17]．今後取り組むべき研究課題の 1 つである．

二木の予後予測法

前述のように，脳卒中患者の機能予後は，発症前 ADL，年齢，病型，病巣の部位と大きさ，併存疾患などの因子の複合的に影響される．しかし多忙な診療現場で，これらを使いやすい指標にまとめることは難しい．その状況で便利な指標が「二木の予後予測法」である[18]．これは年齢，発症前 ADL と，発症後の基礎的 ADL（食事動作，尿意の訴え，寝返り），片麻痺症状の経過から予後予測を行うフローチャートである（図 3）．端的には，「発症 1 か月以内にベッド上生活が自立すれば，その後数か月で歩行自立となる」と覚えておくと良い．この方法は公表より既に 35 年以上を経ているが，現在も通用する実用的手法である．

DTI による予後予測法

1．背　景

最新の系統的レビューによると，CT や MRI など脳画像による予後予測で，最も肯定的評価が多い手法は DTI である[19]．DTI は様々な方向より磁場をかけることにより（印加軸，例えば 12 軸），組織内の水分子の動く方向を捉える撮像法である．解析において，組織内の水分子の動きが，ある一方向に動きやすい部位（例：神経線維）では細長い楕円体に，あらゆる方向に自由に動く部位（例：脳脊髄液）では球形に要約される（図 4）．楕円体の異方向性（長軸の長さの程度）を要約する数値指標の fractional anisotropy（FA）値は 0〜1 の値をとり，長細いほど 1 に，球形に近くほど 0 に近くなる．高密度に一方向の神経線維が走行する部位，例えば皮質脊髄路の FA 値は 0.6 程度である．脳卒中などの病変により皮質脊髄路の一部に病巣が及ぶ場合，病巣より遠位に FA 値の低下がみられる（図 5）．これは発症約 2 週間程度で明らかとなること

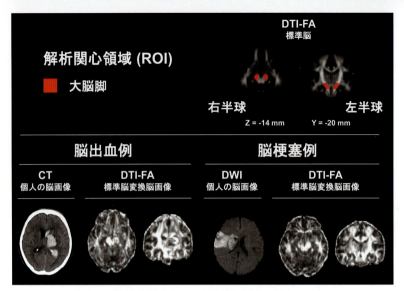

図 6. 脳出血の 1 例と脳梗塞の 1 例
発症直後の頭部 CT および DWI 画像と発症 2 週間後の DTI-FA 脳画像（標準脳変換後）
CT：computed tomography, DTI：拡散テンソル法脳 MRI 画像, DWI：拡散強調画像, FA：fractional anisotropy, ROI：regions of interest
（文献 21 より改変）

表 4. 脳出血群と脳梗塞群の患者背景と併存疾患

	脳出血(40 例)	脳梗塞(40 例)	P 値
年齢	31〜89(51.5, 62, 72.8)	41〜84(61, 69, 77)	P＝0.0659
性別(男性/女性)	29/11	18/22	P＝0.0118
高血圧	37	26	**P＝0.0019**
糖尿病	3	10	**P＝0.0300**
脂質代謝異常	1	12	**P＝0.0003**
不整脈	2	10	**P＝0.0093**
非病巣半球 FA 値	0.513〜0.621(0.548, 0.579, 0.596)	0.484〜0.654(0.552, 0.580, 0.603)	P＝0.637

数値表記は最小値-最大値(第 1 四分位値，中央値，第 3 四分位値)．統計的有意は太字．
FA：fractional anisotropy

（文献 21 より改変）

表 5. 脳出血群と脳梗塞群の rFA と帰結評価

	脳出血(40 例)	脳梗塞(40 例)	P 値
rFA	0.589〜1.037(0.767, 0.845, 0.943)	0.582〜1.037(0.881, 0.931, 0.971)	**P＝0.0012**
BRS 上肢	1〜6(2, 4, 5)	1〜6(3, 5, 6)	**P＝0.0187**
BRS 手指	1〜6(2, 4, 5)	2〜6(3, 4.5, 6)	**P＝0.0366**
BRS 下肢	2〜6(3, 4, 5)	3〜6(4.3, 5, 6)	**P＝0.0003**
FIM 運動項目	58〜86(74.3, 78, 80)	51〜91(70.3, 79.5, 84)	P＝0.3700
総入院日数	42〜225(117.5, 175.5, 201)	45〜196(78.3, 130, 173.8)	**P＝0.0027**

数値表記は最小値-最大値(第 1 四分位値，中央値，第 3 四分位値)．統計的有意は太字．
rFA：病巣半球と非病巣半球の FA 比

（文献 21 より改変）

から，ワーラー変性を反映しているものと解釈されている[20]．以下に筆者が行った最新の研究により得られた知見を紹介する[21]．

2．対象患者と DTI 撮像および解析

発症直後に筆者の勤務する病院に搬入された脳出血 40 例，脳梗塞 40 例（発症前 ADL 自立，初回発症）を対象とした．入院中，これらの患者は理学療法，作業療法，および言語聴覚療法加療（1 日最大 180 分間）を受けた．これらの患者で入院 14〜21 日目に DTI 撮像が行われた．患者ごとの FA 脳画像について標準脳変換が施された後，左右の大脳脚を解析関心領域（regions of interest；ROI）とした FA 値算出が行われた（図 6）．脳卒中による FA 値低下の程度の指標として，病巣半球／非病巣半球の FA 値の比（rFA）が算出された．これに加えて高血圧，糖尿病，脂質代謝異常，不整脈の併存疾患の有無について記録がなされた．リハビリテーション内容の相違を避けるため，筆者が在籍する同一医療法人内の回復期リハビリテーション病院に転院となった患者のみを対象とした．

3．帰結評価と統計解析

回復期退院時点での麻痺側上肢，手指，下肢の Brunnstrom stage；BRS（重度麻痺 1 点〜正常 6 点）[22]，FIM 運動項目合計点，総入院日数を帰結の指標とした．病型（脳出血，脳梗塞）の群間比較のため，数値データには Wilcoxon 順位和検定を，名義データにはカイ二乗検定を行った．帰結の指標（BRS，FIM 運動項目，および総入院日数）と rFA の関連について，まず脳出血群と脳梗塞群のそれぞれで，次に両群の総計で，Spearman の順位相関解析を行った．いずれの解析においても $P < 0.05$ を統計的有意とした．

4．結　果

表 4, 5 は，両群の患者背景，併存疾患，非病巣側 FA 値，rFA および帰結指標の群間比較の結果を示している．脳梗塞群は，糖尿病，脂質異常症，不整脈の併存率がより高かった．BRS に関して，脳出血群は脳梗塞群より重篤であった．同様に，総入院日数は脳出血群でより長かった．これらと

合致して，rFA 値は脳出血群で低値であった．その一方，FIM 運動項目について二群間に統計的有意差は検出されなかった．特筆すべきは脳梗塞群の FIM 運動項目データは脳出血群より広い範囲に分布していたことである．図 7 と表 6 は rFA と帰結指標の散布図と相関を示している．出血群と梗塞群の両方において，rFA は帰結指標すべてで統計的有意な相関を示した（表 6）．BRS と rFA の相関係数はいずれも 0.6 を超えており，両者の強い関連を示している．対照的に，FIM 運動項目の相関係数は 0.338〜0.445 であり，前述ほど明瞭ではなかった．

5．考　察

脳出血，脳梗塞に共通して，大脳脚 DTI-FA 値は片麻痺症状の帰結および総入院日数と高い相関を示した．FIM 運動項目との相関は中等度で，脳梗塞群より脳出血群でより高い傾向がみられた．これらは大脳脚 FA 値が脳卒中患者の運動関連の予後予測に有用である可能性を強く示唆する知見である．これまでの脳卒中の帰結に関する DTI 研究の多く脳出血，脳梗塞の病型別に行われてきた[19]．今回，2 つの病型の比較を行った．その結果，脳出血群は脳梗塞群より片麻痺症状が重篤であったが，rFA と麻痺側上下肢機能の帰結および総入院日数の相関は，両群でほぼ同等であることが示された（図 7）．一方，FIM 運動項目と rFA の相関は両群でやや異なる傾向であった．脳梗塞群の FIM 運動項目データの分布は，脳出血群よりも広範囲であった．糖尿病や心臓病（不整脈など）の併存疾患は，脳出血例より脳梗塞例においてより多いことが知られており[9]，筆者らのデータでも同様であった（表 4）．併存疾患は帰結に影響する因子であることから，脳梗塞患者の FIM 運動項目データの分布がより広い理由と考え得る．

まとめ

発症前 ADL，年齢，症状の経過から，ある程度の予後予測を行うことが可能である．それをフローチャート化したものが二木の予後予測であ

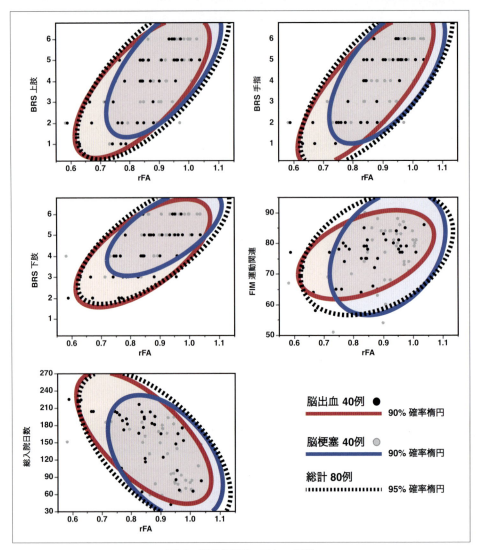

図 7. 帰結指標と rFA の相関
BRS:Brunnstrom stage, FIM:functional independence measure,
rFA:ratio FA(病巣半球と非病巣半球の fractional anisotropy の比)
(文献 21 より改変)

表 6. rFA と帰結の Spearman 順位相関係数

	BRS 上肢	BRS 手指	BRS 下肢	FIM 運動項目	総入院日数
脳出血	0.695(P<0.0001)	0.763(P<0.0001)	0.653(P<0.0001)	0.445(P=0.0040)	−0.649(P<0.0001)
脳梗塞	0.646(P<0.0001)	0.628(P<0.0001)	0.637(P<0.0001)	0.338(P=0.0331)	−0.446(P=0.0039)
総計	0.699(P<0.0001)	0.719(P<0.0001)	0.696(P<0.0001)	0.364(P=0.0009)	−0.606(P<0.0001)

統計的有意は太字.

(文献 21 より改変)

り,発表から 35 年以上たった現在でも有用な方法である.大脳半球病巣の症例では ADL の回復過程は対数曲線的である場合が多く,その推移をADL 項目の難易度と参照することで機能予後の具体像が明瞭となる.併存疾患は明らかな予後規定因子であるが,疾患と症状に応じた重み付けの検証は未だ十分に行われていない.比較的新しい MRI 撮像法である DTI を用いた研究の知見は,発症 2〜3 週頃の大脳脚 FA 値は,片麻痺や ADL の帰結と相関すること,すなわち予後予測に応用

可能であることを強く示唆する.

文　献

1) Heinemann AW, et al：Relationships between impairment and physical disability as measured by the functional independence measure. *Arch Phys Med Rehabil*, **74**：566-573, 1993.

2) Koyama T, et al：Relationships between independence level of single motor-FIM items and FIM-motor scores in patients with hemiplegia after stroke：an ordinal logistic modelling study. *J Rehabil Med*, **38**：280-286, 2006.
　　Summary 脳卒中片麻痺患者のADL難易度を順序ロジスティック解析により明らかとした論文.

3) Yamada S, et al：Development of a short version of the motor FIM for use in long-term care settings. *J Rehabil Med*, **38**：50-56, 2006.

4) 近藤克則, 太田　正：脳卒中リハビリテーション患者のBarthel Indexの経時的変化. 臨床リハ, **4**：986-989, 1995.

5) 厚生労働省：主な年齢の平均余命.（2018年5月24日アクセス）：〔http://www.mhlw.go.jp/toukei/saikin/hw/life/life16/dl/life16-02.pdf〕

6) Kwon S, et al：Disability measures in stroke：relationship among the Barthel Index, the Functional Independence Measure, and the Modified Rankin Scale. *Stroke*, **35**：918-923, 2004.
　　Summary 脳卒中患者のADL評価のmodified Rankin Scale, FIM, BIの比較を報告した論文

7) Koyama T, et al：A new method for predicting functional recovery of stroke patients with hemiplegia：logarithmic modelling. *Clin Rehabil*, **19**：779-789, 2005.
　　Summary 脳卒中片麻痺患者のFIMの回復過程が対数曲線的であること, それにより予後予測が可能であることを報告した論文.

8) 小山哲男：脳卒中患者の機能予後予測と地域連携パス. *Jpn J Rehabil Med*, **46**：108-117, 2009.

9) Paolucci S, et al：Functional outcome of ischemic and hemorrhagic stroke patients after inpatient rehabilitation：a matched comparison. *Stroke*, **34**：2861-2865, 2003.

10) Katrak PH, Black DPeeva V：Do stroke patients with intracerebral hemorrhage have a better functional outcome than patients with cerebral infarction？ *PMR*, **1**：427-433, 2009.

11) Jaja BN, et al：Clinical prediction models for aneurysmal subarachnoid hemorrhage：a systematic review. *Neurocrit Care*, **18**：143-153, 2013.

12) Rosengart AJ, et al：Prognostic factors for outcome in patients with aneurysmal subarachnoid hemorrhage. *Stroke*, **38**：2315-2321, 2007.

13) 内山侑紀：脳卒中機能評価・予後予測マニュアル. 道免和久（編）, 医学書院, pp.138-141, 2013.

14) 前田真治：我々が用いている脳卒中の予後予測. 臨床リハ, **10**：320-325, 2001.

15) Berlowitz DR, et al：Impact of comorbidities on stroke rehabilitation outcomes：does the method matter？ *Arch Phys Med Rehabil*, **89**：1903-1906, 2008.

16) Liu M, Domen KChino N：Comorbidity measures for stroke outcome research：a preliminary study. *Arch Phys Med Rehabil*, **78**：166-172, 1997.

17) Karatepe AG, et al：Comorbidity in patients after stroke：impact on functional outcome. *J Rehabil Med*, **40**：831-835, 2008.

18) 二木　立：脳卒中リハビリテーション患者の早期自立度予測. リハ医学, **19**：201-223, 1982.

19) Kim B, Winstein C：Can Neurological Biomarkers of Brain Impairment Be Used to Predict Post-stroke Motor Recovery？　A Systematic Review. *Neurorehabil Neural Repair*, **31**：3-24, 2017.

20) Yu C, et al：A longitudinal diffusion tensor imaging study on Wallerian degeneration of corticospinal tract after motor pathway stroke. *Neuroimage*, **47**：451-458, 2009.

21) Koyama T, et al：Utility of fractional anisotropy in cerebral peduncle for stroke outcome prediction：comparison of hemorrhagic and ischemic strokes. *J Stroke Cerebrovasc Dis*, **27**：878-885, 2018.
　　Summary 脳卒中片麻痺患者において発症2〜3週頃の大脳脚DTI-FA値と回復期退院頃の片麻痺症状, 総入院期間, ADLの相関を報告した論文.

22) Brunnstrom S：Motor testing procedures in hemiplegia： based on sequential recovery stages. *Phys Ther*, **46**：357-375, 1966.

特集:脳卒中リハビリテーション医療 update

脳卒中回復期リハビリテーションのチーム体制とカンファレンス

菅原英和*

Abstract 2000 年に診療報酬制度の特定入院料として発足した回復期リハビリテーション病棟は,脳卒中など回復期リハビリテーションの適応となる患者を急性期病院から早期に転院させ,集中的にリハビリテーションを実施して ADL を向上させ,可能な限り在宅復帰に導くことを使命とする病棟である.回復期リハビリテーション病棟では,訓練室におけるリハビリテーションと同等に,日々の病棟生活におけるリハビリテーションやケアの重要性を認めたところに特徴があるが,それらを有機的に機能させ効率的なリハビリテーションプログラムにしていくためには,精鋭化されたチームアプローチが欠かせない[1].今回,チームアプローチを強化するためのチーム体制やカンファレンスの運用など,回復期リハビリテーション病棟にある様々な仕掛けについて解説する.

Key words 回復期リハビリテーション病棟(convalescent rehabilitation ward),チームアプローチ(team approach),サブリーダー(sub leader),カンファレンス(conferences)

チームアプローチの強化

1. 病棟専従体制のメリット

従来の病院では,「医師は医局」「看護師・ケアワーカーは病棟」「療法士はリハビリテーション室」「ソーシャルワーカーは相談室」というように,各職種が自らの拠点を中心に業務を遂行している(**図 1**).このような組織形態は職種毎の業務効率を上げるという面で一利あるが,物理的にも心理的にも職種間の壁を作りやすく,チームアプローチや情報共有の足かせになりやすい.一患者に多くの職種がかかわる回復期リハビリテーション病棟は,協業と分業が体系的で有機的に行われる「相互乗り入れチーム(transdisciplinary team)」の形態であることが理想とされ,縦割りの弊害を減らしながら職種間の横のつながりを強化し,円

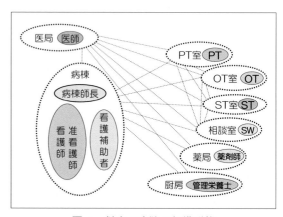

図 1. 従来の病院の組織形態

滑なチーム体制を構築していくことが求められている[2)3)](**図 2**).

回復期リハビリテーション病棟では,看護師だけでなく,医師・療法士・介護福祉士・社会福祉士・管理栄養士・薬剤師・歯科衛生士などの多職種が病棟専従で配置されることが推奨されている.専従で配置されたスタッフは訓練室に行く時

* Hidekazu SUGAWARA, 〒151-0071 東京都渋谷区本町 3-53-3 初台リハビリテーション病院,院長

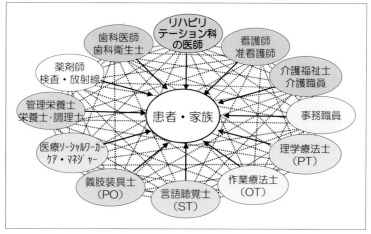

図 2. 一患者に多くの職種がかかわる回復期リハビリテーション病棟では多職種での円滑なチーム体制の構築を必要とする.

間を除いて，基本的に病棟内で仕事を行うことになる(図 3)．カルテ記載やカンファレンスやミーティングも病棟内で行うため，自然と普段のコミュニケーションが密になり，職種間の垣根がなくなり，日常的な情報交換・検討がさらに盛んになるという好循環が生まれる．各職種が専門的視点に立って業務を遂行していくことはもちろん重要であるが，職種間の壁が厚すぎると孤軍奮闘となり，取り組みの効果は限定的なものとなる．機能障害や社会的背景がシビアで複雑になればなるほど，多職種のチームでかかわることが有利に働くことになる．

2．病棟の管理体制

従来の病院では病棟を管理するのは「病棟看護師長」であるが，回復期リハビリテーション病棟

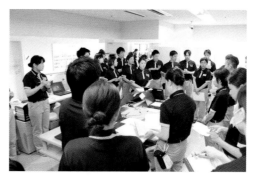

図 3. 朝の病棟ミーティングでは全職種が参加して全体および職種毎の申し送りを行う．

では看護師以外の職種をも管理する必要があるため，病棟を統括するものは個々の職種の特性や業務に熟知しているものでなくてはならない．よって病棟の統括者は必ずしも看護師である必要はな

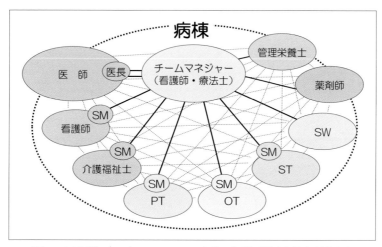

図 4. 回復期リハビリテーション病棟の組織形態(病棟専従体制)

表 1. 回復期リハビリテーション病棟ケア 10 項目宣言

① 食事は食堂やデイルームに誘導し，経口摂取への取り組みを推進しよう
② 洗面は洗面所で朝夕，口腔ケアは毎食後実施しよう
③ 排泄はトイレへ誘導し，オムツは極力使用しないようにしよう
④ 入浴は週 2 回以上，必ず浴槽に入れるようにしよう
⑤ 日中は普段着で過ごし，更衣は朝夕実施しよう
⑥ 二次的合併症を予防し，安全対策を徹底し，可能な限り抑制は止めよう
⑦ 他職種と情報の共有化を推進しよう
⑧ リハビリテーション技術を習得し看護ケアに生かそう
⑨ 家族へのケアと介護指導を徹底しよう
⑩ 看護計画を頻回に見直しリハビリテーション計画に反映しよう

(回復期リハビリテーション病棟協会 HP〔http://www.rehabili.jp/active.html〕より)

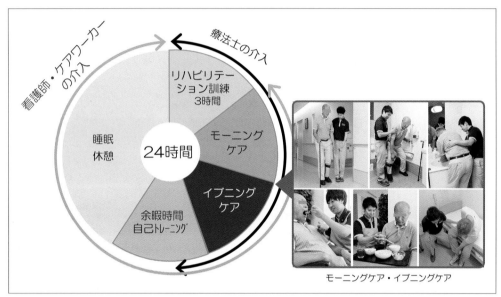

図 5. 回復期リハビリテーション病棟の 1 日
モーニングケア・イブニングケアでは看護師・ケアワーカー・療法士が協力して介入する．

く，回復期リハビリテーションに精通しマネージメント能力に優れていれば療法士が担うということもあり得る(**図 4**)．

3．リハビリテーションチームのリーダーシップ（サブリーダーの役割）

各患者を担当するチームのトップリーダーは最終的な責任者である医師が担うが，その他の職種が常に平等のメンバーというわけではない．患者の特性に合わせて，あるときは PT が，あるときは OT が，また ST や看護師がサブリーダーとして積極的な役割を果たすことが望まれる[3)4)]．当院では患者 1 名に対してサブリーダー 1 名を充て，チームアプローチの実践場面における調整役として，リーダーである医師とともにチームをまとめる役割を担っている．サブリーダーは，患者家族が抱える問題に対して適切であると思われる職種が入院時カンファレンスで選出され，患者が退院するまで同じスタッフが担当する．

サブリーダーの具体的な業務は，定期カンファレンスの日程調整，カンファレンスの司会進行，長期目標達成に向けた進捗状況の確認，問題が生じた場合の臨時カンファレンス開催の調整，家庭訪問や退院前共同カンファレンスの調整，家族への介護指導調整の窓口，書類記入漏れのチェックなど多岐にわたる．サブリーダーにかかる負担は大きく，相当の知識と経験も要求されるため，スタッフ 1 人が担当するサブリーダーは 2 ケース以内にとどめ，経験年数 1 年以上のスタッフが任命

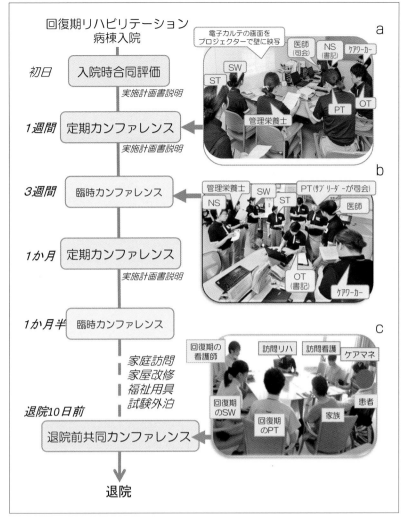

図 6. 回復期リハビリテーション病棟におけるカンファレンス

されるように管理している．若いスタッフは上司の指導を受けながらなんとか務めることになるが，回復期リハビリテーションの流れを学ぶのには貴重な機会となっている．

4．ADL 改善に向けた取り組み：リハビリテーションとケアの協業

「できる ADL」を「している ADL」に落とし込むためには病棟内のケア体制充実とリハビリテーション-ケア間の協力が欠かせない．回復期リハビリテーション病棟では1日最大で3時間の個別リハビリテーションを提供できるが，患者側にとっては1日24時間の中のたったの3時間でしかない．訓練室でのリハビリテーションをいくら充実させても，病棟で寝かせきりにしたり，見守れば患者ができることまで看護師が手伝ってしまう

ようなケアは ADL の自立を阻害してしまう．訓練室という特殊な環境の中で反復して獲得できた動作を，生活場面である病棟内の活動にシームレスに移行していくためには，看護師・ケアワーカー・療法士が密に連携を取り合い，相互に協力しながら進めていく体制が必要となる．

回復期リハビリテーション病棟協会が提唱する「ケア10項目」(**表1**)に沿った「寝・食・排泄・清潔の分離」の徹底や反復は活動の拡大につなげるための格好の機会となるが，これらの活動が最も活発になるのは早朝や夕方以降である．この時間帯に行うモーニングケア，イブニングケアには，看護師・ケアワーカーだけでなく療法士(PT・OT)も積極的に参加していくことが望まれる(**図5**)．療法士は訓練の中でできている動作が病棟内

のADLに十分に活かされているかを自ら確認でき，看護師やケアワーカーは療法士の動きをみて患者の最大能力を知ることができる．ADLに対しての共通認識を高め，ケア場面でのADLの課題を明確化し，実践しやすい解決策を提示し，対象者の最大限の能力を引き出すケアに結びつき，転倒・転落のリスク減少にも寄与することも報告されている[5)6)]．療法士による早朝や夕方以降における時間外のリハビリテーションの取り組みは，全国の回復期リハビリテーション病棟の約25%で実践され，年々増加傾向にある[7)]．

カンファレンス

リハビリテーションにおける"多職種協働"は，"協業"と"分業"が体系的で有機的に行われる「相互乗り入れチーム(transdisciplinaryteam)」の形態であることが理想とされる[2)]．このようなチーム形態を患者の個別事情にも合わせてうまく機能させるためには，ケースカンファレンスの存在が欠かせない．

回復期リハビリテーション病棟のケースカンファレンスは入院から退院まで様々なものが開催される(**図6**)．カンファレンスの形態や運用には施設によって多少の差があると思われるが，今回は当院で実践しているものを紹介する．

1．入院時合同評価

入院時合同評価では，患者が回復期リハビリテーション病棟入院日の医師診察後に看護師・ケアワーカー・PT・OT・ST・ソーシャルワーカー・管理栄養士が一同に集まり，患者の全体像や大まかな身体機能・精神機能，基本動作，移乗・移動動作の状態，介護方法のポイント，転倒のリスクや特殊コールの必要性，ベッド周りの環境設定や車椅子の適合などを，実際に患者の動作を確認しながら共有・協議する．協議した内容はすぐに電子カルテに入力され，ADLの自立度などの情報はすぐに病棟内全スタッフへ伝達される．入院診療計画書やリハビリテーション実施計画書も合同評価と並行して多職種協働で作成され

る．合同評価開始から医師による計画書の説明終了まで45分かけて行う．

2．定期カンファレンス

定期カンファレンスでは，患者の全体像(健康状態，機能，活動，リスクなど)を多職種で共有し，リハビリテーションの短期目標と長期目標および目標達成のための職種別の介入計画や達成までの期間について協議する[2)]．入院の後半では，家庭訪問や家屋改修・家族への介護指導・退院前共同カンファレンスなど，退院に向けた準備の進捗状況の確認も行う．初回の定期カンファレンスは入院後1週間までに，その後は退院まで1か月毎に開催する．担当の全職種が一同に集まり，1ケースに20分かけて着席形式で行う．司会はチームリーダーである医師もしくはサブリーダーが行う(**図6-a**)．

定期カンファレンスで確認すべき情報は多岐にわたるため，正確な最新情報を確認しながら進める必要がある．当院では電子カルテ内の情報共有シート(各職種の評価・方針・目標と「能力障害」「家屋評価」「チーム共有」の合計11画面から構成される)に，カンファレンス開催日までに各職種が分担して最新の情報を入力し，カンファレンス中はそれらの画面をプロジェクターで映写しながら進めている．「情報共有シート」はリハビリテーション総合実施計画書や退院サマリに自動的に引用されるため，カンファレンスの終了時には書類が完成し，業務効率の向上にもつながっている[8)](**図7**)．

なお，カンファレンスは各職種の担当者が漏れなく参加できるよう予め日程調整され，電子カルテ内のカンファレンススケジュールカレンダーでスタッフに周知される(**図8**)．カンファレンスと他のスケジュールが重複しないよう，スタッフ個人のスケジュール表にもカンファレンスの予定が反映される工夫も施されている．

3．臨時カンファレンス

臨時カンファレンスは，1か月毎に開催される定期カンファレンス間の中間時期に必要に応じて

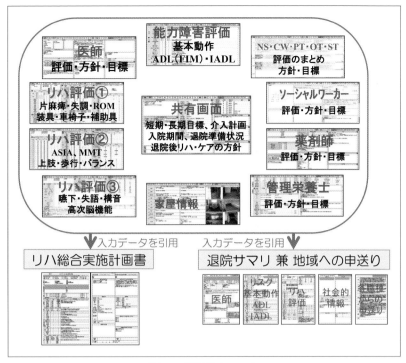

図 7．情報共有シート
当院電子カルテ内の情報共有シートは各職種の評価・方針・目標と「能力障害」「家屋評価」「チーム共有」の合計 11 画面から構成され，入力された情報はリハビリテーション総合実施計画書や退院サマリに引用される．

開催される．臨時カンファレンスでは，定期カンファレンスで共有された職種別介入計画の進捗状況や目標の達成状況を確認し，微修正を加える．予期せぬ治療上の問題が生じた場合も臨時カンファレンスで対応を協議する．司会はサブリーダーが行い，全職種が集まり立ち話形式で 10 分間で行う（図 6-b）．限られた時間で十分な協議をするために，議題はサブリーダーから担当スタッフに事前にメールで通知される．

4．退院前共同カンファレンス

退院前共同カンファレンスは在宅へのソフトランディングを目的に，患者本人・家族，病院スタッフと介護支援専門員や退院後にかかわる地域の専門職（訪問看護・訪問リハビリテーション・ヘルパー事業所など）が一同に集まって行われる（図 6-c）．開催の時期はケアプランの作成や各事業所との契約業務などに要する時間も考慮して設定するが，当院では退院の平均 11.9 日前に実施されていた[9]．

退院前共同カンファレンス開催のメリットとし

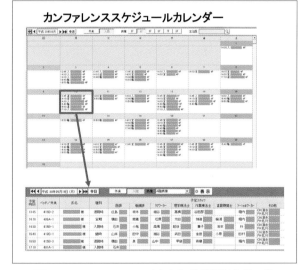

図 8．カンファレンス予定表と職種別担当者一覧

て，医療機関が持っている患者情報を直接在宅サービスの担当者へ情報提供できる，多職種で情報を共有し問題点と目標と役割分担を明確にできる，回復期と生活期のチームと患者家族の間に顔の見える関係ができて連携が深まる，患者家族は自宅退院後の生活を明確にイメージできるようにな

り抱えている不安を軽減できるなどが挙げられる[10].

文　献

1) 石川　誠：回復期リハビリテーション病棟をさら
   に進化させるために—リハビリテーション科専
   門医に期待すること—. *Jpn J Rehabil Med*, **53**：
   190-196, 2016.
2) 回復期リハビリテーション病棟協会：回復期リハ
   ビリテーション病棟のあり方指針第1版. 2017.
   〔http://www.rehabili.jp/point_guide.html〕
3) 上田　敏：リハビリテーションを考える. 青木書
   店, 1983.
4) 鄭　統圭ほか：回復期リハビリテーション病棟に
   おける多職種協働のあり方. 回復期リハビリテー
   ション病棟協会機関誌, **15**(1)：28-34, 2016.
5) 河渕　緑：回復期リハビリテーション病棟におけ
   るモーニング・イブニングケアと作業療法士・理
   学療法士のかかわり. 総合ケア, **14**(9)：59-62,

2004.
6) 田中正一, 小橋川由美子：回復期リハビリテー
   ション病棟でのモーニングおよびイブニングリ
   ハビリテーション導入後の転倒. 職災医誌, **66**：
   86-92, 2018.
7) 回復期リハビリテーション病棟協会：回復期リハ
   ビリテーション病棟の現状と課題に関する調査
   報告書. 2018.
8) 菅原英和, 石川　誠：独自に開発した回復期リハ
   ビリテーション病棟チームアプローチ対応型電
   子カルテ. *MB Med Reha*, **219**：18-26, 2018.
9) 初台リハビリテーション病院：クリニカルイン
   ディケーター 2017. p.31, 2018. 〔http://www.
   hatsudai-reha.or.jp/pdf/clinicalindicator/clini-
   calindica tor2017.pdf〕
10) 菅原英和：回復期リハビリテーション病棟から自
    宅への退院. *J Clin Rehabil*, **27**(2)：138-144,
    2018.

特集：脳卒中リハビリテーション医療 update

脳卒中患者の歩行障害と下肢装具

木村公宣[*1] 越智光宏[*2] 佐伯 覚[*3]

Abstract 脳卒中片麻痺患者の歩行は，麻痺の重症度だけでなく痙縮に伴う内反尖足，槌趾の影響を受ける．下肢装具は，麻痺や痙縮の程度，拘縮の有無や内反尖足，槌趾，反張膝や感覚障害の身体機能を中心に，病態や生活機能全般を考慮し処方される．長下肢装具は，膝の支持性が低い場合に使用される．短下肢装具には多くの種類があり，内反・尖足の制動力を考慮したうえで，それぞれの適応と特徴を理解したうえで処方する．歩行中にトウクリアランスを向上させ，踵接地ができ，膝が安定することが目標となる．また近年は，下肢をアシストするウェアラブルな歩行補助装置も実用化され始めている．装置自体が力源をもち下肢を動かす点がこれまでの装具とは大きく異なり，正常パターンの歩行により近づくよう試みられている．

Key words 片麻痺歩行の特徴(characteristics of hemiplegic gait)，装具の選択基準(criteria for selecting foot orthosis)，新しい装具(novel foot orthosis)

脳卒中片麻痺歩行の特徴

脳卒中の運動麻痺は上位運動ニューロンの障害によって起こり，典型的には痙性片麻痺を呈する．一般的に脳卒中後の運動麻痺の回復は，発症から最初の1か月で著しく，3か月までに大部分が起こり，6か月までは緩やかであることが多い[1]．脳卒中発症直後は弛緩性麻痺を呈するが，麻痺の改善に伴い徐々に痙縮が出現する．痙性片麻痺の下肢の変形として内反尖足(下腿三頭筋，後脛骨筋などの痙縮により起こる：図1-a)，槌趾(長母趾屈筋，長趾屈筋の痙縮により起こる：図1-b)，反張膝(強い内反尖足や大腿四頭筋の筋力不足により起こる：図1-c)などが問題となる[2]．

痙性片麻痺の歩行は，麻痺が弛緩性で重度な場合は，遊脚期に股関節が振り出せなくなったり，立脚期に体重を支え切れず膝が折れて(膝折れ)しまったりする．麻痺が改善し，痙縮を生じるようになると，遊脚期では膝の屈曲が減少し(stiff knee gait)，内反尖足を生じると躓きやすくなり(トウクリアランスの低下)代償的に外転歩行や伸び上がり歩行を呈する．初期接地は踵からできずに，全足底で接地したり，外側接地をしたりする．立脚期では膝折れを呈したり，逆に反張膝を呈したりすることがある．反張膝は，立脚期に生じる膝の過伸展(5°以上と定義する報告[3]もある)であり，床反力ラインが膝関節軸の前方を通り膝の伸展モーメントを生じ膝の過伸展を繰り返すこと(図2)により起こる．反張膝を伴った歩行は脳卒中患者の19.5〜68%[3)〜5)]で出現するという報告があり，歩行自立後に生じることが多い．

脳卒中発症後6か月で7割程度歩行自立するという報告[6]があるが，麻痺側に十分に荷重をかけることが難しく，健側主体となるため，左右非対

[*1] Masanobu KIMURA，〒807-8556 福岡県北九州市八幡西区医生ヶ丘1-1 産業医科大学病院リハビリテーション部
[*2] Mitsuhiro OCHI，同大学リハビリテーション医学講座，講師
[*3] Satoru SAEKI，同，教授

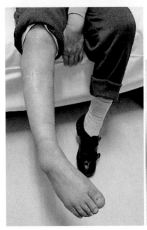
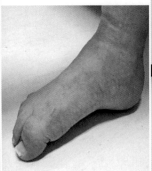
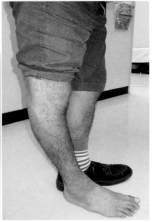

a. 内反尖足　　　　b. 槌趾　　　　c. 反張膝

図 1.

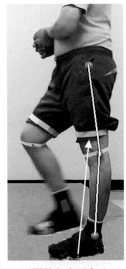

図 2. 反張膝と床反力イメージ

図 3. 装具の処方プロセスと考慮する因子

称となり，歩行速度やエネルギー効率が低下する[7]．歩行訓練は安全に自立度を向上させることを前提に，歩行速度・効率・耐久性・歩容の改善を目標に行う．膝折れやトウクリアランスの低下は転倒を起こしやすく歩行自立度に影響するため，すぐの対策が必要である．槌趾に荷重時痛を伴うと十分な荷重ができず歩容が崩れ歩行自体を嫌がる原因にもなる．踵接地ができないまま歩幅を大きくすると反張膝を生じ，歩行効率が低下し膝痛を生じることもある．膝伸展のROM（関節可動域）が5°以上になると矯正が難しくなる．

脳卒中治療ガイドライン2015においても急性期から十分なリスク管理の下に早期・座位立位，装具を用いた早期歩行訓練を行うことが強く勧められており[8]，慢性期でも痙縮の影響で下肢の変形が強くなると歩行能力が低下することもあるため適切な装具を用いることが勧められている．

脳卒中患者の装具の選択基準

1．装具の目的と選択プロセス

脳卒中の下肢装具の主な目的は，前述した内反尖足，槌趾，反張膝の矯正や予防，歩行中にトウクリアランスを向上し，踵接地ができること，膝が安定することである．装具の選択にあたっては図3に示すように，予測される身体機能の変化，歩容の目標に合わせ多くの問題点を整理する必要がある．候補の装具を病院に準備されている物から選択し，試用と定期評価を繰り返し，患者中心のチームアプローチで処方へと進める．本稿では主に身体機能・歩行自立度を中心に選択基準について述べる．

表 1. 脳卒中片麻痺の評価

項　目	名　称	ポイント
麻痺の重症度	Brunnstrom recovery stage；BRS	下肢
痙縮	modified Ashworth scale；MAS	足関節底屈筋群
関節可動域	range of motion；ROM	膝・足関節
歩行自立度	Functional ambulation classification；FAC	

表 2. Functional ambulation classification (FAC)

1：機能的歩行不能	2人以上の介助
2：歩行可能―要身体介助（レベル2）	1人介助（体重支持やバランス保持）連続的に体重支持
3：歩行可能―要身体介助（レベル1）	1人介助（バランス保持）連続的(or 間欠的に)に軽く触れる程度の支持
4：歩行可能―要監視	口頭指示や見守り
5：歩行可能―平地レベルでのみ自立	屋内歩行自立，不整地・階段・坂道は監視や介助
6：歩行可能―自立	自立して歩くことができる．

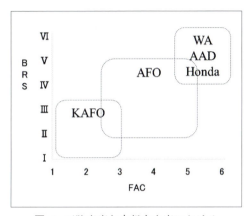

図 4. 下肢麻痺と歩行自立度における適応のイメージ

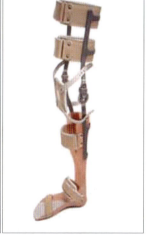

図 5. KAFO
a：金属支柱コンベンショナル型
b：ハイブリッド型

2．装具選択のために必要な脳卒中片麻痺の評価（表1）

片麻痺の機能評価として，Brunnstrom recovery stage；BRS が伝統的に用いられている．関節可動域（range of motion；ROM）は膝・足関節，痙縮（modified Ashworth scale；MAS）は足関節底屈筋群が重要で，膝関節屈曲位で測定することが一般的であるが，内反尖足は膝関節伸展位でより強くなるため，MAS，ROM ともに膝関節伸展位でも測定しておくことがポイントである．表在覚の障害が強いと装具による圧迫に気づきにくいこと，深部覚の障害や半側空間無視など高次脳機能障害があると麻痺側への荷重が困難になり得ることも考慮する．また歩行自立度の評価である Functional ambulation classification；FAC[9]（表2）なども用いる（図4）．発症前から機能障害を伴っていることも少なくないため，健側を含めた筋力，ROM の評価を行っておくことも忘れてはならない．また，杖など歩行補助具を併用することが多いことも念頭に置いて進める．

3．長下肢装具の適応

長下肢装具（以下，KAFO）は大腿から足底に及ぶ構造であり，膝関節・足関節の制御（固定が多い）が可能である．KAFO は両側金属支柱付きのものが多く，下腿部については，金属支柱コンベンショナル型とプラスチック製のハイブリッド型などがある（図5）．BRS 1～3の重度の片麻痺患者

名称	シューホーン型 AFO	両側金属支柱付き AFO	オルトップ AFO	継手付きプラスチック AFO
特徴	最も多い	最も古くからある	既製品	背屈遊動が多い
制動力（尖足）	＋＋～＋＋＋＋	＋～＋＋＋＋＋	＋＋	＋～＋＋＋＋
制動力（内反）	＋＋～＋＋＋＋	＋＋＋＋＋	＋	＋＋～＋＋＋＋
調整	形・素材・背屈角度など作製後も可能	継手・あぶみ	規格３種・サイズ４種	形・素材・背屈角度・継手
欠点	多くの種類があり、使いこなしづらい	重い		横幅が大きく靴を選ぶ

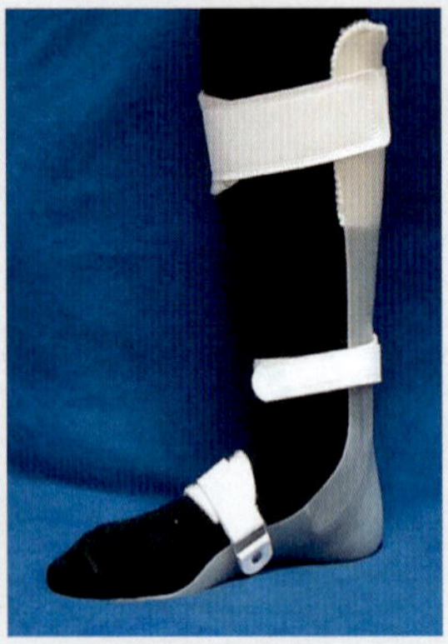

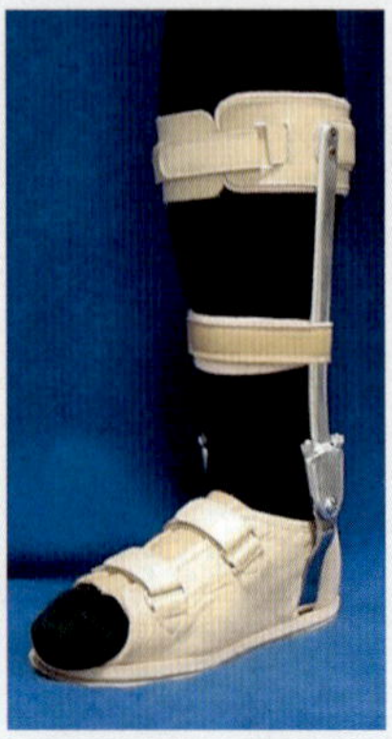

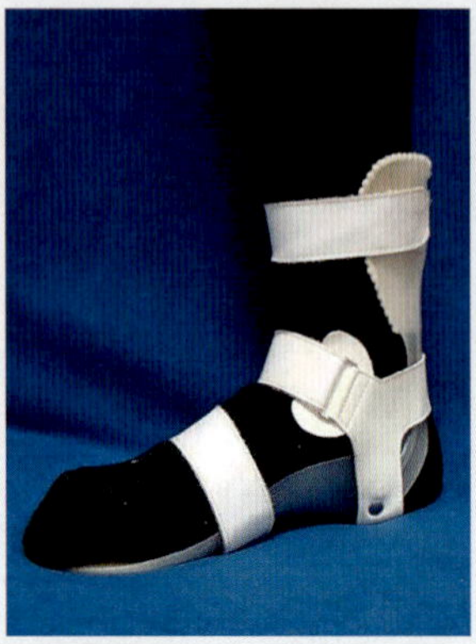

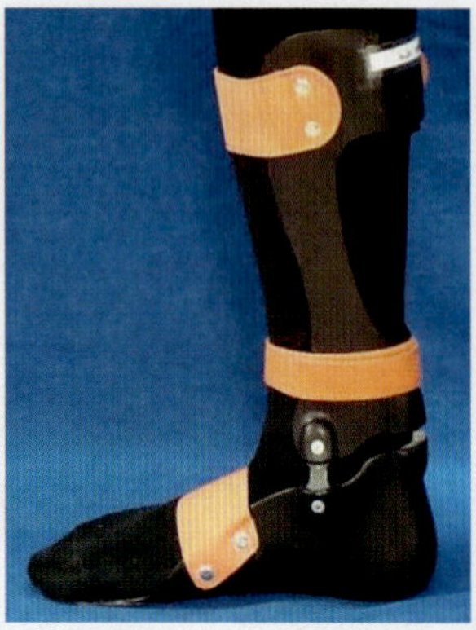

図 6. AFO 各種
（画像提供：株式会社 有薗製作所）

で下肢全体の支持性が低下している場合に用いる．また，感覚障害や高次脳機能障害のため随意的な麻痺側下肢への荷重が困難なとき膝を固定することで改善する場合などでも用いる．KAFO の立位歩行は棒足状態となるため，安全に麻痺側に荷重をかけることができる反面，自立歩行の実用性としては低いためカットダウンして短下肢装具（以下，AFO）で歩行訓練が FAC 3 程度でできることが当面の目標となる．取り外し可能な健側の補高により股関節の振り出しがしやすくなる場合もある．病院にある KAFO は FAC 1 であっても早期から積極的に使用し，その目標達成の期間を予測して処方を検討する．

4．短下肢装具の適応

AFO は下腿から足底に及ぶ構造であり，足関節の制御（制動が多い）が可能である．BRS 3～5 の中等度から軽度の麻痺で，内反尖足の矯正により，遊脚期のつま先離地が容易となり，躓きを防ぐ．また，立脚期の踵接地が容易となり反張膝や膝折れを防ぐことができる．代表的な AFO は，

シューホーン型 AFO，両側金属支柱付き AFO，オルトップ AFO™，継手付きプラスチック AFO であり，内反・尖足の制動力を決める可撓性がそれぞれ異なる（図 6）．同じ名称でも形や素材の組み合わせにより制動力が大きく異なる点，座位で評価することが多い BRS・MAS・ROM から立位歩行時の内反1＋/尖足の強さを予測しないといけない点，麻痺の改善と平行して目標とする歩容と適した AFO が変化する点，訓練場面に加え生活場面でも使用するため，靴との相性も考慮する必要がある点，1 本目は医療保険で処方されるが，2 本目以降は障害者自立支援法（以下，自立支援法）で支給されるため費用の問題がある点が，その処方を非常に難しくしている．処方されることが多いシューホーン型 AFO[10] は最初に素材とその厚み，背屈角度，コルゲーションの有無を決め処方するが，トリミングラインの変更や，踵部に穴をあけるなどにより処方後も制動力が調整できる点や疼痛や傷をつくらないように微調整がしやすい点，自立支援法などで硬性（支柱なし）の分類

だと耐用年数が1.5年であり，身体機能の変化や経年劣化に対応しやすい点で優れており，内反尖足の制動力を決める可撓性を見極める力をつけていくと患者に合った良い装具を処方できるようになる．内反制御のためのYストラップ，槌趾の疼痛改善のためのインヒビターバー，トウクリアランスの向上のためのトウスプリング，踵接地後の安定を得るための足底のすべりどめなど（**図7**）多くのオプションもあり，最も適したAFOは1つとは限らない．装具を学ぶ際は多くの装具を試すことができ，経験のあるチームで評価を行い，できた装具のフォローアップができる装具外来のある施設で行い，まず代表的な装具の特性を身につけることが望ましい．状況が許せばFAC 4～5の頃にAFOを処方し，FAC 5以上が目標となるが，自立後は歩容の改善に取り組むことも重要である．また，FAC 3以下でも移乗の際に下肢の安定性を得るためにAFOを使うこともあるため，発症後どの時期であってもAFOの選択肢は常に考えておくべきである．

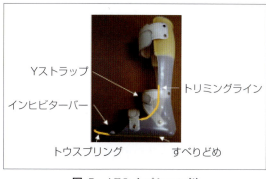

図7．AFOオプション例

新しい装具やFES

AFOを用いてFAC 5以上となっても，その大きさ，重さ，デザインの問題で患者のAFOに対する受け入れが困難になること，歩容の改善に向けAFOの足関節の制動力を変える際の工夫が困難なことなどが問題として挙げられる．その対策として足関節を背屈させる機能的電気刺激装置（functional electrical stimulation；FES）や，股関節や足関節の動きをモーターで補助する外骨格型の小型歩行支援ロボットともいえる新しい装具が実用化されている．FAC 5以上の方が正常パターンの歩行により近づくことを目標とし，様々な展開が試みられている．本学で使用経験のあるものを紹介する．

1．ウォークエイド®

ウォークエイド®（以下，WA，Innovative Neurotronics社製）は表面電極型のFESである[11]～[13]．

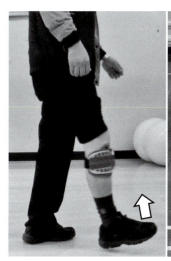 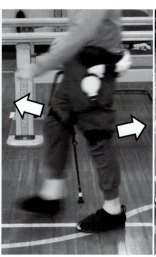 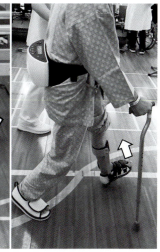

a．ウォークエイド®　　b．Honda歩行アシスト®　　c．足首アシスト装置

図8．

（文献11～13より）

本体に内蔵されたセンサーが下腿の傾きを検知
し，主に遊脚期に電気刺激を加え，足関節を背屈
させる（図8-a）．刺激のON/OFFのタイミングの
設定は付属のソフトウェアで行う．表面電極の位
置や刺激強度を使用者本人が管理できるようにな
り，自己装着が可能になるとAFOと同様に使用
できるようになる．AFOとの大きな違いは自身
の好みに合った靴をそのまま使用できる点であ
り，服を着れば外観上みえなくなる点，裸足でも
使用できる点なども本製品の特徴である．上位
ニューロン障害による軽度の内反尖足や下垂足を
呈する歩行障害者に適応があり，2005年に米国で
承認を受け，すでに北米と欧州で1万台以上が導
入され，多くの報告でWAとAFOは同等の効果
を持つと評価されている[14]．我が国では2013年に
上市され，現在BRS 4以上，FAC 5以上の慢性期
片麻痺患者に対する効果を多施設共同無作為化比
較試験で検討中である[15]．

2．Honda歩行アシスト®

Honda歩行アシスト（以下，Honda，本田技研
工業（株）製）は倒立振子モデルに基づく効率的な
歩行をサポートする歩行訓練機器である．内蔵さ
れた角度センサーで股関節の角度を検知し，制御
コンピューターがモーターを駆動，股関節屈曲に
よる下肢の振り出しの誘導と伸展による下肢の蹴
り出しの誘導を行う（図8-b）．連続歩行の機能だ
けでなく，ステップ訓練に適応した訓練モードが
搭載されており，付属のタブレットで，モードの
設定や，サポートの設定変更が可能となってい
る．慢性期脳卒中患者で歩行速度が0.4～0.8 m/s
の患者に45分/回，3回/週，6～8週，Hondaを
用いて訓練を行い，functional task specific train-
ingと比べて麻痺側歩幅の増加や歩行対称性の改
善を認めたというRCTの報告がある[16]．

3．足首アシスト装置

足首アシスト装置（ankle assist device；AAD，
安川電機（株）製）はコントローラと両側支柱付き
AFOで構成されている（図8-c）．足関節底背屈の
動きをモーターで補助することで，運動学習を含

めた歩行練習を反復して行うことができる．対象
者の身体機能・歩行状態に合わせて，歩行周期，
足関節底背屈角度，アシスト力の設定が可能と
なっている．AFOとコントローラをコードでつ
なぐことが必須のため用途は訓練用に限られる．
歩行練習の効果はまだ明らかではないが，軽度の
麻痺の患者が正常歩行を目標として遊脚期の背屈
を補助する目的で利用したり，適切なAADの設
定で歩行訓練が可能となった患者が，AFOの適
切な可撓性を検討する際にAADの設定を利用し
たりすることなどが考えられる．

文　献

1) Duncan PW, et al：Measurement of motor recov-
ery after stroke. Outcome assessment and sam-
ple size requirements. *Stroke*, **23**：1084-1089,
1992.

2) 佐伯　覚：回復期．蜂須賀研二（編），服部リハビ
リテーション技術全書，第3版，pp. 680-699，医
学書院，2014.

3) Appasamy M：Treatment strategies for genu
recurvatum in adult patients with hemiparesis：
a case series. *PM R*, **7**(2)：105-112, 2015.

4) Bleyenheuft C, et al：Treatment of genurecurva-
tum in hemiparetic adult patients：Asystematic
literature review. *Ann Phys Rehabil Med*, **53**：
189-199, 2010.

5) Tani Y, et al：Prevalence of Genu Recurvatum
during Walking and Associated Knee Pain in
Chronic Hemiplegic Stroke Patients：A Prelimi-
nary Survey. *J Stroke Cerebrovasc Dis*, **25**(5)：
1153-1157, 2016.

6) Jorgensen H, et al：Recovery of walking function
in stroke patients： the Copenhagen stroke
study. *Arch Phys Med Rehabil*, **76**：27-32, 1995.

7) Olney SJ, et al：Mechanical energy of walking of
stroke patients. *Arch Phys Med Rehabil*, **67**：92-
98, 1986.

8) 日本脳卒中学会，脳卒中ガイドライン委員会：脳
卒中治療ガイドライン2015［追補2017対応］．
pp. 281-282，協和企画，2017.

9) Holden MK, et al：Gait assessment for neuro-
logically impaired patients：standards for out-

come assessment. *Phys Ther*, **66**： 1530-1539, 1986.

Summary FAC について述べた論文.

10）藤崎拡憲ほか：脳卒中片麻痺に処方されている短下肢装具の機能についての検討 全国アンケート調査より. 日義肢装具会誌, **29**：51-56, 2013.

11）蜂須賀研二ほか：片麻痺患者の歩行障害に対する機能的電気刺激装置ウォークエイド®の臨床応用. *Medical Science Digest*, **39**：37-41, 2013.

12）越智光宏ほか：機能的電気刺激装置（ウォークエイド®）の慢性期脳卒中片麻痺患者に対する使用経験. *Jpn J Rehabil Med*, **51**：353-356, 2014.

13）越智光宏ほか：機能的電気刺激装置（ウォークエイド®）による脳卒中リハビリテーションの展開.

Jpn J Rehabil Med, **52**：320-322, 2015.

14）Prenton S, et al：Functional electrical stimulation and ankle foot orthoses provide equivalent therapeutic effects on foot drop：A meta-analysis providing direction for future research. *J Rehabil Med*, **50**：129-139, 2018.

15）越智光宏ほか：機能的電気刺激による歩行リハビリテーションへの展開. *JJRM*, **54**：19-22, 2017.

16）Buesing C, et al：Effects of a wearable exoskeleton stride management assist system（SMA®）on spatiotemporal gait characteristics in individuals after stroke：a randomized controlled trial. *J Neuroeng Rehabil*, **12**：69, 2015.

特集：脳卒中リハビリテーション医療 update

脳卒中患者におけるロボット支援歩行練習

平野　哲[*1]　才藤栄一[*2]　田辺茂雄[*3]
角田哲也[*4]　加藤正樹[*5]　山田純也[*6]

Abstract　脳卒中片麻痺患者のリハビリテーションにおいては，より高い歩行能力を，より短期間に獲得することが求められており，歩行練習支援ロボットへの期待が大きい．脳卒中片麻痺患者が新しい歩容を獲得する過程で運動学習が起こるため，ロボットにも運動学習を促進することが求められる．筆者などがトヨタ自動車と共同開発したウェルウォーク WW-1000 では，長下肢装具型のロボットを麻痺側下肢に装着し，トレッドミル上で歩行練習を行う．パラメータ調整により難易度を調整可能であること，通常の装具歩行練習では提示困難な様々なフィードバック方法を有することなど，運動学習の主要な変数を柔軟かつ適切に調整可能であり，歩行自立度の早期改善が報告されている．ロボットを有効活用し，適切な難易度の練習を設計するためには，パラメータの適切な設定が必要であり，ロボットにはこれを支援する機能が求められる．

Key words　練習支援（exercise assist），運動学習（motor learning），難易度（difficulty of exercise），フィードバック（feedback）

はじめに

脳卒中は本邦の死因の第 4 位を占める[1]．死亡者数は徐々に減少してきているが，発症率に大きな変化はないといわれている．今後も多くの脳卒中患者が障害を乗り越えて生活をしていかなければならず，リハビリテーションが果たす役割はますます重要となってきている．リハビリテーションにおいて，歩行獲得は重要な目的の 1 つである．なぜなら，脳卒中発症後の歩行能力が，その後の患者の人生に大きな影響を与えるからである．金山ら[2]の報告によると，回復期リハビリテーション病棟退院時の移動能力が歩行自立の患者は約 7 割が在宅復帰するのに対し，車椅子自立，車椅子監視，全介助の患者の在宅復帰率は約 3 割と低く，多変量解析を行った結果では退院時の移動能力が在宅復帰に影響する因子であることが示された．また，平成 30（2018）年度診療報酬改定[3]では，回復期リハビリテーション病棟入院料の評価体系に実績指数が組み込まれるなど，回復期においてはこれまで以上に効率良く患者の日常生活活動を向上させることが求められている．以上のように，脳卒中片麻痺患者の歩行リハビリテーションにおいては，より高い歩行自立度を，より早く獲得することが求められており，そのための有力な手段として歩行練習支援ロボットが期待を集めている．

[*1] Satoshi HIRANO, 〒 470-1192 愛知県豊明市沓掛町田楽ヶ窪 1-98　藤田医科大学医学部リハビリテーション医学 I 講座，講師
[*2] Eiichi SAITOH, 同，教授
[*3] Shigeo TANABE, 同大学医療科学部リハビリテーション学科，准教授
[*4] Tetsuya TSUNODA, 同大学医学部リハビリテーション医学 I 講座，助教
[*5] Masaki KATO, 同大学病院リハビリテーション部
[*6] Junya YAMADA, 同部

片麻痺者の歩行練習

1. 歩行練習と運動学習

行動科学において学習は,「経験によって生じる比較的永続的な行動の変化」と定義される. 運動学習は, 手続き記憶が主体となるスキル, すなわち「学習された熟練行動」を獲得する過程である[4]. 脳卒中により歩行障害を生じた患者が再び歩行するためには, 発症前とは異なる「新しい歩行」を獲得する必要があり[5], この課程で運動学習が起こる. 運動学習における主要な変数は転移性(課題特異性), 動機付け, 行動の変化, 保持/般化であり, 行動の変化にはフィードバック, 練習量(頻度), 難易度が影響する[6)7)]. 歩行練習が効果的であるためには, これらの変数を柔軟にコントロールして, 運動学習に有利な環境を提供しなければならない.

2. 装具歩行練習

脳卒中片麻痺の歩行練習においては, 下肢装具を利用した歩行練習が一般的である[8)~10)]. 下肢装具を利用することにより, 下肢関節の自由度を制限し, 運動を単純化することによって, 麻痺を有する患者でも歩行が安定する. 重度の麻痺であれば, より多くの自由度を制限する必要がある. 例えば, 重度片麻痺者の歩行練習初期において短下肢装具を使用すると, 膝折れのリスクが高いため, 長下肢装具の使用が望ましい[11]. しかし, 長下肢装具を使用すると,

・患者自身による振り出しが困難であるため, 必然的に介助量が多くなり, 制御の主体が他者となる(フィードバックが得にくい)
・膝を伸ばしたままの振り出しでは, 分回し, 伸び上がりなどの代償運動が必須となり, 最終歩容と異なる歩容を定着させる恐れがある(転移性が低い)
・介助量が多く, 代償の多い歩行は低速度となる(練習量が少ない)
・患者本人も「歩行困難」と感じ, 意欲が出にくい(低い動機付け)

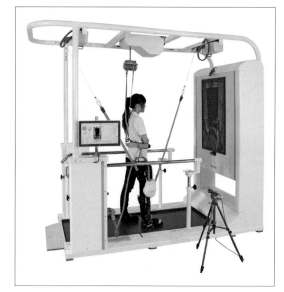

図 1. ウェルウォーク WW-1000
(トヨタ自動車の許可を得て使用)

など, 運動学習を促すうえで多くの問題点があった. 臨床では, 短下肢装具と膝バンテージを組み合わせるという方法もしばしば採用されるが, バンテージで膝伸展を強く補助すれば, 膝屈曲を阻害するというトレードオフは解決できない. また, 立脚に限定しても, バンテージによる膝伸展補助力は療法士が巻くたびに異なるため, 常に最適な設定で練習するのは困難であった.

歩行練習支援ロボット

1. ウェルウォーク WW-1000

前述した装具歩行練習の問題点を解決し, 運動学習の観点から優れた歩行練習を提供するように設計された歩行練習支援ロボットが, ウェルウォーク WW-1000(図1)である. 筆者が所属する藤田医科大学リハビリテーション部門が, 2007年よりトヨタ自動車と共同研究開発プロジェクトを開始し, 歩行練習アシスト(Gait Exercise Assist Robot;GEAR)[12)~16)]の名称で研究・開発を進めてきた. 2016年12月に"ウェルウォーク WW-1000"の名称で医療機器承認を受け, 2017年9月よりレンタル販売が開始となった. 2018年8月時点で国内50以上の病院に導入されている.

ウェルウォークは長下肢ロボット, 低床型トレッドミル, 安全懸架装置, ロボット免荷装置,

患者用モニタ，操作パネルから構成される．患者は麻痺側下肢のみに長下肢ロボットを装着し，トレッドミル上で歩行練習を行う．膝関節にモータを搭載した長下肢ロボットは約 6 kg の重量だが，ロボット免荷装置により重量がキャンセルされるため，患者が重さを感じることはない．ロボットの足底部に搭載した圧力センサにより歩行周期を判断し，適切なタイミングで膝関節の屈曲・伸展を行う．ロボットの操作はすべて操作パネルで行い，多くの片麻痺患者の歩行練習においては，療法士 1 人で対応可能である．熟練した療法士であれば，装着は 3～5 分，取り外しは 1～2 分で実施可能である．

ウェルウォークの特徴の 1 つが精緻な調整性である．調整可能な項目として，膝伸展アシスト量，振り出しアシスト量，膝屈曲開始タイミング，膝屈曲・伸展時間，体重免荷量などがあり，これらを適切に設定することで，最適な難易度の練習を提供できる．例えば，膝伸展アシスト量は最大から最小まで 10 段階に調整可能であり，最大にすれば長下肢装具のように全く膝折れが起きず，最小にすればモータは膝伸展を全くアシストしないので，短下肢装具使用時と同様の状態となる．患者の麻痺が重度であれば膝伸展アシスト量を最大として練習を開始し，随意性の回復に合わせて，歩容が破綻しない範囲で，段階的に膝伸展アシスト量を減らしていく．患者は立脚期の膝伸展に関して常に最大の努力を求められるので，早期の回復に繋がることが期待される．

ウェルウォークのもう 1 つの特徴が高フィードバック性である．患者に対しては，前面モニタに全身像（前額面，矢状面），足元像を表示可能であるほか，音声フィードバックとして，膝折れ，荷重成功などが提示可能である．多くのフィードバック項目から，患者毎に最適なフィードバックを選択して提示することで，歩容の改善に役立つ．例えば，下肢感覚が低下した患者は，しばしば足元を見ながら歩き，これが骨盤後退の誘因となることがあるが，ウェルウォークでは足元像を

前面モニタに提示可能であるため，姿勢の悪化を防ぐことができる．従来の装具歩行練習では提示困難だった矢状面画像，麻痺側荷重が役立つ症例も多い．

ウェルウォークの有効性を確かめるための予備的研究[13]として，ウェルウォークを用いた練習を行った群（WW 群）と，一般的な理学療法のみ行った群（対照群）の比較を行った（試作機である GEAR を用いた）．WW 群の対象は，初発テント上脳内出血または脳梗塞による片麻痺患者で，発症 60 日以内，年齢 20～75 歳，Functional independence measure 歩行（FIM 歩行）≦3，stroke impairment assessment set 下肢運動項目合計点 ≦6，長下肢装具使用などの条件を満たす者とし，6 名が参加した．WW 群では，1 日 40 分，週 5 回のウェルウォーク使用を含めて，1 日最大 3 時間のリハビリテーションを週 6 回行った．対照群として，過去に藤田医科大学七栗記念病院の回復期リハビリテーション病棟に入院し，1 日最大 3 時間のリハビリテーションを週 7 回行った患者の中から，対象と同等の条件を満たす者を各 1 名，合計 6 名を選出した．練習開始から歩行監視になるまでの期間における FIM 歩行の利得を，歩行監視になるまでに必要とした週数で割った値を FIM 歩行改善効率と定義し，主要評価項目として両群で比較したところ，FIM 歩行改善効率は WW 群で平均 1.0，対照群で平均 0.54 であり，WW 群で有意に高かった（p＝0.042）．ウェルウォークを脳卒中片麻痺患者の歩行練習に用いると，歩行自立度がより早く改善する可能性を示していると考えられた．現在，ウェルウォークの有効性をより正確に検討するため多施設共同無作為化比較試験を実施しており，2019 年に結果が出る予定である．

2．その他の歩行練習支援ロボット

1）Lokomat

世界中で最も普及している歩行練習支援ロボットは，スイスの Hocoma 社が開発した Lokomat[17]であり，世界で 1,000 台以上が使用されている．両側股関節・膝関節のモータが関節運動をコント

ロールすることにより，トレッドミル上で受動的な歩行動作を実現する．足関節底屈はばねにより制動され，患者の体重はハーネスにより免荷する．最近のモデルは骨盤の運動もコントロールしている．関節運動のアシスト量は片側ごとに，0〜100％の間で調整可能である．体重免荷量，歩行速度，股関節・膝関節可動域も患者毎に設定を行う．もともと脊髄損傷者に対する体重免荷式トレッドミル歩行練習の省力化を狙って開発されてきたが，片麻痺患者の需要が大きいため，脳卒中や脳性麻痺の患者の歩行練習にも用いられるようになった．

Husemann ら[18]は脳卒中急性期患者においてLokomat練習群と従来歩行練習群を行った結果，両群間とも歩行自立度と歩行速度は改善したが，両群間に有意差はなかった．一方，Schwartz ら[19]は脳卒中亜急性期の患者を Lokomat 練習群と従来歩行練習群に分けて比較を行った結果，Lokomat 練習群の歩行自立度は従来練習群に対して有意な改善を認めたが，歩行速度や耐久性は有意差を認めなかった．

Lokomat と同様に外骨格系のロボットが両下肢の運動を制御し，トレッドミル上を歩行するものとしては，ReoAmbulator，LOPES exoskeleton robot[20]などが該当する．

2）Gait Trainer GT I

Gait Trainer GT I[21]は足部をフットプレートに固定し，このプレートを二重クランク機構で駆動することにより，歩行様の運動を再現するロボットである．体幹を懸垂しながら利用する．Pohl ら[22]は脳卒中亜急性期患者155名をロボット練習群（理学療法 20 分間と Gait Trainer GT I を用いた歩行練習を 25 分間実施する）と対照群（理学療法 45 分間実施）に無作為に振り分けて比較した．この結果，ロボット群において歩行自立となった割合が有意に高く，日常生活能力も有意に改善したと報告した．

Gait Trainer GT I と同様に，足部を直接コントロールするロボットとしては，Haptic Walker，

G-EO system[23]，LokoHelp[24]が該当する．G-EO system は足部の軌道を変更することにより，階段昇降の練習も可能である．

3）Ekso GT

Ekso GT[25]は，米国 Ekso Bionics 社から販売されている外骨格型の歩行練習支援ロボットである．両下肢外側に装着する下肢フレームは制御用コンピュータやバッテリを搭載した体幹部で連結され，両側股・膝関節に搭載されたモータが関節運動を制御・アシストする．足関節には動力はなく，固定/制動が選択できる．遊脚時の膝関節屈曲・伸展のアシスト量は，片側ごとに 0％〜100％の間で調整可能である．脚部の機能・構造はLokomat に近いが，トレッドミル上での使用を前提としておらず，歩行器やロフストランド杖を用いて平地での歩行練習を行う．

本ロボットも，もともと脊髄損傷による対麻痺者の歩行練習を念頭に開発されたが，脳卒中片麻痺者の歩行練習に応用されるようになった．搭載している歩行モードは脊髄損傷者用には妥当だが，片麻痺者にそのまま応用するのは難しいと思われる．

同じように，対麻痺者の平地歩行練習用の練習支援ロボットとして開発され，片麻痺者への応用を目指しているロボットとして，米国 Parker Hanniffin 社が開発中の Indego[26]がある．10 チャンネルの FES（機能的電気刺激）を使用可能である点が特徴である．

4）HAL®

Hybrid Assistive Limb®（HAL®）は筑波大学で開発された外骨格型ロボットで，Cyberdyne 社がレンタルを行っている．各関節のモータは随意制御と自律制御の組み合わせにより制御される[27]．随意制御では，使用者の筋電図を検出して，これを元にモータの制御を行う．一方，自律制御では，重心移動などの情報から使用者の動作を予測し，あらかじめパターン化しておいた基本動作を再現する．様々なモデルがあるが，脳卒中片麻痺者の歩行練習に使用可能なものとしては，HAL® 自立

支援用下肢タイプ Pro の両脚タイプ／単脚タイプがある．下肢フレームは骨盤帯に連結され，股・膝関節がモータにより制御される．

Watanabe ら[28]は回復期リハビリテーション病棟に入院中の脳卒中片麻痺患者 22 名を従来の歩行練習を行う群，HAL 単脚タイプを使用する群の 2 群に割り付け，それぞれ 20 分間の平地歩行練習を週 3 回，4 週間実施したところ，HAL® を使用した群で歩行自立度の改善が有意に大きかったと報告した．ただし，HAL® を使用した群では 17 名中 6 名が脱落していること，この研究で規定されている歩行練習時間は回復期リハビリテーション病棟としては非常に少ないことなどから，結果の解釈には議論がある．両脚タイプと片脚タイプのどちらが片麻痺患者の練習に適するかなど，使用方法についてさらなる追求が期待される．

5）歩行アシスト

本田技研工業株式会社が開発した歩行アシスト[29]は，骨盤部に装着する本体，両側の大腿フレーム，両側の股関節外側に位置するモータから構成され，モータが大腿フレームを動かすことで，股関節の屈曲／伸展をアシストする．歩行練習の制御方式としては，装着者の歩行パターンに合わせてアシストを行う「追従モード」と，装着者の歩行の対称性を改善するようにアシストを行う「対称モード」がある．左右それぞれの脚に対する股関節屈曲／伸展のアシストの強さは調整可能である．膝・足関節の動きには関与しないため，麻痺が重度である患者の支持性改善を目的とした練習には適さない．麻痺側の立脚が安定した症例において，左右対称性や歩幅の増加を目的に使用されるロボットと考えられる．

渡邊ら[30]は回復期リハビリテーション病棟に入院した初発脳卒中片麻痺患者を，歩行アシストを用いて歩行練習を行う群と，通常の歩行練習を行う群に割り付け，4 週間練習を行った結果を報告した．両群において，timed up and go テスト，Berg balance scale，FIM，functional ambulation category が有意に改善したが，変化量は実施群と

非実施群の比較では，快適歩行速度のみ実施群で有意に大きく，他の指標については両群間で有意な差を認めなかった．

6）足首アシスト歩行装置

足首アシスト歩行装置は株式会社安川電機，芝浦工業大学，広島大学，株式会社スペース・バイオ・ラボラトリーズが共同開発した短下肢装具型のロボットであり，外果外側に足関節制御用のモータが設定されている．両足の足裏センサの情報を元に歩行周期を判定し，モータが足関節低背屈をアシストする．現在は，安川電機から足首アシスト装置 CoCoroe AAD として，スペース・バイオ・ラボラトリーズから RE-Gait® として発売されている．

弓削によると片麻痺者が RE-Gait® を装着して歩行練習を行うことで，歩容の改善が期待できるとのことだが，具体的な結果は報告されていない[31]．Brunnstrom stage Ⅳ 以上，監視レベルで 1 km 程度の連続した歩行が可能な脳卒中片麻痺患者を対象に無作為化比較試験が実施されており，結果の報告が待たれる．

まとめと今後の展望

すでに紹介してきたように，いくつかの歩行練習支援ロボットはその有効性が報告されている．また，Mehrholz ら[32]がまとめた合計 999 人，23 治験のメタアナリシスでは，通常の理学療法に加えてロボット機器を使用した歩行練習を行うと，通常理学療法のみに比べて，歩行速度に有意な差はないが，歩行自立は有意に増えたと報告されている．今後，さらに質の高い無作為化比較試験が必要であるが，歩行練習にもロボットの有用性は示されつつあるといえる．今後，重要となる点は，それぞれのロボットの適応と使い方であろう．

最も重要なのは，適応である．対麻痺者用に開発されたロボットをそのまま脳卒中片麻痺に用いても効果がないのは自明である．機構自体は応用可能かもしれないが，少なくとも制御方法や練習プログラムの修正が必要である．片麻痺用であっ

たとしても，ウェルウォークのように「歩けない」患者を歩けるようにすることが主目的であるロボットと，ホンダ歩行アシストや足首アシスト装置のように，もともと「歩ける」患者を対象に用いるロボットでは，適応が全く異なる．上記は極端な例であるが，目の前の患者に適応があるのはどのロボットなのかをよく考えて使用すべきである．

練習支援ロボットは魔法ではなく，その効果には科学的根拠が求められる．ロボットを使うことで，歩行能力向上に寄与したのであれば，ロボットが運動学習を促進したと考えるべきである．それぞれのロボットが有している特徴的な機能が運動学習にどのように役立つのかを考えて使用することが大切である．ロボットが促進/調整してくれない運動学習の変数は，別の方法で適切に調整するよう練習を設計しなければならない．

多くの練習支援ロボットは，有効に活用するためにパラメータを適切に設定する必要がある．しかし，調整可能な項目が多いと，使用する医療者の技量によっては適切な設定が難しく，期待される効果が得られない可能性がある．このような問題を防ぐために，ウェルウォークでは，3日間の導入時研修，Webカメラを用いた遠隔練習支援に加え，異常歩行ごとに修正すべきパラメータのリストが掲載されたマニュアルを備えている．現在は，歩行練習中の歩容を分析し，複数の異常歩行を自動判定し，変更すべきパラメータを優先順に提示する機能を開発中である．このような練習設計支援機能は，高度なロボット支援練習では必須のものとなるだろう．

文　献

1) 厚生労働省：平成28(2016)年人口動態統計の概況．2018.

2) 金山　剛ほか：回復期リハビリテーション病棟における在宅復帰患者の特徴．理療科，23(5)：609-613，2008.

3) 厚生労働省：平成30(2018)年度診療報酬改定の概要．2018.

4) 才藤栄一ほか：運動学習からみた装具—麻痺疾患の歩行練習において—．総合リハ，38(6)：545-550，2010.

5) 大塚　圭ほか：脳卒中の歩行障害に対する課題指向的アプローチ．理学療法，27(12)：1407-1414，2010.

6) Schmidt RA, Lee TD：Motor leaning and Performance, 5th ed, Human Kinetics, pp. 256-284, 2013.

7) 才藤栄一：運動学習エッセンス．才藤栄一，園田茂(編)．FITプログラム—統合的高密度リハビリ病棟の実現に向けて．医学書院，pp. 89-99, 2003.

8) Danielsson A, Sunnerhagen KS：Energy expenditure in stroke subjects walking with a carbon composite ankle foot orthosis. *J Rehabil Med*, **36**：165-168, 2004.

9) Teasell RW, et al：Physical and functional correlations of ankle-foot orthosis use in the rehabilitation of stroke patients. *Arch Phys Med Rehabil*, **82**：1047-1049, 2001.

10) Hesse S, et al：Non-velocity-related effects of a rigid double-stopped ankle-foot orthosis on gait and lower limb muscle activity of hemiparetic subjects with an equinovarus deformity. *Stroke*, **30**：1855-1861, 1999.

11) Yamanaka T, et al：Stroke rehabilitation and long leg brace. *Top Stroke Rehabil*, **11**：6-8, 2004.

12) Hirano S, et al：The feature of Gait Exercise Assist Robot—precise assist control and enriched feedback—. *Neuro Rehabilitation*, **41**(1)：77-84, 2017.

13) Hirano S, et al：Effectiveness of Gait Exercise Assist Robot(GEAR) for stroke patients with hemiplegia. *Jpn J Compr Rehabil Sci*, **8**：71-76, 2017.

14) 平野　哲ほか：歩行練習アシスト(GEAR)と運動学習．*Jpn J Rehabil Med*, **54**(1)：9-13, 2017.

15) 平野　哲ほか：歩行練習アシスト(GEAR)．*J Clin Rehabil*, **25**(4)：322-327, 2016.

16) 才藤栄一ほか：運動学習と歩行用ロボット—片麻痺の歩行再建—．*Jpn J Rehabil Med*, **53**(1)：27-34, 2016.

17) Colombo G, et al：Driven gait orthosis for improvement of locomotor training in paraplegic patients. *Spinal Cord*, **39**(5)：252-255, 2001.

18) Husemann B, et al：Effects of locomotion train-

ing with assistance of a robot-driven gait ortho-
sis in hemiparetic patients after stroke : a ran-
domized controlled pilot study. *Stroke*, **38**(2) :
349-354, 2007.

19) Schwartz I, et al : The effectiveness of locomotor
therapy using robotic-assisted gait training in
subacute stroke patients : a randomized con-
trolled trial. *PM R*, **1**(6) : 516-523, 2009.

20) Veneman JF, et al : Design and evaluation of the
LOPES exoskeleton robot for interactive gait
rehabilitation. *IEEE Trans Neural Syst Rehabil
Eng*, **15**(3) : 379-386, 2007.

21) Hesse S, et al : A mechanized gait trainer for
restoring gait in nonambulatory subjects. *Arch
Phys Med Rehabil*, **81**(9) : 1158-1161, 2000.

22) Pohl M, et al : Repetitive locomotor training and
physiotherapy improve walking and basic activi-
ties of daily living after stroke : a single-blind,
randomized multicentre trial(DEutsche GAng-
trainerStudie, DEGAS). *Clin Rehabil*, **21**(1) : 17-
27, 2007.

23) Tomelleri C, et al : Adaptive locomotor training
on an end-effector gait robot : evaluation of the
ground reaction forces in different training con-
ditions. *IEEE Int Conf Rehabil Robot*, **2011** :
5975492, 2011.

24) Freivogel S, et al : Gait training with the newly
developed 'LokoHelp' -sys- tem is feasible for
non-ambulatory patients after stroke, spinal
cord and brain injury. A feasibility study. *Brain
Inj*, **22**(7-8) : 625-632, 2008.

25) Kressler J, et al : Understanding therapeutic
benefits of overground bionic ambulation :
exploratory case series in persons with chronic,
complete spinal cord injury. *Arch Phys Med
Rehabil*, **95**(10) : 1878-1887, 2014.

26) Hartigan C, et al : Mobility Outcomes Following
Five Training Sessions with a Powered Exoskel-
eton. *Top Spinal Cord Inj Rehabil*, **21**(2) : 93-99,
2015.

27) 中島　孝 : 神経・筋難病患者が装着するロボット
スーツ HAL の医学応用に向けた進捗，期待され
る臨床効果．保健医療科，**60**(2) : 130-137，2011.

28) Watanabe H, et al : Locomotion improvement
using a hybrid assistive limb in recovery phase
stroke patients : a randomized controlled pilot
study. *Arch Phys Med Rehabil*, **95**(11) : 2006-
2012, 2014.

29) 大畑光司 : Honda 歩行アシスト. *J Clin Rehabil*,
25(3) : 208-213，2016.

30) 渡邊亜紀ほか : HONDA 歩行アシストの継続使用
による脳卒中片麻痺者の歩行変化．理学療法学
43(4) : 337-341，2016.

31) 弓削　類 : 再生医療のフロンティア―理学療法の
新しい職域としての再生医療―．理学療法学，**45**
(Supple 1) : 9-11，2018.

32) Mehrholz J, et al : Electromechanical-assisted
training for walking after stroke. *The Cochrane
Database Syst Rev*, **7** : CD006185, 2013.

特集：脳卒中リハビリテーション医療 update

脳卒中患者の痙縮への対応

蜂須賀明子[*1]　松嶋康之[*2]　佐伯　覚[*3]

Abstract 痙縮は，緊張性伸張反射の速度依存性増加を特徴とする運動障害である．脳卒中患者では，片麻痺に伴う片側性の上下肢痙縮を呈し，更衣動作や歩行などの ADL や QOL を低下させる．また，痙縮に伴う筋の過活動は，二次的に筋短縮や関節拘縮を生じる．痙縮の評価は，modified Ashworth scale が広く用いられる．脳卒中患者の痙縮に対する主な治療は，リハビリテーション（物理療法・運動療法），経口抗痙縮薬，ボツリヌス療法などがある．いずれも単独での痙縮の改善効果は限られ，治療の目標に応じて複数の痙縮治療を組み合わせることで，より良い治療効果が期待できる．

Key words 痙縮（spasticity），物理療法（physical medicine），運動療法（therapeutic exercise），抗痙縮薬（antispastic drug），ボツリヌス療法（botulinum toxin therapy）

脳卒中患者の痙縮

痙縮は，緊張性伸張反射の速度依存性増加を特徴とする運動障害で，伸長反射の亢進の結果生じる上位運動ニューロン症候群の一徴候である[1]．脳卒中患者における典型的な痙縮パターンは，肩関節内転内旋，肘関節屈曲，手関節屈曲，手指屈曲，股関節内転，膝関節伸展，内反尖足，槌趾である（図1）．これらの上下肢痙縮は，更衣動作や歩行などの ADL（日常生活動作）や QOL を低下させる．また，痙縮に伴う筋の過活動は，二次的に筋短縮や関節拘縮を生じる．痙縮の合併頻度は，脳卒中発症後の時間とともに増加し，発症3か月後に19％，12か月後に38％と報告される[2)3)]．脳卒中片麻痺の発症後6か月までの，いずれの時期においても，痙縮は運動機能回復の阻害要因と報告され[4]，急性期から生活期を通して脳卒中患者の痙縮コントロールは重要である．

痙縮の評価

痙縮の評価は，modified Ashworth scale（MAS）[5]が臨床で広く用いられる．他動的な最大関節可動域内における筋緊張を6段階で定性評価するもので，簡便である（表1）[6]．評価方法は，被験者を端座位（下肢は背臥位でも可）とし，速度依存性の筋緊張亢進をみるため，約80°/sec（目安として1秒で完了する）の速さで各関節の他動運動を行う．しかし，関節拘縮合併時には MAS を過大評価しやすく，その特性を理解して用いる必要がある．MAS の評価基準マニュアルの活用は，検査者間信頼性の向上に有用であり，痙縮の経時変化や治療効果の判定に役立つ[6]．また，足関節の関節可動域をはじめ，上肢機能，歩行，ADL や介助量など，痙縮が影響し得る運動機能や日常生活動作の評価を併せて行うと良い．

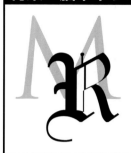

[*1] Akiko HACHISUKA，〒807-8555 福岡県北九州市八幡西区医生ヶ丘1-1　産業医科大学リハビリテーション医学講座，助教
[*2] Yasuyuki MATSUSHIMA，同，准教授
[*3] Satoru SAEKI，同，教授

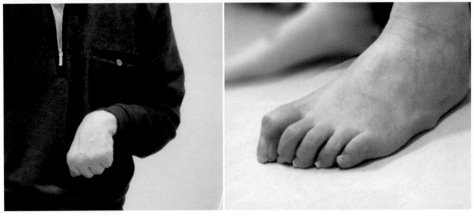

図 1. 脳卒中患者における典型的な痙縮パターン　a|b
a：上肢痙縮例　b：槌趾例

表 1. Modified Ashworth Scale

0	筋緊張の亢進がない.
1	軽度の筋緊張亢進があり，catch and release あるいは，可動域の終末でわずかな抵抗がある.
1+	軽度の筋緊張亢進があり，catchと引き続く抵抗が残りの可動域(1/2以内)にある.
2	さらに亢進した筋緊張が可動域(ほぼ)全域にあるが，他動運動はよく保たれる(easily moved).
3	著明な筋緊張亢進があり，他動運動は困難である.
4	他動では動かない(rigid).

表 2. 痙縮への対応と推奨(脳卒中治療ガイドライン 2015)

① 片麻痺の痙縮に対して，チザニジン，バクロフェン，ジアゼパム，ダントロレンナトリウム，トルペリゾンの処方を考慮することが強く勧められる(グレードA). 顕著な痙縮に対しては，バクロフェンの髄注が勧められる(グレードB).
② 上下肢の痙縮に対して，ボツリヌス療法が強く勧められる(グレードA). フェノール，エチルアルコールによる運動点あるいは神経ブロックが勧められる(グレードB).
③ 痙縮に対し，高頻度の経皮的電気刺激(transcutaneous electrical nerve stimulation：TENS)を施行することが勧められる(グレードB).
④ 慢性期片麻痺患者の痙縮に対するストレッチ，関節可動域訓練が勧められる(グレードB).
⑤ 麻痺側上肢の痙縮に対し，痙縮筋を伸張位に保持する装具の装着または機能的電気刺激(functional electrical stimulation：FES)付装具を考慮しても良い(グレードC1).
⑥ 痙縮筋に対する冷却または温熱の使用を考慮しても良い(グレードC1).

脳卒中患者の痙縮に対する治療

痙縮の治療は，抗痙縮薬内服，バクロフェン髄腔内投与，ボツリヌス療法，フェノールブロック，選択的後根切除術，末梢神経縮小術，腱延長術，電気刺激療法や装具療法を含むリハビリテーションなどがある[7]. 幅広い選択肢の中から，痙縮の程度，効果の範囲(全身性・限局性)，効果の持続期間(可逆性・不可逆性)，侵襲性などを考慮して，個々に最適な治療法を選択する. 脳卒中治療ガイドライン 2015［追補 2017 対応］(以下，脳卒中治療 GL)には，痙縮への対応とその推奨が示される(表 2)[8].

一般的な脳卒中患者の痙縮は，片麻痺に伴う片側性の上下肢痙縮である. 臨床では特に，他の運動障害を含めてアプローチする「リハビリテーション(物理療法・運動療法)」，全身性にマイルドな効果をもたらす「経口抗痙縮薬」，限局的な治療が可能な「ボツリヌス療法」，以上のいずれか，または，これらを組み合わせて用いることが多い.

1．リハビリテーション(物理療法・運動療法)

痙縮に対するリハビリテーションは，物理療法と運動療法がある. 痙縮だけでなく，痙縮が影響し得る他の運動障害も考慮し，ADL動作の向上など目標を明確にしてリハビリテーションプログラムを組む. また，脳卒中患者は痙縮と付き合いながら生活する必要があり，すべての患者において日々のリハビリテーションや自主訓練は重要である.

1）物理療法

脳卒中治療 GL より，痙縮筋に対する冷却または温熱の使用を考慮しても良い(グレードC1)，高頻度の経皮的電気刺激(transcutaneous electrical nerve stimulation；TENS)を施行することが勧められる(グレードB)[8]．

痙縮に対する物理療法として，温熱療法[9]，冷却療法[9]，電気刺激療法[10]，振動療法などが挙げられる．臨床では，関節可動域訓練やストレッチの前または同時に，温熱療法を用いることが多い．温熱療法は，多くのリハビリテーション施設に設備され，手軽で取り入れやすい．自主訓練の際は，入浴後はストレッチなどの訓練効果が高いことを指導する．痙縮患者はしばしば関節拘縮を合併しており，温熱療法は関節拘縮への効果も期待できるため合理的である[11]．また，痙縮筋の拮抗筋への電気刺激は，相反抑制を増強させ，痙縮の改善が期待できる[10]．

2) 運動療法

脳卒中治療GLより，慢性期片麻痺患者の痙縮に対するストレッチ，関節可動域訓練が勧められる(グレードB)[8]．

痙縮に対する運動療法は，他動訓練として関節可動域訓練やストレッチ，自動訓練として筋力増強訓練[12]，バイオフィードバック[13]，トレッドミル訓練[14]などがある．臨床では，痙縮筋の関節可動域訓練やストレッチは必須であり，特に足関節は温熱療法を併用して起立台で持続伸張を行う(図2)．その他，麻痺の程度に応じて，痙縮筋やその拮抗筋を使用する課題指向型訓練を行う．歩行訓練には，必要に応じて下肢装具の適応を検討する(詳細は，本誌別稿「脳卒中患者の歩行障害と下肢装具」を参照)．

【リハビリテーション処方例】

a) 上肢痙縮(手関節屈曲，手指屈曲)

① 温熱療法ホットパック(前腕部，手指)
② 徒手による他動的な関節可動域訓練
　(手関節，手指関節)
③ 電気刺激療法を用いた随意運動
　(手関節背屈筋，手指伸筋)
④ 巧緻動作訓練
　(コップ把持など課題指向型訓練)
⑤ 自主訓練指導

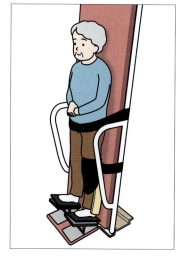

図2．起立矯正台の足関節持続伸張

　(手関節および手指の関節可動域訓練，生活での麻痺手使用)

b) 下肢痙縮(内反尖足)

① 温熱療法　ホットパック
　(下腿後面，足関節)
② 起立台による足関節持続伸張
③ 歩行訓練
　(トレッドミル歩行)
④ 装具検討
⑤ 自主訓練指導
　(足関節持続伸張，歩行訓練)

2．経口抗痙縮薬

脳卒中治療GLより，片麻痺の痙縮に対して，チザニジン，バクロフェン，ジアゼパム，ダントロレンナトリウム，トルペリゾンの処方を考慮することが強く勧められる(グレードA)[8]．

リハビリテーションで痙縮をコントロールできない場合，経口抗痙縮薬内服を検討する．一般的に，第一選択は中枢性筋弛緩薬(バクロフェン(リオレサール®)，チザニジン(テルネリン®)，エペリゾン(ミオナール®)など)で，先に列挙した順に強く，主な副作用は眠気・ふらつきなどがある．効果が不十分であれば，他の痙縮治療の併用を検討したり，経口抗痙縮薬としては末梢性筋弛緩薬(ダントロレンナトリウム)を追加したりする．

【経口抗痙縮薬処方例】[15]

a) リオレサール®(5 mg錠，10 mg錠)

　初回1日5～15 mg，1～3回分服．2～3日毎

表 3. 上下肢ボツリヌス療法の主な治療対象筋

痙縮パターン	治療対象筋	期待される効果
肩関節内転・内旋	大胸筋	・疼痛の緩和 ・腋窩の衛生 ・更衣のしやすさ ・変形の改善
肘関節屈曲	上腕二頭筋，腕橈骨筋	・リーチ動作の改善 ・更衣のしやすさ ・変形の改善
手関節屈曲	尺側手根屈筋，橈側手根屈筋	・更衣のしやすさ ・手の機能改善
握りこぶし状変形	浅指屈筋*，深指屈筋*	・手掌の衛生
掌内への母指屈位	長母指屈筋*，母指内転筋	・把持，離握手など手指機能改善
尖足	腓腹筋，ヒラメ筋	・疼痛の緩和 ・足部変形の修正 ・起立歩行の安定化
内反	後脛骨筋*，（前脛骨筋）	
槌趾	長趾屈筋*，長母趾屈筋*	

*深部筋：同定には超音波，電気刺激ガイド，筋電図の使用が望ましい

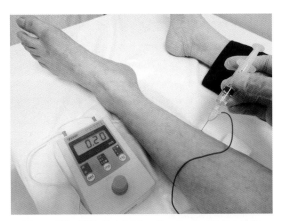

図 3. 電気刺激ガイド下のボツリヌス毒素の施注

に 1 日 5〜10 mg ずつ増量．標準用量 1 日 30 mg

b) テルネリン®（1 mg 錠）

1 日 3 mg，3 回分服より開始．1 日 6〜9 mg，3 回分服まで漸増，1 日 3 回

c) ミオナール®（50 mg 錠）

1 回 50 mg，1 日 3 回

3．ボツリヌス療法

脳卒中治療 GL より，上下肢の痙縮に対して，ボツリヌス療法が強く勧められる（グレード A）[8]．2010 年 10 月に上下肢痙縮に対するボツリヌス毒素製剤が保険適用となり，抗痙縮薬内服による治療で十分な効果を得られない場合，限局性の痙縮治療としてボツリヌス療法が広く行われる．

ボツリヌス療法は，骨格筋の神経筋接合部に作用し，神経終末でアセチルコリンの放出を抑制し，筋収縮を阻害することで痙縮を軽減する．上肢痙縮に関しては，上腕・前腕および手指屈筋群へのボツリヌス毒素の注射は，痙縮の軽減・関節可動域の増加および日常生活上の介助量軽減に有効である．下肢痙縮に関しては，下腿筋群へのボツリヌス毒素の注射は，痙縮の軽減に有効である．また近年，ボツリヌス毒素の反復投与で痙縮のさらなる改善や，上肢は肢位，着衣動作の改善，下肢は歩行スケールや歩行速度の改善などが報告されている[16)17)]．

2018 年 9 月現在，日本で使用できる A 型ボツリヌス毒素製剤（ボトックス®）は，上肢 240 単位，下肢 300 単位，上下肢合計 360 単位が上限で，薬価は 100 単位あたり 69,325 円，効果は 3 か月とされる．オンラインなどの講習・実技セミナーを受講した医師が施行可能である．従来の神経ブロックと比較して，感覚神経障害の副作用がない，可逆性で試しやすい，手技が比較的簡単なメリットがある．しかし，現在の投与量上限では，重度上下肢痙縮や下肢近位部への投与には十分でなく，反復投与や，高額なため経済的負担も十分に考慮し，重度障害者医療助成などの医療費助成があるか確認する．

投与筋と投与量は，個々の患者に応じて決定する．上下肢痙縮に対するボツリヌス療法における，投与頻度の高い治療対象筋を示す（**表3**）．通常，各筋50〜75単位（1筋2〜4か所）を目安に，痙縮の強さ・筋肉の大きさ・全体のバランスをみて，個々の治療目標に応じて投与量を決定する．特に内反や槌趾は，リハビリテーションや装具療法，経口抗痙縮薬では十分な効果を得にくく，ボツリヌス療法は直接的で有効な治療となる．注射方法は，視診・触診・超音波・電気刺激ガイド・筋電図による筋同定および薬剤投与がある．表在筋は視診や触診が多く，深部筋は超音波や電気刺激ガイド，筋電図を用いることが推奨される．ボツリヌス療法対象者は，分離運動を十分にできない中等度〜重度片麻痺患者が多く，当院では深部筋には電気刺激ガイドを積極的に使用している（**図3**）．投与後は，治療を行った痙縮筋を中心にストレッチや関節可動域訓練，課題指向型訓練などのリハビリテーションを強化する[18]．一般的に，効果は投与後2〜3日より徐々に出現し，約3か月持続する．一方，本邦の経験豊富な医師によるノウハウの報告では，反復投与時の投与間隔は平均133.2日[19]，当院では平均174.0日である．ボツリヌス療法は，効果的な投与筋選定や他療法との併用など，戦略的に取り組むことで，効果を3か月以上維持できる可能性がある．

【ボトックス® 投与例】

a）上肢痙縮（手関節屈曲，握りこぶし状変形，掌内への母指屈位）

目　標：手掌の衛生

総投与量：240 単位

薬液濃度：100 単位あたり 4.0 ml

・橈側手根屈筋：50 単位

・尺側手根屈筋：50 単位

・浅指屈筋　　：50 単位

・深指屈筋　　：50 単位

・長母指屈筋　：20 単位

・母指内転筋　：20 単位

b）下肢痙縮（内反尖足，槌趾）

目　標：内反尖足の改善（特に内反），槌趾の疼痛緩和

総投与量：300 単位

薬液濃度：100 単位あたり 8.0 ml

・腓腹筋内側頭：50 単位

・腓腹筋外側頭：50 単位

・ヒラメ筋　　：50 単位

・後脛骨筋　　：75 単位

・長趾屈筋　　：50 単位

・長母趾屈筋　：25 単位

文　献

1) Lance JW：Symposium synopsis. Feldman RG, et al（ed），Spasticity：Disordered Motor Control, Year Book Medical Publishers, 485-494, 1980.

2) Sommerfeld DK, et al：Spasticity after Stroke：Its Occurrence and Association with Motor Impairments and Activity Limitations. *Stroke*, **35**：134-139, 2004.

3) Watkins CL, et al：Prevalence of spasticity post stroke. *Clin Rehabil*, **16**：515-522, 2002.

4) Formisano R, et al：Late motor recovery is influenced by muscle tone changes after stroke. *Arch Phys Med Rehabil*, **86**：308-311, 2005.

5) Bohannon RW, et al：Interrater reliability of a modified Ashworth scale of muscle spasticity. *Phys Ther*, **67**：206-207, 1987.

6) 辻　哲也ほか：脳血管障害片麻痺患者における痙縮評価　Modified Ashworth Scale（MAS）の評価者間信頼性の検討．リハ医，**39**：409-415, 2002.
　Summary　MASを用いる際，その信頼性を高めるため，リハビリテーションチームで共有して勉強したい実践的な内容．

7) Balakrishnan S, et al：The diagnosis and management of adults with spasticity. *Handb Clin Neurol*, **110**：145-160, 2013.
　Summary　痙縮について，病態生理から臨床における評価や治療まで，知識を深めることができる総説論文．

8) 日本脳卒中学会脳卒中ガイドライン委員会：脳卒中治療ガイドライン2015［追補2017対応］．協和企画，2017.

9) Newton MJ, et al：MUSCLE SPINDLE RES-PONSE TO BODY HEATING AND LOCAL-

IZED MUSCLE COOLING: IMPLICATIONS FOR RELIEF OF SPASTICITY. *Phys Ther,* **45**: 91-105, 1965.

10) Schuhfried O, et al: Non-invasive neuromuscular electrical stimulation in patients with central nervous system lesions: an educational review. *J Rehabil Med,* **44**: 99-105, 2012.

11) Lehmann JF, et al: Effect of therapeutic temperatures on tendon extensibility. *Arch Phys Med Rehabil,* **51**: 481-487, 1970.

12) Sharp SA, et al: Isokinetic strength training of the hemiparetic knee: Effects on function and spasticity. *Arch Phys Med Rehabil,* **78**: 1231-1236, 1997.

13) Wolf SL, et al: Electromyographic biofeedback applications to the hemiplegic patient. Changes in lower extremity neuromuscular and functional status. *Phys Ther,* **63**: 1404-1413, 1983.

14) Smith GV, et al: 'Task-oriented'exercise improves hamstring strength and spastic reflexes in chronic stroke patients. *Stroke,* **30**:

2112-2118, 1999.

15) 浦部晶夫ほか:今日の治療薬2018, 南江堂, 2018.

16) 木村彰男ほか:A 型ボツリヌス毒素製剤(Botulinum Toxin Type A)の脳卒中後の上肢痙縮に対する臨床評価 プラセボ対照二重盲検群間比較試験ならびにオープンラベル反復投与試験. *Jpn J Rehabil Med,* **47**: 714-727, 2010.

17) 木村彰男ほか:A 型ボツリヌス毒素製剤(Botulinum Toxin Type A)の脳卒中後の下肢痙縮に対する臨床評価 プラセボ対照二重盲検群間比較試験ならびにオープンラベル反復投与試験. *Jpn J Rehabil Med,* **47**: 626-636, 2010.

18) 蜂須賀明子ほか:上下肢痙縮に対するボツリヌス療法と機能改善. 脳卒中, **38**: 363-368, 2016.

19) 木村彰男ほか:上下肢痙縮を有する脳卒中後の片麻痺患者を対象とした A 型ボツリヌス毒素製剤投与状況の調査. *Jpn J Rehabil Med,* **52**: 421-430, 2015.

Summary 本邦の上下肢痙縮に対するボツリヌス療法の実際(投与筋, 投与量, 注射部位数, 薬液濃度など)は, 治療計画の参考となる.

特集：脳卒中リハビリテーション医療 update

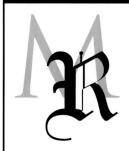

脳卒中患者の高次脳機能障害への対応

渡邉　修*

Abstract　東京都の高次脳機能障害者実態調査から，脳卒中急性期は，注意障害，遂行機能障害，記憶障害，地誌的障害，失行症，行動と感情の障害などがみられるが，入院から退院，そして通院にかけて軽減し，生活期とされる時期には，注意障害・遂行機能障害・記憶障害は 40％程度，失語症は 30％程度となる．リハビリテーション治療の前提は環境調整で，人間関係と物理的環境の調整，社会資源の利用を考慮する．注意障害に対しては要素的訓練よりも実生活の課題をゴール志向的に訓練する．遂行機能障害に対しては metacognitive strategy training および goal management training の効果が報告されている．記憶障害に対しては，外的補助手段を駆使する訓練が社会参加において有効である．高次脳機能障害者をケアする家族の介護負担感は，身体障害よりも併存する高次脳機能障害の存在の影響が甚大である．医療者は，早い時期から高次脳機能障害の存在や対応方法を指導し，生活期に至るまで継続的な支援体制を構築する必要がある．

Key words　脳卒中(stroke)，高次脳機能障害(higher brain dysfunction)，リハビリテーション治療(rehabilitation)，環境調整(environmental modification)

はじめに

　脳卒中発症後，意識障害が数日間持続する場合，高次脳機能障害は必発する．この場合，脳梗塞では皮質枝の閉塞が疑われ，脳出血では血腫が大脳皮質に影響を与えている．くも膜下出血では，動脈瘤破裂時の出血量が多く，すでに大脳半球は損傷をきたしていると予想される．本稿では，まず，急性期の高次脳機能障害の実態とその後の回復について，東京都のデータを提示し説明する．次いで，リハビリテーション治療の前提となる環境調整の重要性に触れ，主な高次脳機能障害への対応を述べる．最後に，筆者が 2017 年度から施行している高次脳機能障害者をケアしている家族へのアンケート調査結果を一部報告し，家族の視点に立った高次脳機能障害診療の課題に触れる．

脳卒中後の高次脳機能障害の実態

　東京都は 2008 年，医療機関に対し高次脳機能障害者実態調査(92 病院，24 診療所)を施行した[1)2)]．図 1 は，入院中($N=64$)，退院時($N=167$)，通院中($N=734$)，それぞれの時期について，横断的に高次脳機能障害の内容と頻度を示している．注意障害，遂行機能障害，記憶障害，地誌的障害，失行症，行動と感情の障害のいずれもが，入院から退院，そして通院にかけて軽減していることがわかる．特に，前頭葉から大脳広範に責任病巣を有する注意障害・遂行機能障害は，顕著に発症から時間の経過とともに軽減している．記憶障害はエピソード記憶の他に，前頭葉に主座を有するワーキングメモリーおよび展望性記憶・注意機能の障害を包含しており，本障害も，急性期の浮腫の改

* Shu WATANABE，〒 201-8601　東京都狛江市和泉本町 4-11-1　東京慈恵会医科大学附属第三病院リハビリテーション科，教授

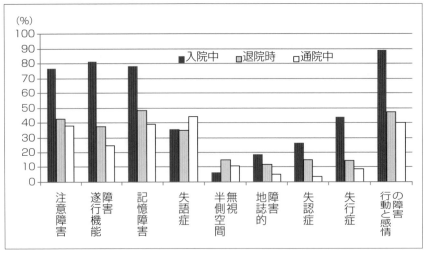

図 1. 入院中(N＝64)，退院時(N＝167)，通院中(N＝734)における
高次脳機能障害の内容と頻度

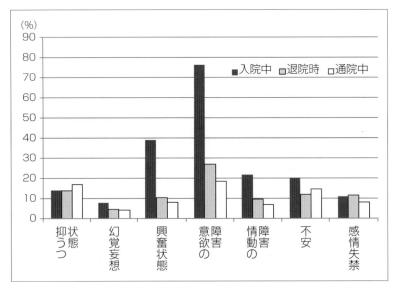

図 2. 入院中(N＝64)，退院時(N＝167)，通院中(N＝734)における
行動と感情の障害の内容と頻度

善とともに軽減していく．そして，生活期とされる時期には，注意障害・遂行機能障害・記憶障害は脳卒中患者の40％程度に，失語症は他の文献[3)4)]でも報告されているように30％程度残存する．

一方，高次脳機能障害の中の社会的行動障害(行動と感情の障害)の範疇に入る，興奮状態や意欲の障害，情動の障害も，図2に示すように発症からの時間の経過とともに軽減している．いわゆる通過症候群といわれる病態に相当すると考えられる．これらの社会的行動障害は，前頭葉および側頭葉損傷に起因する場合と，環境要因の変化に伴う場合(これを心理社会的問題という)があることに留意し，特に後者の場合は，抑うつ状態のように発症から経過した後に増悪する場合があるので，継続したリハビリテーション治療，メンタルサポートが必要となる．

図1，2に示す高次脳機能障害の改善には，自然回復の要素が多分にあると考えられるが，発症直後から始まり，数年単位で改編される可塑的な神経ネットワークの構築を促すための「認知リハビリテーション」の意義は大きい．

表 1. 注意機能の４つの側面

	定義	症状例
選択性注意	複数の物事から１つを抽出する能力	雑踏の中で特定の人と話しができない.
持続性注意	一定時間, 物事に集中する能力	飽きやすい. 長く仕事をするとミスが出る.
配分性注意	複数の刺激に同時に注意を向ける能力	グループでの話し合いができない.
転換性注意	他の物事に注意を切り替える能力	話題が変わるとついていけない.

認知リハビリテーションの手技

１．環境調整

ICF（国際生活機能分類）に示されているように, 障害は環境との相互作用から生まれる. リハビリテーション治療をより有益にするためには, 環境要因をあらかじめ整えておく必要がある. その環境とは, 1)人間関係, 2)物理的環境, 3)社会資源である.

１）人間関係の調整

突然に障害を背負った患者の心理的負担は甚大である. 身体機能や高次脳機能の喪失, 社会的役割の喪失と孤立感, 自己効力感の喪失, さらに経済的負担感が重くのしかかっている. こうした患者に対する基本的姿勢は, 共感と支持的対応である. 否定的表現は極力避け, 傾聴する姿勢をとる. そして, 併存する高次脳機能障害を熟知し, 各々に対し適切な応対を心がける. 例えば, 注意障害があれば, 複数を相手とする話し合いは苦手となるので一対一の対話とする. 失語症があれば, 会話の速度は遅くし, 答えを早急に求めない. 数字を聴く質問は避ける. 不用意に答えにくい質問はしない. 左半側空間無視があれば, 患者の右側から話をする. 易怒性があれば, 本人が好まない言動は極力避け, 悩みを傾聴する姿勢をとる.

生活期・在宅生活が始まると, 患者がなんらかの家庭内あるいは社会的な役割を持つことができるかどうかが社会的予後の点で重要となる. 同じ障害でも, こうした役割の有無によって患者のパフォーマンスは異なり, ひいては支える家族の介護負担感にも影響する.

２）物理的環境の調整

物理的に安全な治療環境を整えることは支援者の責務である. 注意障害があれば, 気が散りやすい外乱刺激は低減するように配慮する. 左半側空間無視があれば, 臥床しているベッドの左側は降りられないように壁側に設置する. 失算があればデジタル時計はアナログ時計にする. 視空間失認があれば階段の昇降には手すりが必要となる. 地誌的障害や, せん妄があれば外部との往来に注意する. 注意障害や遂行機能障害, 記憶障害があれば, 物品の整理, ラベリング, 一連の作業のチェックリスト, 工程表などの物理的構造化を整え, スケジュール表などの時間的構造化も指導する. これら構造化の手法は, 前頭葉機能障害を補償している.

３）社会資源の利用

発症から６か月が経過した時点で, 障害者総合支援法を活用して身体障害者手帳や精神障害者保健福祉手帳を取得する. これらの手帳を取得することで, 各等級に応じて医療費・所得税・住民税・自動車税などの軽減, 様々な公共料金の割引, 運賃の減額, 就労支援機関の利用, 障害者雇用枠での就労が可能となり, さらに, 身体障害者手帳では補装具・リフォーム費用の助成が得られる. また, 障害年金は発症から１年半が経過した時点で申請するように情報提供を行う.

脳卒中の中でも, ① 意識障害を呈するほどの重症例, ② 大脳皮質損傷が認められる高次脳機能障害例, ③ 特に若年層で就労支援を要する例, ④ 地域参加を目的とする例などでは医療機関のみで高次脳機能障害者支援は完結しない. さらなる認知リハビリテーションを目的に地域連携体制をとることが求められる. 各個人のニーズ, 高次脳機能障害の内容, 将来の目標によって適宜, 高次脳機能障害拠点機関・福祉事務所・保健所・地域包括支援センター・保健福祉センター・作業所・授産施設・介護保険サービス機関・就労支援機関・相談支援事業所・患者家族会などと連携をはかる.

２．注意障害に対するリハビリテーション治療[3)4)]

注意機能には, **表1**に示すように４つの側面が

ある．これらは日常のあらゆる知的活動の基礎となるので，注意障害があると，すべての生活になんらかの影響を及ぼす．

机上のドリル学習やコンピューター機器を用いた注意訓練は，各々の訓練タスクそのものの成績を改善させ得るが，日常生活に般化させ得るとするエビデンスは極めて少ない．最近の研究報告では，これらの訓練を通して，どのようにすると注意障害を補うことができるかという戦略を身に付けることが有効で，その補償方法の修得が日常生活の改善にも影響を与えると報告されている．これらの報告はすべて，生活期に入った脳外傷例に対する研究である[5]．

脳損傷により注意機能や情報処理速度が低下している場合には，こなすべき作業を前にして，時間を十分に確保する配慮（タイムプレッシャーマネージメント）は，ミスが少なくなるとする高いエビデンスがある．そのためには，①「自分は上手に事を処理することに時間がかかる」ことを自覚し，②「作業をするときには時間が必要である」ことを，第三者に告げられるようにし，③これらの方法を他のすべての日常動作に適応できるように練習する．このようなタイムプレッシャーマネージメントが身に付くと，注意障害があっても，日常動作にミスが少なくなる[6]．

3．遂行機能障害に対するリハビリテーション治療

遂行機能とは，目的を持った一連の動作，例えば料理などの家事動作を効果的に行う認知能力である．すなわち，①心の中で目標を決め，②手順を考え（計画＝段取り），③そのための複数の方法から取捨選択をし，④実施し（決断），⑤その結果を確認する（フィードバック），これらの能力のすべてをいう．2013年に発表されたCochrane library[7]によると，遂行機能障害の発生頻度は，前述の東京都のデータと一致するように脳卒中後75％と高頻度であるが，その治療手技の効果を報告した研究は19に留まっており，無作為化比較試験で効果をみた治療手技はさらに限られていた．

そうした中で，metacognitive strategy training および goal management training(GMT)の効果が報告されている．

1）Metacognitive strategy training

自己の能力を自覚したうえで，動作を選択していく訓練をいう．例えば，日常生活動作施行中に，各動作の目的と予想される結果・難易度，そして，自分の能力で完遂するためにはどの動作を選択すべきか，また，必要とする介助の内容を自分でいえるようにする．本訓練は，遂行機能障害を補う技術を身に付け，自己の管理能力が向上するとする高い研究報告[8)9)]がある．

2）Goal management training(GMT)

GMTはゴール設定ができない脳損傷患者のトレーニングプログラムとして，Levineらが提唱した．意図した行動が実現するように，「計画し，構造化」できるように訓練を行う[10]．GMTは，5つのステージからなる．

Stage 1：現状に注意を向け，評価を行い，何がゴールなのかに目を向ける("stop")．「私は何をするのか？」

Stage 2：適切なゴールを選び，設定する．

Stage 3：ゴールを達成するために，ゴールを部分的に分けるサブゴールの設定("split")．

Stage 4：ゴール，サブゴールを記述し留める．「私はゴールを達成する手順を知っているか？」

Stage 5：結果を設定したゴールと比較する（モニタリング）("checking")．「私が計画したことをしているか？」

筆者は，遂行機能障害のリハビリテーション治療は，料理や洗濯・掃除・買物など，いわゆる現実のIADL(instrumental ADL)を通して，目的の設定・自己の能力の「予測」，そして，できること・できないことを明確にし，できないことは介助を依頼し，一連の活動を達成し，反省する，というプロセスを繰り返し練習することだと考えている．

4．記憶障害に対するリハビリテーション治療

臨床上，問題となるのは，陳述記憶（宣言性記

表 2. 対象となる患者のプロフィール

	脳血管障害	内　訳				
		脳梗塞	脳出血	くも膜下出血	脳動静脈奇形	もやもや病
例　数(例)	274	85	70	84	27	8
男性(例)	223	70	61	66	21	5
女性(例)	51	15	9	18	6	3
現在年齢(歳)	54.1±13.1	58.0±13.0	55.5±10.7	54.5±12.4	40.5±14.2	43.9±4.1
	13〜86	26〜86	33〜79	28〜86	13〜63	40〜51
発症年齢(歳)	45.9±14.6	52.1±13.9	47.1±13.4	45.3±12.2	29.0±14.5	35.1±5.5
	2〜83	14〜83	2〜72	19〜83	2〜56	30〜47
発症からの年数(年)	8.0±6.0	5.9±4.7	8.3±6.7	9.7±9.1	11.5±6.5	8.8±3.9
	1〜41	1〜25	1〜32	1〜41	1〜32	4〜15
発症10年経過例数(例)	98	17	24	39	15	3
同居率	92.40%	88.20%	91.40%	96.50%	92.60%	100.00%
発症後2日以上意識障害が持続した事例の占める割合	85.50%	84.70%	80.00%	91.70%	85.20%	75.00%

憶)の中の，エピソード記憶で，海馬が主な責任部位である．海馬は，低酸素にさらされたときに損傷を受けやすい部位であることから，記憶障害は高次脳機能障害の中でも発生頻度が高い．

記憶障害に対しては，記憶を補う外的補助手段の活用を習得することが，日常生活や社会生活の質を向上させ得るとする強いエビデンスがある[11]．ただし，これらの補助手段を使いこなすためには，記憶障害に関する病識，補助手段を使いこなすための知能，病前にメモなどを利用していたという経験が必要であると筆者は考えている[12]．

5．失語症に対するリハビリテーション治療

失語症に対し，急性期・回復期の集中的な言語聴覚療法の効果には高いエビデンスがある[3)13)14]．一方で，訓練時期と自然回復を除外した訓練効果の関連について，Robey はメタアナリシス(55の研究報告)の結果，急性期(発症から3か月間)は失語症訓練例は非訓練例よりも2倍の改善が期待でき，3〜12か月の時期では失語症訓練例は非訓練例よりも1.5倍の治療効果が期待でき，1年以上の慢性例では失語症訓練例は非訓練例よりも12倍の改善が期待できると結論し[14]，生活期における訓練介入の意義を述べている．また，失語症者に対し，グループ訓練[16]・地域リハビリテーショ

表 3. 認知行動障害と Zarit 介護負担感との相関

	相関係数
物忘れ	0.33
短気，怒りっぽい	0.46
集中力の低下，気が散る	0.37
計画的に行動を成し遂げることが困難	0.49
自発性や発動性の低下	0.43
対人関係のトラブル	0.48
自分の障害がわからない	0.54
上記総合点	0.57

ンプログラム[17]の効果も報告されている．

高次脳機能障害者の家族の視点

高次脳機能障害は，外見からは気づきにくい障害である．未だ国民の理解は乏しく，得られる支援も限られており，家族による生活全般へのケアには甚大な負担感が伴う．そこで，2016年度，筆者は，日本脳外傷友の会をはじめとする患者家族会に向けて，高次脳機能障害を有する方をケアしてきた家族に対し，介護負担に関するアンケート調査を行った．本稿では，対象患者を脳血管障害に限定して，専門職に参考となるデータを報告する．

表4. 急性期病院で家族が感じた問題点とその家族の割合

高次脳機能障害についての説明がなかった	62.20%
将来の見通し(回復の見込み)についての十分な説明がなかった	42.50%
制度(手帳，年金，補償，裁判など)に関する十分な説明がなかった	35.30%
退院後の生活についてのアドバイスがなかった	23.20%
充分なリハビリテーションがなかった	18.90%
復職についてのアドバイスがなかった	14.20%
治療内容の詳しい説明がなかった	13.80%
次の病院先の紹介がなかった	10.20%

表5. 生活期(在宅生活期)における「高次脳機能障害の内容や対応」の説明の有無

医師(主治医，リハビリテーション医)	19.00%
看護師(外来あるいは訪問看護師，保健所，地域保健福祉センターなどの看護師)	4.70%
理学療法士・作業療法士・言語聴覚士・臨床心理士(外来，訪問，地域保健福祉センターなど)	14.20%
医療ソーシャルワーカー	6.20%
福祉・行政職(地域の障害福祉課や介護保険課，保健福祉センター，ケアマネージャーなど)	8%
就労支援機関(就労移行，就労継続A・B型事業所，職業訓練機関，ハローワークなど)	7.30%
他の高次脳機能障害のある方やそのご家族	32.00%

表2に対象となる脳血管障害患者274例について疾患別の内訳をまとめた．脳梗塞・脳出血・くも膜下出血・脳動静脈奇形・もやもや病，いずれも男性に多く，調査時点の平均年齢は，全体で54.1±13.1歳で，同居率は92.4%に上っていた．このうち配偶者と同居している例が159例(62.8%)あり，主な介護者は，およそ6割が妻，4割が母親という構図となる．274例の日常生活能力をバーセルインデックスで分けると，日常生活動作が自立していると言われる85点以上が201名で全体の73%を占めていた．

以上の背景を有する高次脳機能障害をケアしている家族に対し，介護負担感を，Zaritの介護負担感短縮版にて調査を行ったところ，必ずしも介護負担と感じる要因として日常生活能力(バーセルインデックス)は，弱い相関しか認められなかった(両者の相関係数は−0.36)．ところが，高次脳機能障害として生じる認知・行動障害の項目と介護負担感には，表3で示すように，感情のコント

ロールの障害，遂行機能障害，発動性低下，対人関係の障害，病識低下に各々正の相関が認められた．すなわち高次脳機能障害の存在が，身体障害にも増して大きな介護負担として感じていることが示唆された．

ところが「高次脳機能障害」の説明を急性期病院では充分に受けていないと感じた家族が6割を占めた(表4)．急性期は疾患の治療が優先され，場合によっては生命の危険すらあることから，医療機関も「高次脳機能障害」の存在や後遺することの有無まで説明できない可能性はあるが，少なくとも救命された後，退院時には身体障害と同等のレベルで説明をしなければならない．高次脳機能障害についての説明を受ければ，患者・家族の退院後の心構えは大きく異なり，社会復帰のための準備に早々に取り掛かることができる．次いで，生活期に家族が，高次脳機能障害の内容や対応について説明を受けたと感じた職種の割合を表5にまとめた．医師からは，わずか19%のみが説明を受けている一方で，患者・家族会などからの説明を受け，精神的不安をサポートしてもらったと答えた家族は32%にも及んでいる．筆者は，日本脳外傷友の会および東京都高次脳機能障害協議会の顧問をさせていただいているが，患者家族会のピアカウンセリングとしての役割は実に大きいと感じている．

筆者の勤務する病院は，東京都より北多摩南部医療圏(都の二次医療圏の1つ)での高次脳機能障害支援拠点機関としての委託を受けている．同圏域内の各市区町村に赴き，定期的に高次脳機能障害に関する家族相談会を開催し，同地域内の高次脳機能障害者支援施設のマップを作成し，地域住

民に公表している[17]. この試みにより年々，高次脳機能障害者とその家族の外来受診件数は増え，地域で悩む患者家族の掘り起こしに役立っている.

本稿の一部の知見は，日本損害保険協会の研究助成を受けて得られたものである.

文　献

1) 東京都高次脳機能障害者実態調査検討委員会（会長：渡邉　修）：高次脳機能障害者実態調査報告書. 2008.
2) 渡邉　修ほか：東京都における高次脳機能障害者総数の推計. リハ医学, **46**：118-125, 2009.
　　Summary 東京都の1年間の高次脳機能障害者の推計発生数は3,010人，都内の推定高次脳機能障害者総数は49,508人. 主な原因疾患は脳血管障害が80％，脳外傷が10％を占めた. したがって我が国全体では，高次脳機能障害者総数は，約50万人と推定された.
3) 脳卒中合同ガイドライン委員会（編集：篠原幸人ほか）：脳卒中治療ガイドライン2015 協和企画, 2015.
4) Teasell R, et al：5. Rehabilitation of Cognitive Impairment Post Stroke. Evidence-Based review of stroke rehabilitation（18th Edition）, 〔www.ebrsr.com〕Last updated March 2018.
5) Cicerone KD, et al：Cognitive Rehabilitation for Traumatic Brain Injury and Stroke：Updated Review of the Literature from 1998 through 2002. Report of the Cognitive Rehabilitation Task Force, Brain Injury—Interdisciplinary Special Interest Group, American Congress Rehabilitation Medicine, 2002.
6) Winkens I, et al：Efficacy of time pressure management in stroke patients with slowed information processing：a randomized controlled trial. *Arch Phys Med Rehabil*, **90**：1672-1679, 2009.
7) Chung CS, et al：Cognitive rehabilitation for executive dysfunction in adults with stroke or other adult non-progressive acquired brain damage. *Cochrane Database Syst Rev*. **30**（4）：

CD008391, 2013.
8) Goverover Y, et al：Treatment to improve self-awareness in persons with acquired brain injury. *Brain Inj*, **21**：913-923, 2007.
9) Cheng SK, et al：Management of impaired self-awareness in persons with traumatic brain injury. *Brain Inj*, **20**：621-628, 2006.
10) Levine B, et al：Rehabilitation of executive functioning in patients with frontal lobe brain damage with goal management training. *Front Hum Neurosci*, **17**：5-9, 2011.
11) Cicerone KD, et al.：Evidence-based cognitive rehabilitation：updated review of the literature from 1998 through 2002. *Arch Phys Med Rehabil*, **86**：1681-1692, 2005.
12) 渡邉　修ほか：記憶障害に対するリハアプローチ—外的補助手段の有効性について. 認知神経学会誌, **3**：184-187, 2002.
13) Kelly H, et al：Speech and language therapy for aphasia following stroke. *Cochrane Database Syst Rev*, **12**：CD000425, 2010.
14) Robey RR：A meta-analysis of clinical outcomes in the treatment of aphasia. *J Speech Lang Hear Res*, **41**：172-187, 1998.
15) Elman RJ, et al：The efficacy of group communication treatment in adults with chronic aphasia. *J Speech Lang Hear Res*, **42**：411-419, 1999.
16) Worrall L, et al：Effectiveness of functional communication therapy by volunteers for people with aphasia following stroke. *Aphasiology*, **14**：911-924, 2000.
17) 大熊　諒ほか：二次医療圏における高次脳機能障害支援マップ作成の試み　作療ジャーナル, **51**（10）：1057-1062, 2017.
　　Summary 東京都の北多摩南部医療圏（武蔵野市・三鷹市・府中市・調布市・小金井市・狛江市）において，高次脳機能障害支援を行っている病院，行政窓口，福祉保健機関，就労支援機関の地図を，東京慈恵会医科大学附属第三病院リハビリテーション科と各施設担当者と協議を重ねて作成し，都民への啓発をはかった. その結果，高次脳機能障害を主訴とする外来患者数が有意に増加した.

特集：脳卒中リハビリテーション医療 update

脳卒中患者の摂食嚥下障害への対応

高畠英昭*

Abstract 脳卒中患者には高頻度に嚥下障害が起こり，嚥下障害は脳卒中後の肺炎発症とも強い関連がある．嚥下障害・肺炎ともに脳卒中の予後悪化因子である．脳卒中における嚥下障害の中でも，リハビリテーション的介入の対象者や胃瘻の対象者は，球麻痺など例外的なものを除けば，発症時に意識障害あるいは重度の麻痺を有する重症脳卒中患者である．
　リハビリテーション的アプローチとして，重症脳卒中患者では発症初期から経口摂取を開始することは困難であるため，経腸栄養を中心とした十分な水分・栄養管管理の下に，口腔ケア，口腔リハビリテーションから開始する．頚部の正しい位置の確保や座位保持ができるようになるためにも，また覚醒を促すためにも，早期から離床を開始する．食事摂取開始前のスクリーニングテストは勧められるが，嚥下障害が疑われる場合にはただ禁食を継続するのでなく，嚥下内視鏡・嚥下造影など詳細な評価に基づいて，可能な範囲で経口摂取・嚥下訓練を早期より開始する．

Key words 脳卒中(stroke)，嚥下障害(dysphagia)，リハビリテーション(rehabilitation)，口腔ケア(oral hygiene care)，肺炎(pneumonia)

はじめに

　嚥下障害は麻痺や言語障害などと並んで脳卒中の合併症・後遺症として代表的なものの1つである．また，逆に，嚥下障害の原疾患として最多のものが脳卒中である．嚥下障害は脱水・低栄養・窒息・誤嚥性肺炎の原因となり，脳卒中の予後不良因子である．

　発症当初から嚥下造影や嚥下スクリーニングテストを受けることのできる(言い換えれば，脳卒中発症直後から一定時間の座位が可能で従命も可能な)比較的状態の良い患者でも，発症直後には30～50％と高頻度に嚥下障害が認められる[1)2)]．このような軽症脳卒中患者に認められる嚥下障害は自然に改善し，リハビリテーションの対象となることは少ない．一方，重症脳卒中患者の嚥下機能については，意識障害や重度の身体機能障害のために発症当初に水飲みテストや嚥下造影などの嚥下機能評価を受けることができないために，過去に調査が行われておらず詳細はよくわかっていない．しかしながら，嚥下リハビリテーションや胃瘻の対象者の多くは，これら重症者の中に含まれる．

　嚥下障害のリハビリテーションに関する多くの知見はこれまで主に脳卒中患者を対象に得られてきた．麻痺や言語障害など脳卒中による症状と同様に，脳卒中後の嚥下障害も発症からの時間の経過とともに，多くの場合でリハビリテーションによる改善が得られる．その一方で，長期に経口から十分な栄養摂取が不能で胃瘻が必要になる者も多数存在し，胃瘻の原疾患としても脳卒中がその大部分を占める[3)]．

　本稿では，脳卒中後の嚥下障害に関する基本的

---

* Hideaki TAKAHATA, 〒852-8501 長崎県長崎市坂本1-7-1 長崎大学病院リハビリテーション部，准教授

事項やリハビリテーションについて，特に自然軽快の見込みが低く，何らかの介入をしなければ長期に経口摂取が困難な中等症～重症脳卒中患者への対応を，介入が最も有効である急性期～回復期を中心に概説する．

脳卒中患者における嚥下障害の原因 ―球麻痺・仮性球麻痺および それ以外の原因による嚥下障害―

中枢神経系の障害で，（狭義の）嚥下障害の原因として古典的によく知られているのは延髄の部分的な障害による球麻痺と，延髄には病巣はないにもかかわらず両側上位ニューロンの障害で嚥下障害が起こる仮性球麻痺である．

球麻痺は延髄にある嚥下中枢の障害で起こり，頭蓋内椎骨動脈解離や後下小脳動脈閉塞を原因とするワレンベルグ症候群（延髄外側症候群）による嚥下障害が代表的なものである．MRIでは，延髄外側の特に疑核・弧束核を含む部位に小梗塞巣が認められ，食道入口部開大不全を特徴とする重度の嚥下障害を呈する[4]．非常に小さな病変でも重度の嚥下障害を呈することがある．小脳梗塞を合併することが高頻度にあるため，小脳梗塞と診断された症例で重度の嚥下障害が認められる場合には，延髄外側の小梗塞巣の有無を確認することが必要である．ワレンベルグ症候群は，意識障害や麻痺よりもホルネル症候群や失調・温痛覚低下などが主な症状であり，身体機能的には比較的軽症の脳卒中であるが，球麻痺がある場合の嚥下障害は重度であるため積極的な嚥下リハビリテーションの対象となる．

仮性球麻痺は皮質脊髄路（錐体路）の一部である皮質核路（疑核などの嚥下中枢より上位の運動ニューロン）の両側性の障害で起こる嚥下障害である[5][6]．嚥下をつかさどる舌咽神経や迷走神経などの下位脳神経は両側支配であり，上位ニューロンの片側障害では通常嚥下障害は起こらないが，両側が障害されることで嚥下障害が明らかとなる．一方，両側大脳半球に病変があっても，皮質核路にかからない病変で起こる嚥下障害をすべて仮性球麻痺と判断してしまうことは控えねばならない．

嚥下中枢近傍のみの小さな病変が出現することは稀であり，両側の皮質核路が左右それぞれピンポイントで障害されることもあまり多くない．したがって，実際の臨床の現場で球麻痺や仮性球麻痺が直接の原因で嚥下障害となる患者は多くない．古典的な球麻痺・仮性球麻痺以外に，島葉などを含む大脳半球一側の病変でも嚥下障害が起こることも知られているが，そのメカニズムの詳細はまだ明らかでない．通常，重度の意識障害を伴わない大脳半球一側性病変による嚥下障害は短期間で改善する．

脳の障害とは関係のない心臓血管手術後などの長期人工呼吸管理により嚥下障害が引き起こされることが知られており，脳卒中患者にも脳の障害以外の原因で嚥下障害が起こることも忘れてはならない．長期挿管やICU管理後に起こる嚥下障害は，挿管チューブ，気切チューブや経鼻胃チューブなどによる機械的な損傷，長期ICU管理による嚥下に関連した筋や感覚神経からのフィードバックの障害，鎮静やせん妄による感覚中枢の障害などに起因すると考えられている[7]．

嚥下障害が重度で，長期に十分な経口摂取ができない場合には胃瘻による栄養管理が行われるが，胃瘻の原疾患として脳卒中が大部分を占める[3]．胃瘻が造設された患者は2年で約半数が死亡する．死因の60%は肺炎であり，胃瘻にすることで致死的肺炎を予防することはできない．脳卒中患者に胃瘻造設が行われる要因についての報告には以下のものがある．

Broadleyら[8]は脳梗塞・脳出血患者149名において，胃瘻の危険因子は脳卒中の重症度（Barthel index），意識障害（Glasgow coma scale），尿失禁，半盲，運動麻痺，失語であったと報告している．脳出血患者におけるKiphuthら[9]の検討では，意識障害（Glasgow coma scale），閉塞性水頭症，人工呼吸管理，敗血症の合併が胃瘻の危険因子で

表 1. modified water swalowing test（MWST）の判定

判定不能	口から出す，無反応
1 点	嚥下なし，むせまたは呼吸変化を伴う
2 点	嚥下あり，呼吸変化を伴う
3 点	嚥下あり，呼吸変化はないが，むせあるいは湿性嗄声を伴う
4 点	嚥下あり，呼吸変化なし，むせ，湿性嗄声なし
5 点	4 点に加え，追加嚥下運動（空嚥下）が 30 秒以内に 2 回以上可能

3 点以下は嚥下障害あり，4 点以上は嚥下障害なしと判定する.

あった．脳梗塞において，Kumar ら[10]は神経学的重症度（National institute of health stroke scale；NIHSS）および両側病変が，Alshekhlee ら[11]は発症時の球症状，神経学的重症度（NIHSS），中大脳動脈領域梗塞・誤嚥性肺炎が胃瘻の危険因子であったと報告している．これらの報告からは，長期に補助栄養が必要となるような重度嚥下障害は，球麻痺のような狭義の嚥下障害よりむしろ意識障害や神経学的重症度と広く関連していることがわかる．中等症～重症の脳卒中では，発症当初に従命や座位保持が困難なために経口摂取が不可能であるが，そのような患者を必要以上に長期に絶食とし，廃用によりさらに嚥下機能が低下することを防ぐためにも早期からの対応が必要である.

嚥下障害の評価法

1．ベッドサイドスクリーニングテスト

本邦でよく使用されているベッドサイドスクリーニングテストとして以下の1）～4）がある．急性期脳卒中患者を対象に行う場合には，バイタルサインが安定し，座位がとれるようになった後に，覚醒状態が良好で十分に従命可能なタイミングで行う.

1）反復唾液嚥下テスト（repetitive saliva swallowing test；RSST）

甲状軟骨を触知した状態で 30 秒間に何回空嚥下（唾液の嚥下）ができるかを測定し 3 回未満を陽性（嚥下障害の疑いあり）と判定する[12].

2）水飲みテスト（water swallowing test；WST）

常温の水 30 ml を注いだ薬杯を椅座位の状態にある患者の健手に渡し，「この水をいつものように飲んでください」と指示し，水を飲み終わるまでの時間，プロフィール，エピソードを測定・観察し，1 回でむせることなく 5 秒以内に飲むことができれば正常と判定する[13].

3）改訂水飲みテスト（modified water swallowing test；MWST）

冷水 3 ml をシリンジで口腔底にゆっくり注ぎ嚥下してもらい，嚥下反射誘発の有無，むせ，呼吸の変化を評価する（**表 1**）．評点が 4 点以上の場合は，最大 3 回まで施行し，最も悪い評点を記載する[12].

4）食物テスト（food test；FT）

ティースプーン 1 杯（3～4 g）のプリンやゼリーなどを嚥下してもらい，その状態を観察する．嚥下が可能な場合には，さらに 2 回の嚥下運動を追加して評価する．判定は改訂水飲みテストに準じて行う[12].

"スクリーニング"とは，ふるい分け・適格審査であり，特に健康な人も含めた集団から，目的とする疾患に関する発症者や発症が予測される人を選別する医学的手法のことをいう．嚥下スクリーニングテストも，本来健常者を対象に，嚥下障害がない人と嚥下障害がある人（疑いを含む）をふるい分けるために行われるべきものである．脳卒中患者の発症早期には高頻度に嚥下障害が認められるため，食事開始の前にはスクリーニングテストを行うことが脳卒中治療ガイドラインでは勧められているが，嚥下障害者（絶食中の患者も含む）を対象に経口摂取（または直接訓練）の可否を決定するためにスクリーニングテストを行う場合には，その目的を正しく理解して行う必要がある．スクリーニングテストで嚥下障害が疑われた場合には，闇雲に禁食を継続するのではなく，速やかに次の評価を行い適切な栄養摂取法やリハビリテー

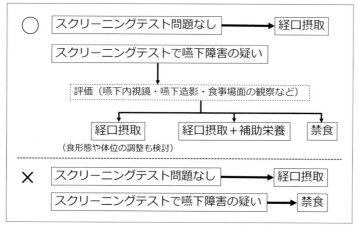

図 1. スクリーニングテスト後の対応

表 2. Functional oral intake scale(FOIS)

Level 1	経口摂取なし
Level 2	補助栄養に依存．少量の経口摂取を試みるのみ
Level 3	補助栄養に依存しているが，継続的に食事や飲み物を経口摂取している
Level 4	一種類の食形態のみ．すべての栄養・水分を経口で摂取
Level 5	複数の食形態．すべての栄養・水分を経口で摂取 ただし，特別な準備や代償法が必要
Level 6	特別な準備なく複数の食形態．すべての栄養・水分を経口で摂取．ただし，特定の食べ物は食べられない
Level 7	正常

ション法を検討する(図1)．

2．嚥下内視鏡と嚥下造影

嚥下スクリーニングテストなどで嚥下障害が疑われた場合に行われる詳細な評価には，機器を用いて行う検査法である嚥下造影と嚥下内視鏡がある．

嚥下造影は造影剤入りの模擬食品を実際に食べてもらい，透視装置を用いて咀嚼～嚥下の様子を録画して観察する検査法である．口腔準備期，口腔期送り込み期，咽頭期，食道期のすべてを観察することができ，喉頭侵入や誤嚥の有無を直接目でみて確認することができるという利点がある．一方，透視装置のある場所まで移動しなければ検査できない，造影剤入りの模擬食品を準備しなければならない，X線の被曝があるなどの欠点がある．

嚥下内視鏡は経鼻的に咽頭に挿入した内視鏡(ファイバースコープ・軟性鏡)で嚥下の様子を直接観察する方法である．咽頭残留の様子を直接みることができる，声帯の動きを観察することができる，実際の食品を使用して検査できる，(検査室に行くことなく)ベッドサイドでも検査できる，X線の被曝がないなどの利点がある一方で，嚥下の瞬間は咽頭収縮により画面が一瞬消える(ホワイトアウト)ため嚥下の瞬間の観察ができないという欠点がある．患者の状態にも応じて，2つの方法を組み合わせて使用することで嚥下機能の詳細な評価が可能となり，どのような食材をどのような体位でどのように食べれば安全に嚥下できるのかを判断することが可能とる．

3．嚥下障害の重症度評価

嚥下障害の重症度を示す方法として，信頼性・妥当性が検証され，世界的にも広く使用されている方法として functional oral intake scale(FOIS)がある(表2)[14]．本邦では，FOISとの妥当性が検証されている food intake level scale(FILS)もよく用いられている(表3)[15]．

表 3. Food intake level scale (FILS)

経口摂取なし
　Level 1：口腔ケア以外の嚥下訓練を行っていない
　Level 2：食物を用いない嚥下訓練を行っている
　Level 3：ごく少量の食物を用いた嚥下訓練を行っている

経口摂取と代替栄養
　Level 4：1食分未満の(楽しみレベルの)嚥下食を経口摂取しているが代替栄養が主体
　Level 5：1〜2食の嚥下食を経口摂取しているが代替栄養も行っている
　Level 6：3食の嚥下食経口摂取が主体で，不足分の代替栄養を行っている

経口摂取のみ
　Level 7：3食の嚥下食を経口摂取している
　Level 8：特別食べにくいものを除いて，3食経口摂取している
　Level 9：食物の制限はなく3食を経口摂取している
　Level 10：摂食嚥下障害に関する問題なし(正常)

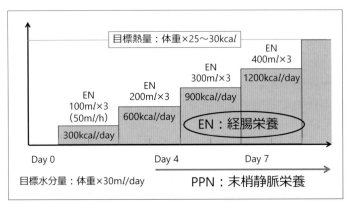

図 2. 栄養療法開始の例

経口摂取不能な場合の栄養管理

　脳卒中患者は意識障害，嚥下障害，その他の理由で十分な栄養摂取が困難になるが，低栄養は脳卒中の予後不良因子である．急性期脳卒中患者に対する栄養法に関するランダム化前向き比較試験である FOOD trial では，脳卒中発症1週間以内に経腸栄養を開始することで半年後の死亡および予後不良が低下することが示されており[16]，すぐに経口摂取ができない脳卒中患者では，発症1週間以内に経腸栄養を開始することが勧められる．ただし，成人重症患者における栄養投与法の研究である EPaNIC trial[17] の post hoc 解析や CALORIES trial[18] の結果からは過栄養もまた予後不良因子であることが示されている．したがって，脳卒中急性期には経腸栄養を主な栄養法としながら，過栄養とならないように標準体重を目安に25〜30 kcal/kg 程度の栄養を1週間程度かけて漸増していく方法が良い．初回の投与は嘔吐など消化器症状に注意しながら，消化管を慣らすつもりで少量 50〜100 ml をゆっくり (30〜50 ml/h) 投与する (図2)．

器質的口腔ケアと機能的口腔ケア

　脳卒中後には高頻度に肺炎を合併し，脳卒中後の肺炎は嚥下障害と強い関連があることが知られている．口腔ケアの肺炎発症予防効果は近年特に注目されているが，口腔ケアの方法や頻度などについて，どのようにするべきか一定の見解はまだない．文献の報告をみても，口腔ケアの方法には，消毒液を用いた口腔内清拭から，歯牙のブラッシングを行う方法，ブラッシングに加えて流水を用いたリンシング(洗浄)を行う方法まで様々である[19]．現在，本邦では一般的に，歯ブラシを用いたブラッシングとスポンジブラシによる粘膜ケアが行われており，流水を用いたリンシングの実施は施設の実情により異なる．また，乾燥予防に保湿剤の使用は広く行われている．標準的な方法が

確立されているとは言い難いが，口腔ケアを行ったことで有意に肺炎の発症が増加したとする報告はないので，どのような方法であれ，セルフケアのできない脳卒中患者には口腔ケアを行うべきである．日本集中治療学会からは，「人工呼吸器関連肺炎予防のための気管挿管患者の口腔ケア実践ガイド（案）」として，流水によるリンシングを行うかどうかは施設の実情により検討し，頻度は1日に「ブラッシングケア」を2回，「維持ケア」を4回実施するパターンと，「ブラッシングケア」を1回，「維持ケア」を3回実施するパターンの2つの方法が提唱されている．口腔ケアは肺炎予防のためだけでなく，経口摂取を開始する前の「食べられる口づくり」など，いわゆる口腔リハビリテーションの要素の1つとしても重要であり，器質的口腔ケアの実施に合わせて，開口・閉口訓練や唾液腺マッサージ，舌の刺激などの機能的口腔ケアも行う．

嚥下リハビリテーション

1．間接的嚥下訓練（間接訓練）

メンデルソン手技（喉頭挙上訓練）やシャキア・エクササイズ（シャキア訓練，頭部挙上訓練）は喉頭挙上や食道入口部開大に有効な間接的訓練法としてよく知られているが，覚醒直後の重症脳卒中患者は従命も不十分であるため，これら間接訓練を実施することは現実的には困難である．このような重症者は入院当初は，頸部の保持や座位保持が困難であるため，まずは，発症当初から理学療法士による他動的関節可動域訓練だけでなく，正しい頸位の確保（過伸展にならないようにする）を心がける．バイタルサインが落ち着いたら，座位保持ができるようになるように，早期から車椅子座位などの離床を行うことが勧められる．離床のタイミングは発症後24時間以降まで待つべきと思われるが[20]，必ずしもJCS（Japan coma scale）ひと桁になるまで待つ必要はない．十分な覚醒が得られるまでは，器質的口腔ケアに合わせた機能的口腔ケアを行うのは前述の通りである．

2．直接的嚥下訓練（直接訓練）

ギャッチアップ座位またはリクライニング車椅子での座位保持ができ，開口・閉口・挺舌の指示に応じることができるようになるタイミングが直接訓練開始を検討する時期である[21]．直接訓練開始にあたっては，嚥下内視鏡や嚥下造影で，誤嚥の少ない食形態や体位を確認しておく．通常初回訓練では，リクライニング位で頸部を軽度前屈した姿勢（chin-tuck position）で，食材には嚥下のしやすいゼリーまたはペーストを用いて行う．経口で十分な栄養摂取ができるようになるまでは，経腸栄養や末梢点滴を用いて十分な水分・栄養管理に心がける．経鼻胃チューブは，細径のものが正しく留置されていれば嚥下の大きな妨げにはならない．

急性期脳卒中患者に息こらえ嚥下などの嚥下手技を実施することは困難である．また，球麻痺の場合を除いて，脳卒中患者では咽頭通過の左右差はないことが一般的なので[22]，横向き嚥下が必要な場合はほとんどない．交互嚥下が必要な場合には，介助者の主導で行う．食上げの目安は，30分以内に7～8割以上の摂取ができる場合である．いつまでもペースト食のままにならないように，咀嚼・食塊形成・嚥下の状態を十分に観察し，食上げが可能であれば速やかに行う．

脳卒中後嚥下障害に対する包括的介入法の有効性

脳卒中後の嚥下障害に対する包括的介入に関する前向きランダム化比較試験（RCT）は過去に2つの報告があるのみである．DePippoら[23]はリハビリテーション病棟入院患者115名で肺炎・脱水・低栄養・窒息・死亡を評価項目とする検討を行い，介入群と対照群で有意な差を認めなかった．Carnabyら[24]は急性期患者306名で検討を行い，介入群における半年後の常食摂取の割合に対照群との有意差を認めなかったが（57/102［55.9％］vs. 136/204［66.7％］；RR（相対性リスク）1.19，95％CI，0.98-1.45；P＝0.065），介入によって呼吸器感染症は有意に減少した（48/102［47.1％］vs.

54/204［26.5％］；RR 0.56，95％ CI，0.41-0.76；P＜0.001）．

　補助栄養からの離脱を指標とする治療介入の前向き RCT は現時点ではなく，後ろ向き試験の結果が 1 つあるのみである．発症時昏睡状態のものを含む脳出血患者 219 名における我々の検討では，発症早期からの積極的口腔ケア，意識回復直後からのゼリー，ペーストの経口摂取開始，食形態・体位の変更を中心とする早期介入プログラムを行った介入群で，反復唾液飲みテスト・水飲みテストを用いる従来の方法で経口摂取を開始していた対照群と比較して，経口摂取が可能となるもの（FOIS 4〜7）が有意に増加した[21]．介入により呼吸器感染症は有意に減少し（32/90［35.6％］vs. 27/129［20.9％］；OR（オッズ比）0.48，95％ CI，0.26-0.88；P＝0.016），在院期間も有意に短縮した（44.2±27.2 日 vs. 31.9±19.8 日；P＜0.001）．

　これら最近の知見をまとめると，脳卒中後の嚥下障害患者において，急性期に積極的な経口摂取訓練を行うことで肺炎を含めた呼吸器感染症は減少し，発症直後から口腔ケア・早期経口摂取を行うことにより脳卒中患者の嚥下機能は改善し，重症者でも短期間で補助栄養が不要になる可能性があると思われる．

おわりに

　嚥下障害に対するリハビリテーションの知見は，その多くが回復期以降の脳卒中患者における嚥下障害から得られてきた．進行性の神経疾患や認知症における嚥下障害と異なり，脳卒中後の嚥下障害は“古典的”手法で治る嚥下障害と考えられている．しかしながら，今でも多くの脳卒中後の嚥下障害は治すことができず，胃瘻・禁食のまま残りの人生を送る脳卒中患者が多数存在する．脳卒中後の嚥下障害治療においては，急性期から，正しい視点に立ち，適切な対応をさらに広く普及させることが必要である．

文　献

1) Smithard DG, et al：The natural history of dysphagia following a stroke. *Dysphagia*, **12**：188-193, 1997.
2) Mann G, et al：Swallowing function after stroke：prognosis and prognostic factors at 6 months. *Stroke*, **30**：744-748, 1999.
3) Suzuki Y, et al：Survival of geriatric patients after percutaneous endoscopic gastrostomy in Japan. *World J Gastroenterol*. **16**：5084-5091, 2010.
4) Oshima F, et al：Prediction of dysphagia severity：an investigation of the dysphagia patterns in patients with lateral medullary infarction. *Intern Med*, **52**(12)：1325-1331, 2013.
5) Besson G, et al：Acute pseudobulbar or suprabulbar palsy. *Arch Neurol*, **48**(5)：501-507, 1991.
6) Fandler S, et al：Dysphagia in supratentorial recent small subcortical infarcts results from bilateral pyramidal tract damage. *Int J Stroke*, **1**：1747493018778141, 2018. doi：10.1177/1747493018778141.
7) Suntrup S, et al：Electrical pharyngeal stimulation for dysphagia treatment in tracheotomized stroke patients：a randomized controlled trial. *Intensive Care Med*, 2015 Jun 13.
8) Broadley S, et al：Predictors of prolonged dysphagia following acute stroke. *J Clin Neurosci*, **10**：300-305, 2003.
9) Kiphuth IC, et al：Predictive factors for percutaneous endoscopic gastrostomy in patients with spontaneous intracranial hemorrhage. *Eur Neurol*, **65**：32-38, 2011.
10) Kumar S, et al：Predictors of percutaneous endoscopic gastrostomy tube placement in patients with severe dysphagia from an acute-subacute hemispheric infarction. *J Stroke Cerebrovasc Dis*, **21**：114-120, 2012.
11) Alshekhlee A, et al：National Institutes of Health stroke scale assists in predicting the need for percutaneous endoscopic gastrostomy tube placement in acute ischemic stroke. *J Stroke Cerebrovasc Dis*, **19**：347-352, 2010.
12) 小口和代ほか：摂食・嚥下障害のスクリーニング．*J Clin Rehabil*, **10**(8)：714-719, 2001.
13) 窪田俊夫ほか：脳血管障害における麻痺性嚥下障害―スクリーニングテストとその臨床応用につ

いて. 総合リハ, **10**(2)：271-276, 1982.

14) Crary MA, et al：Initial psychometric assessment of a functional oral intake scale for dysphagia in stroke patients. *Arch Phys Med Rehabil*, **86**：1516-1520, 2005.

15) Kunieda K, et al：Reliability and Validity of a Tool to Measure the Severity of Dysphagia. The Food Intake LEVEL Scale. *J Pain Symptom Manage*, **46**：201-206, 2013.

16) Dennis MS, et al：Effect of timing and method of enteral tube feeding for dysphagic stroke patients(FOOD)：a multicentre randomised controlled trial. *Lancet*, **365**：764-772, 2005.

17) Casaer MP, et al：Early versus late parenteral nutrition in critically ill adults. *N Engl J Med*, **365**：506-517, 2011.

18) Harvey SE, et al：Trial of the route of early nutritional support in critically ill adults. *N Engl J Med*, **371**：1673-1684, 2014.

19) El-Rabbany M, et al：Prophylactic oral health procedures to prevent hospital-acquired and ventilator-associated pneumonia：a systematic review. *Int J Nurs Stud*, **52**：452-464, 2015.

20) AVERT Trial Collaboration group：Efficacy and safety of very early mobilisation within 24 h of stroke onset(AVERT)：a randomised controlled trial. *Lancet*, **386**：46-55, 2015.

21) Takahata H, et al：Early intervention to promote oral feeding in patients with intracerebral hemorrhage：a retrospective cohort study. *BMC Neurol*, **11**：6, 2011.

22) Yang S, et al：The Effect of Stroke on Pharyngeal Laterality During Swallowing. *Ann Rehabil Med*, **39**：509-516, 2015.

23) DePippo KL, et al：Dysphagia therapy following stroke：a controlled trial. *Neurology*, **44**：1655-1660, 1994.

24) Carnaby G, et al：Behavioural intervention for dysphagia in acute stroke：a randomised controlled trial. *Lancet Neurol*, **5**：31-37, 2006.

特集：脳卒中リハビリテーション医療 update

脳卒中後のうつ・アパシーへの対応

先崎　章*

Abstract リハビリテーション医療で遭遇する脳卒中者の「うつ」にはうつ病，"うつ"（うつ病以外の抑うつ神経症，不安障害，あるいはディスチミア），アパシー，（低活動性の）せん妄が考えられる．日内変動，抑うつ気分の自覚がどの程度なのか，睡眠障害のパターン，食欲低下の質によって鑑別は可能である．うつ病以外の場合には適度に励まし，リハビリテーション治療を遂行しADLの向上に努めることが「うつ」を緩和する．

脳卒中者の自殺の予防としては，不安焦燥感の強いうつ病を合併している患者を見つけ出して，孤立を防ぎ，薬物治療も併用することが必要である．言語でのコミュニケーションが困難な重症失語症者においても"うつ"やうつ病を診断することはできる．「悩める脳卒中者」ではなく，「脳の病気としてのうつ」が示唆される場合には，言語評価を含むリハビリテーション治療のペースを落とすことが必要である．

Key words うつ病（depression），アパシー（apathy），自殺（suicide），リハビリテーション（rehabilitation），脳卒中（stroke）

はじめに

脳卒中のうつに関する研究で，これまでに明らかになっていることは**表1**の通りである[1]．当然ながら脳卒中後うつは機能回復に負の影響を与える．一般的に"うつ病"の対応は「励まさない，休ませる」ことと広く知れ渡っている．しかし"うつ"の状態にある脳卒中者を一律に「励まさない，休ませる」ことは間違いであると感じている．リハビリテーション医療を休止することはADL（日常生活動作）低下に直結し，廃用に追いやり悪循環の罠（**図1**）[2]（うつや廃用が，痛み増強や体力低下につながり，さらにそれらがうつを悪化させる）に陥れるからである．また脳損傷に由来するアパシーが前景に立っている場合には，強い声かけや指示が必要であろう．重要なのは，リハビリテーション治療のペースを落とすべき"うつ"と，適度な励ましをして治療を遂行すべき"うつ"の見極めである．

"うつ"とうつ病

リハビリテーション医療で遭遇する"うつ"を**表2**に示す．**表2**の①うつ病は，内因性のうつ病，脳の病気であり，対応の原則は安静である．感情体験は制止され，自罰的でむしろ自らの訴えは少ない．特徴的な症状を**表3**に示す．精神科専門医はこのような症状の質と経過を確認して"うつ"の一群から"うつ病"を診断している．精神科専門医がSDS自己評価式うつスケール（**表4**）の得点によってうつ病や抑うつ神経症を診断することはない．一方，多職種にて共通理解が必要であるリハビリテーション医療の現場では，ICD-10

* Akira SENZAKI，〒372-0831　群馬県伊勢崎市山王2020-1　東京福祉大学社会福祉学部，教授／〒362-8567　埼玉県上尾市西貝塚148-1　埼玉県総合リハビリテーションセンター神経科

表 1. 脳卒中後のうつ（これまでの研究で明らかになっていること）

- うつは，脳卒中後の一般的な合併症であり約 1/3 の患者にみられる．
- うつ病の高い罹患率は，脳卒中後 1 か月で報告されている．罹患率は経過とともに低下するが，うつはかなりの率で持続する．
- 脳卒中後うつのリスクを上昇させる因子として，女性，うつや精神疾患の既往，社会的孤立，機能障害，認知機能障害が挙げられる．
- 脳卒中の発症部位と脳卒中後うつの発症との関連は，多くの研究が行われてきたにもかかわらず，明らかにはなっていない．
- 脳卒中後うつは機能回復に負の影響を与える．（早期発見と早期治療は，機能回復促進に働き得る．）
- 脳卒中後うつは社会的な孤立と関連がある．
- 脳卒中後うつは認知機能障害と関連する．
- 脳卒中後うつは死亡率を増加させる．
- 個別サポートを継続して行うことによって，脳卒中後のうつ増悪のリスクを減少させることができる．
- 四環系抗うつ薬，SSRI は脳卒中後うつを改善する．
- ω3 脂肪酸の食事補給では気分に対する効果がみられない．
- 積極的なケアマネジメントを行うことが，治療の効果をより高める．
- 脳卒中後半年間は，約 1/4 の患者に感情失禁がみられる．

（文献 1 : Salter K, et al : Post-Stroke Depression, 2013. より筆者が抜粋しまとめた）

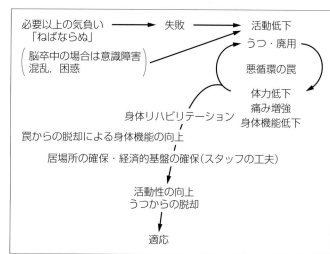

図 1.
不適応による身体機能の後退を予防する
（文献 2：先崎　章：精神医学・心理学的対応　リハビリテーション，医歯薬出版，2011. の図に一部加筆）

表 2. リハビリテーション医療で遭遇する"うつ"の鑑別と対応

	わかりやすく説明すると	抑うつ気分	症状の特徴	食欲・睡眠	「うつ」症状と自省	薬物治療	リハビリテーション医療の対応	医療スタッフの対応
① うつ病	「脳の病気としてのうつ」	自覚あり	日内変動あり（朝悪い，夕方はやや軽快）	味覚低下，早朝覚醒，中途覚醒	訴えない，自罰的	うつそのものに有効	治療ペースを落とす	共感，安静，ねぎらい
② "うつ"状態（うつ病を除く）	「悩める障害者・患者」	自覚強い	日内変動なし（状況依存）	味覚あり，入眠困難	訴え多い，他罰的	症状に対症的に有効	治療を継続する	共感，指示，適度な励まし
③ アパシー（脳器質疾患）	「脳の損傷によるアパシー」	自覚なし	状況にも時間にも無関係	味覚無頓着睡眠良好	訴えない	賦活刺激薬なら可	治療を進める	具体的な指示，誘導
④ （低活動性の）せん妄	「意識の障害」	自覚なし	日内変動あり（夕〜夜に悪化）	容易に睡眠状態に移行	訴えない	ベンゾジアゼピンで悪化	朝夜リズムの確保	安心感を与えることを優先

表 3. 内因性うつ病(＝脳の病気としてのうつ)

```
「了解不能」な 喜怒哀楽の感情体験の制止
[特徴的な症状]
 ・食欲減退・体重減少，味覚低下・嗅覚低下
 ・早朝(深夜)覚醒，昼間睡眠不能
 ・性欲減退・性機能低下
 ・希死念慮・自殺企図
 ・自律神経失調(突発的発汗，のぼせ，口渇，便秘)
 ・悲哀・寂寥・孤独感(生気的悲哀；Schneider K)
 ・思考・行動制止
 ・自責感
 ・日内変動あり　日間変動なし
```

(文献4：中安信夫：うつ状態の類型診断．精神科治療学，27：19-28，2012.より)

表 4. SDS 自己評価式うつスケール(W Zung：1965，1994．三京房発行)

```
ないかたまに：1点　ときどき：2点
かなりのあいだ：3点　ほとんどいつも：4点
＊ただし②，⑤，⑥，⑪，⑫，⑭，⑯，⑰，⑱，⑳は逆順．
80点満点　うつ病：60±7点　抑うつ神経症：49±10点　正常：35±12点
```

1 気が沈んで憂うつだ	⑪ 気持はいつもさっぱりしている
② 朝がたはいちばん気分が良い	⑫ いつもとかわりなく仕事をやれる
3 泣いたり，泣きたくなる	13 落ち着かずじっとしていられない
4 夜よく眠れない	⑭ 将来に希望がある
⑤ 食欲はふつうだ	15 いつもよりいらいらする
⑥ 異性に対する関心がある	⑯ たやすく決断できる
7 やせてきたことに気がつく	⑰ 役に立つ，働ける人間だと思う
8 便秘している	⑱ 生活はかなり充実している
9 ふだんよりも動悸がする	19 自分が死んだほうがほかの者は楽に暮らせると思う
10 何となく疲れる	⑳ 日頃していることに満足している

(正門由久(編)：リハビリテーション評価ポケットマニュアル．医歯薬出版，2011．より)

表 5. ICD-10 によるうつ病の診断基準

激越や精神運動制止などの重要な症状が顕著で，多くの症状を確認できない場合は，重症エピソードとする．

重症，中等症，軽症エピソードとも全体で最低2週間以上持続している．しかし極めて重く重症な発症であれば，2週間未満でも重症エピソードの診断をつけても良い．

注：ICD は診断・治療の道具(治療方針を決める診断につながるもの)ではなく，統計のための分類票にしかすぎないことに注意しなければならない．

```
(1) 抑うつ気分，興味と喜びの喪失，易疲労性の3つすべてがみられること(3つの
   うち2つなら中等度～軽度うつ病エピソード)
(2) さらに以下の症状のうち少なくとも4つがみられること，そのうちのいくつか
   が重症でなければならない(3つなら中等後うつ病エピソード，2つなら軽度う
   つ病エピソード)
   ・集中力と注意力の減退
   ・自己評価と自身の低下
   ・罪責感と無価値観
   ・将来に対する希望のない悲観的な見方
   ・自傷あるいは自殺の観念や行為
   ・睡眠障害
   ・食欲不振
```

融　道男ら(訳)：ICD-10 精神および行動の障害―臨床記述と診断ガイドライン日本語版，医学書院，2005．のうつ病(うつ病エピソード)の箇所を，わかりやすく表にした．

(文献2：先崎 章：精神医学・心理学的対応リハビリテーション．医歯薬出版，2011．より)

表 6. 抑うつ状態に間違われやすい，神経学的症候としての発動性の低下（本人は抑うつ気分を自覚していない）や情動表出の低下がみられる脳損傷

(1) 前頭葉損傷関連の発動性の低下
前帯状回回路を含む「前頭葉内側面」の損傷によるものが，前頭葉由来の無気力，発動性の低下や無感情のなかで，最も目立つ．前頭葉内側面の前帯状回は辺縁系の構成物で，高度な行動の発動に関係している
(2) 基底核損傷関連による発動性低下
尾状核，被殻，淡蒼球の部位の脳血管障害患者の 1 割以上に無気力が認められる．とくに尾状核や両側性に基底核が損傷された場合にはその出現頻度は高くなる．また，パーキンソン病の情動の発露がない仮面様の顔貌や無動も，基底核の障害に由来している．ただし，パーキンソン病の場合も，基底核を損傷している脳血管障害の場合も，うつを合併していることは多い
(3) 視床損傷関連による発動性低下
視床は，辺縁系の含む脳各部位と密接に連絡していて，大脳皮質が担う機能のすべてに深く関与している
(4) 皮質下の広範な損傷による発動性低下
多発性脳梗塞や麻痺のない潜在性の脳血管性認知症，ビンスワンガー病，白質脳症など
(5) 右脳半球損傷における情動表出の低下
右脳半球損傷者において情動の表出に障害がある．声の抑揚によって感情を表現することが不得手である．また，言語の抑揚や表情を利用して，感情を適切に表現することが苦手である

（文献 2：先崎 章：精神医学・心理学的対応リハビリテーション．医歯薬出版，2011．より）

表 7. やる気スコア（アパシースケール）
16 点以上をやる気低下と判定

	全くない	少し	かなり	大いに
1）新しいことを学びたいと思いますか？	3	2	1	0
2）何か興味を持っていることがありますか？	3	2	1	0
3）健康状態に関心がありますか？	3	2	1	0
4）物事に打ち込めますか？	3	2	1	0
5）いつも何かしたいと思っていますか？	3	2	1	0
6）将来のことについての計画や目標を持っていますか？	3	2	1	0
7）何かをやろうとする意欲はありますか？	3	2	1	0
8）毎日張り切って過ごしていますか？	3	2	1	0
	全く違う	少し	かなり	まさに
9）毎日何をしたらいいか誰かに言ってもらわなければなりませんか？	0	1	2	3
10）何事にも無関心ですか？	0	1	2	3
11）関心を惹かれるものなど何もありませんか？	0	1	2	3
12）誰かに言われないと何もしませんか？	0	1	2	3
13）楽しくもなく，悲しくもなくその中間位の気持ちですか？	0	1	2	3
14）自分自身にやる気がないと思いますか？	0	1	2	3

島根医科大学第 3 内科版：Starkstein SE, et al：Stroke, 24：1625-1630, 1993. から翻訳作成，標準化した．
（日本脳ドック学会・脳ドックの新ガイドライン作成委員会：脳ドックのガイドライン 2014．2014．より）

の診断基準（**表 5**）[2]や SDS 自己評価式うつスケール（**表 4**）を参考するのが現実的である．

表 2 の ②“うつ”状態（うつ病以外）は抑うつ神経症，不安障害，あるいはディスチミア（気分変調症）に該当するものである．苦悩の表現が多く，状況依存的である．本人の心情を共感したうえでの適度の励ましや，リハビリテーション治療を継続し ADL を拡大することが対応となる．**表 2** の ①

表 8. アパシーへの対応

薬物療法 (日本の場合)	【脳梗塞の場合】 　サアミオン　　　　5 mg　　3T(分3) 　シンメトレル　　 50 mg　　3T(分3) 　保険適用外→ドプス　100 mg　3T(分3)
非薬物療法	・病前から興味があった分野につなげる ・音楽・合唱，犬・猫，化粧 ・体操・散歩など身体を動かす

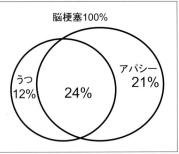

図 2. 脳梗塞 245 例による島根大学の報告
　脳卒中後の抑うつ状態とアパシーの頻度
　1993 年以降の 10 研究の文献的考察では
　・うつ状態の合併　7～23%(平均 16%)
　・アパシーの合併　19～55%(平均 35%)
　(小林祥泰：脳卒中後のアパシー．今日の
　　精神科治療指針．医学書院，2012．より)

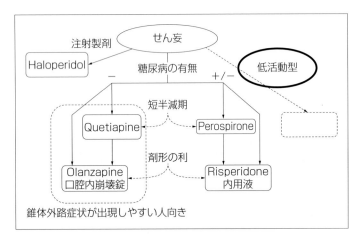

図 3.
せん妄に対する薬物療法アルゴリズム
総合病院精神医学会専門医 154 名(該当者
560 名の 27.5%)からの回答により
50%以上の専門医が第一選択薬として推奨
している治療薬
(日本総合病院精神医学会(編)：せん妄の臨
床指針．せん妄の治療指針第 2 版，p.100,
星和書店，2015．より)

表 9. 日本の脳卒中ガイドライン 2015 の
うつに関する記載

・「脳卒中後のうつは ADL や認知機能の改善を阻害し，健康 QOL が低くなるため，十分な評価を行い，リハビリテーション治療を進めることが勧められる」
・「うつ状態に対して，早期に三環系抗うつ薬，選択的セロトニン再取込み阻害薬(selective serotonin reuptake inhibitor；SSRI)などの抗うつ薬を開始することが勧められる」

(文献 11：日本脳卒中学会脳卒中ガイドライン委員会(編)：脳卒中ガイドライン 2015．pp.317-318，協和企画，2015．より)

表 10. SSRI のうつに対する効果は限定的である

・抗うつ薬の販売者は，セロトニンの欠乏によってうつ病が引き起こされており，選択的セロトニン再取り込み阻害剤(SSRI)がこの欠乏を正常化するとして宣伝している．しかし，これは監督庁による製品情報や査読論文によって裏付けられていない比喩的な説明である．
　　　　　　　　　　　　　Jeffrey RL, Jonathan L：2006.
・軽症から中等度のうつ病では SSRI の効果は，プラセーボと比較して有意差は小さいか全くない．非常に重度のうつ病においては臨床的に有意に効果である．
　　　　　　　　　　　　　Jay C Fournier ほか：2010.

うつ病と②"うつ"状態とは移行し得る．また，しばしば経過の中で結果的に判別できるという難しさがある．甲状腺機能低下症の場合はうつ病と誤診されやすいので，特に中年女性の方の場合は血液型検査で甲状腺機能を確認する．

アパシーとせん妄

さらに表情が冴えず発動性が乏しく"うつ"のようにみえる表2の③アパシーがある．内的には抑うつ気分が存在しない("うつ"には抑うつ気分が存在する)．これは脳卒中では表6[2]のように各種損傷部位に由来してみられる．アパシーについ

表 11. 反応性の抑うつ状態に抗うつ薬投与

・環境調節や休養によって抑うつ症状の改善がみられない場合，睡眠や食欲の障害が重い場合，気分に日内変動がある場合，過去に抗うつ薬に良好な反応が認められた患者では抗うつ薬の投与を検討する．

・反応性にうつ病を呈した患者では薬剤の副作用による吐気や食欲低下が出現するのを極度に嫌い，また近く過敏を訴える傾向が強いので amoxapine, trazodone, mianserin を用いることが多い．SSRI は深睡眠を抑制することもあり，ほとんど用いない．

・焦燥感・知覚過敏・熟眠障害の強い患者には，比較的少量の抗精神病薬，たとえば quetiapine 25〜50 mg や chlorpromazine 12.5〜50 mg を付加的に，あるいは単独で用いるようにしている．

反応性うつ病に限らず，心理教育・支持的精神療法・生活療法・環境調節はうつ病治療の根幹として初診時から行うべき．

うつ病としての輪郭をきちんと備えた症例に対しては定型的なうつ病治療が行われるべき．

（文献 4：岩井圭司：反応性うつ病．精神科治療学, 27（臨時増刊号）：95-100, 2012. より）

表 12. 脳卒中自験例

a. 脳卒中後，入院リハビリテーション治療期間中に自死した者と首絞め行動した者の割合		
脳卒中者 841 名中	入院中に自殺既遂	2 例（1 例は外泊中）（0.2%）
（4 年間）	繰り返し，ひもで首絞め行動	4 例（0.5%）

b. 脳卒中者の自殺行動の背景にみられたこと
（1） 孤立
（2） 訓練や医療への過剰適応
（3） 依存や退行
（4） 脳損傷後の自己に対する不全感
（5） （脳損傷由来の）情動の不安定さ
（6） 家族のサポート力の低下

（文献 2：先崎 章：精神医学・心理学的対応リハビリテーション，医歯薬出版, 2011. より）

ては表7[3]のように「やる気スコア」で把握する方法がある．脳器質的な障害といえるアパシーへの対応を表8に示す．ただし図2に示すように，"うつ"とアパシーはしばしば重なっている．

また亜急性期や回復期の場合，あるいは高齢者の場合には，これにさらに表2の④意識障害（低活動性のせん妄）を鑑別として挙げる必要がある．

図3はせん妄（過活動性を含む）治療の第一選択薬を，せん妄の治療に長けた日本総合病院精神医学会専門医がどう選択しているのかを示したものである．低活動性のせん妄の治療では，右側の点線内が空白になっているように，治療薬について統一した意見がない．

"うつ"とうつ病の薬物療法

日本の脳卒中ガイドライン 2015 によれば，うつ状態に対して表9のように「うつ状態に対して，早期に三環系抗うつ薬，選択的セロトニン再取込み阻害薬（selective serotonin reuptake inhibitor；SSRI）などの抗うつ薬を開始することが勧められる」とある．一方，精神科領域では一般的な（非脳卒中の）うつ病に対する薬物療法について，表10のような指摘もある．反応性のうつ状態も含む"うつ"に対しては，表11のような考えに沿って薬物療法を行うのが現実的であると感じている．筆者は，抗コリン作用や脱力などの有害事象が少なく，SSRI 投与でみられる消化器症状もない trazodon 25 mg 1〜2 錠を夕食後投与することから開始することが多い．あるいは食欲低下が目立つ場合には sulpiride 50 mg（2〜）3 錠を毎食後に投与することから開始している．うつ病とはいえない"うつ"であっても，日中の不安焦燥を緩和し，夜間の不眠や浅眠を改善することによって，結果としてリハビリテーション治療に適応できるようになり，抑うつ状態が緩和されるからである．

（内因性）うつ病であることが明らかな場合には，通常のうつ病の治療に準じて抗うつ薬を増量して一定期間（2〜4 週間）での治療反応をみる．不安焦燥が著しい場合には，自殺の恐れも高くなるので，表11にあるように，（benzodiazepine ではなくて）quetiapine や chlorpromazine を日中の眠気や脱力で ADL を大きく低下させない範囲で，

表 13. 運動性失語症者の自死の要因（事後的に検証）

> (1) （転入院で）新しい環境に投げ出され，不安・緊張が増長した
> (2) 入院時の診察・評価が，失語症の現実を突きつけるという側面も持ち合わせた
> (3) 言語障害により，医療者や他の患者から孤立してしまった
> (4) 自宅から遠隔地の病院への転入院で，家族の癒す力を利用できなかった
>   以上の(1)～(4)を誘因として焦燥感の強いうつ病の状態に移行した可能性あり
> (5) 運動麻痺がほとんどなく身体介護が不要で，看護者の目が届きにくかった
> (6) 開放的な病棟の構造で，窓が全開放でき，ベランダの柵も低かった

表 14. 脳卒中者の自殺の予防

> ・障害の程度にかかわらず，患者は周囲の状況を把握していることを常に念頭におく
> ・運動能力が保たれている運動性失語の患者にて不眠，焦燥感がみられたら要注意
> ・高齢者で身体の不定愁訴が持続してみられるようになったら要注意．うつの可能性大
> ・医療や訓練に過剰に適応している患者では，家族や周囲の人から情報収集する
> ・事故や演技にみえても，自殺行動が疑われる場合は，重大な問題として取り上げる
> ・周囲や家族から十分なサポートが得られていないときには，注意が必要
> ・非言語的コミュニケーションを最大限に利用する，大切にする

（文献 2：精神医学・心理学的対応リハビリテーション．医歯薬出版，2011．より）

表 15. うつ病（＝脳の病気としてのうつ）なのか "うつ"（＝悩める脳卒中者）なのか，重度失語症者の場合での判断

> 握手をしても手を握り返さない．打ちひしがれたような表情で，視線を合わせない（かかわりを避ける）様子や，焦燥（じっとしていられない），ため息，睡眠障害（中途覚醒，早朝覚醒），食欲低下（味自体がなくなる），日内変動（特に朝調子が悪い）を総合してうつ病ではないかと判断．
>
> 「悩める脳卒中者」ではなく，「脳の病気としてのうつ」が示唆される場合には，言語評価や訓練のペースを落とすことが必要．（表2も参照）

具体的には 25 mg を 1/2～1 錠を夕食後あるいは眠前 1 回から併用投与を開始し心的緊張を緩和する．

脳卒中者の自殺の予防

かつて筆者はリハビリテーション病院にリハビリテーション治療目的で 4 年間に入院した脳卒中者 841 例について事後的に自殺行動の調査を行った（**表 12-a**）．その結果，入院期間中に 2 例で自死，4 例で繰り返しの首絞め行動がみられた．自殺行動の背景を事後的に検証した結果，**表 12-b** の事実があった．運動性失語例であった自死 1 例は **表 13** のように評価によって障害の現実をつきつけられ，孤立もあり，不安焦燥感の目立つうつ病の状態にあったものと推定された．これらの教訓から，脳卒中者の自殺予防について **表14** のように提言した[2]．

言語でのコミュニケーションが困難な重症失語症者において "うつ" やうつ病をどう診断して対応すれば良いのか **表15** に示す．「悩める脳卒中者」ではなく，「脳の病気としてのうつ」が示唆される場合には，言語評価や治療を含むリハビリテーション治療のペースを落とすことが必要である．

COI 開示 本稿に日本精神神経学会で定めた利益相反はない．

文 献

1) Salter K, et al：Post-Stroke Depression. The Evidence-Based Review of Stroke Rehabilitation, pp. 1-104, EBRSR, 2013.
2) 先崎 章：精神医学・心理学的対応リハビリテーション．医歯薬出版，2011.
3) 日本脳ドッグ学会ホームページ〔http://jbds.jp/guideline.html〕
4) 中安信夫：うつ状態の類型診断．精神科治療学，**27**（臨時増刊号）：19-28，2012.
5) 岩井圭司：反応性うつ病．精神科治療学，**27**（臨時増刊号）：95-100，2012.
6) Marin RS, Wilkosz PA：Disorders of Diminished Motivation, Silver JM, et al（ed），Textbook of Traumatic Brain Injury Second edition, p. 297, American Psychiatric Publishing Inc, 2011.
   （図を訳した）先崎 章：アパシーの薬物治療，リハビリテーション．日本高次脳機能障害学会教育・研修委員会（編）注意と意欲の神経機構，p. 240，新興医学出版，2014.
7) Starkstein SE, et al：Apathy following cerebro-

vascular lesions. *Stroke*, **24**：1625-1630, 1993.

8）岡田和悟ほか：やる気スコアを用いた脳卒中後の意欲低下の評価．脳卒中，**20**：318-323，1998.

9）木村真人：血管性うつ病（vascular depression）．精神科治療学，**27**（臨時増刊号）：216-222，2012.

10）日本うつ病学会ホームページ〔http://www.secretariat.ne.jp/jsmd/index.html〕

11）日本脳卒中学会脳卒中ガイドライン委員会（編）：うつ状態に対する対応，脳卒中ガイドライン

2015．pp317-318，協和企画，2015.

12）岡田和悟，山口修平：脳卒中後うつ．総合リハ，**47**：175-180，2019.

13）Winstein CJ, et al：Guidelines for Adult Stroke Rehabilitation and Recovery：A Guideline for Healthcare Professionals From the American Heart Association/American Stroke Association. *Stroke*, **47**：e98-e169, 2016.

特集：脳卒中リハビリテーション医療 update

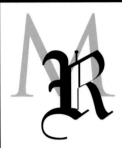

脳卒中後てんかんへの対応

藤本礼尚*

Abstract 脳卒中は，皮質下出血を含め脳梗塞などによって，てんかん症候群をきたし得る．根底に加齢による perivascular drainage システム不全からアミロイドアンギオパチーによる病態としてアルツハイマー病や脳出血があるという概念もあり高齢者はてんかん病態をきたし得る．また超高齢化社会に突入し高齢者てんかんの急増が見込まれる．てんかんとは，「てんかん発作」と「てんかん症候群」の両方を意味する．また，急性症候性痙攣発作という中枢神経に由来する痙攣と慢性的に繰り返す大脳ニューロンの異常発火による症状としてのてんかん発作は異なることを理解する必要がある．高齢者は脳卒中，転倒による頭部外傷，代謝疾患などによる急性症候性痙攣発作を起こしやすいため，この概念が大切で，「痙攣＝てんかん」ではないことを理解する必要がある．高齢者てんかんの特徴は短い．特に意識減損下の異常行動などが1分未満であるとてんかん発作の可能性が高い．意識清明下での異常運動などが1分以上であるとてんかん発作の可能性は低くなる．

Key words 高齢者てんかん(epilepsy in elderly)，脳卒中(stroke)，短い症状(short duration)，急性症候性痙攣(acute symptomatic seizure)

はじめに

脳卒中後にてんかんが発症することはよく知られており，「脳卒中後てんかん(post stroke epilepsy)」[1]と呼ばれている．その発症率は約8〜12％[2)3)]程度で risk factor は脳皮質病変，脳出血が挙げられる[4)]．脳卒中後てんかんを含め，てんかんを理解するためには基本概念をしっかり押さえておくと総合的に理解がしやすい．

まずは「てんかん」の意味には，「てんかん症候群」という【病態】としての意味合いと，「てんかん発作」という【症状】としての意味合いがあることをご理解いただきたい．しかし，医療現場では多くの医療者はここを区別なく考えてしまうことがあるため，てんかんやその専門用語への理解が困難に感じてしまうことが多い．例えば脳卒中には脳出血，脳梗塞という【病態】による麻痺，構音障害，失語などの【症状】が出る．それと同様に側頭葉てんかんという【病態】により意識減損する，自動症という【症状】が出る．いま一度「てんかん」という【病態】と，「てんかん」という【症状】を混同していないか確認されたい．

この混乱は，「てんかん発作」と「てんかん症候群」の言葉の共通部分の「てんかん」だけが現場で飛び交っているので両者を混同している医療者が多くなってしまうし，後にも述べるが高い有病率にもかかわらず充実したてんかん教育が行われていないことが原因であろう．現に，本稿のタイトル自体その区別がわからない．読者もお気づきかと思われるが本稿のタイトルの真意は「脳卒中後てんかん症候群によるてんかん発作への対応」が

* Ayataka FUJIMOTO，〒430-8558 静岡県浜松市中区住吉2-12-12 聖隷浜松病院てんかんセンター，副センター長

本来なら正確であろう．共通項の「てんかん」のみが横行している良い例といえるし，実際上，一言で症候群と症状の両方を意味していることが便利でもあるのでタイトルはこのままとさせていただこう．

では次に，「痙攣」と「てんかん」の区別はいかがであろうか．痙攣という【症状】をみて epilepsy の省略用語・業界用語の「エピ」という医療者に現場で遭遇することがあるが，ある意味無知をさらけ出していることになる．すなわち痙攣という【症状】をみて epilepsy という症候群，すなわち【病態】を当てはめていることになる．パーキンソン病の振戦や小刻み歩行の【症状】をみて誰も Parkinson disease という病名を当てはめ「パキる」とは誰もいわないのである．

改めて痙攣は必ずしもてんかん発作ではないわけであり，てんかん症候群とも異なる．この痙攣を理解するためには「急性症候性痙攣発作」の理解が大切になるので次に述べる．

1．急性症候性痙攣発作（acute symptomatic seizure）

急性症候性痙攣発作（acute symptomatic seizure）とは，「代謝性，中毒性，器質性，感染性，炎症性などの急性中枢神経系障害と時間的に密接に関連して起こる発作」[5]となっている．要するに「中枢神経がらみの発作が何らかの原因で起きていること」であり，例えばくも膜下出血による痙攣発作，脳挫傷による痙攣発作，脳膿瘍による痙攣発作，不整脈による失神の際の痙攣発作，低血糖時の痙攣発作，これらすべて急性症候性痙攣発作である．高齢者の痙攣発作を診察する場合はすぐに post stroke epilepsy を想起するのではなく痙攣発作の原因をしっかりと判断し，急性期の原因疾患に対応することが必要である．例えば頭部外傷においては受傷後 1 週間以内の痙攣（early post trauma seizure）に対する「痙攣予防」としての抗痙攣薬投与は推奨されている[6]．この外傷に関して多くの医療者が「抗てんかん薬の予防投与」という言葉を使用することが多いが「何を予防す

るのか」が抜けている．ここにも混乱が生じていると筆者は感じている．先のてんかん「発作」と「症候群」が省略され「てんかん」だけが曖昧になって使用されているのと同様の現象が起きており，「何を予防するのか」が省略され曖昧に「予防投与」だけが使用されている．Early seizure は急性症候性痙攣発作に近い病態にある．その場合，原因疾患にしっかり対応し，その後に生じ得る脳ヘルニア，脳虚血，脳浮腫，脳代謝異常，頭蓋内圧上昇，脳血管れん縮などに痙攣は negative impact を与えるので痙攣を生じさせないために「痙攣」を予防するのである．しかし，慢性期に入っての痙攣発作はてんかん発作（24 時間以上を開けて繰り返されたため）として扱い，外傷による，脳卒中による，中枢性感染症などによる前頭葉てんかん・側頭葉てんかん・後頭葉てんかんなどに対し，改めて抗てんかん薬を用いるわけである．急性症候性痙攣発作に近い病態に対しては，繰り返したり長期に継続する痙攣により二次障害をきたさないよう抗痙攣薬を予防的に投与することは推奨されるが，この時点で晩期（後期）のてんかん発作を予防するという医学的根拠はない．つまり，「てんかん症候群に罹患し，てんかん発作を呈する病態」を予防することはできないという意味である．Early seizure を「早期てんかん」という人もいるが，以上からこの用語に対しても慎重になったほうが良いといえる．

2．定　義

それでは急性症候性発作から「てんかん」という病態の解説に移る．最新のてんかんの定義は以下のようになっている[7]．

＜てんかんの実用的臨床的定義＞

ⓐ 24 時間以上の間隔で 2 回以上の非誘発性（または反射性）発作が生じる．

ⓑ 1 回の非誘発性（または反射性）発作が生じ，その後 10 年間にわたる発作再発率が 2 回の非誘発性発作後の一般的な再発リスク（60％以上）と同程度である．

ⓒ てんかん症候群と診断されている．

非常に複雑な表現である．誤解を恐れず平易な表現にすると，ⓐは以前と同様の定義であり，この内容はWHOの定義でも述べられているように，「① 慢性疾患で，② 繰り返す病態で，③ その原因が大脳ニューロンの過剰活動」と換言できる．「24時間以上の間隔で」とは「慢性疾患」を意味し，逆にいうと24時間以内の繰り返しは1回とカウントしている．「2回以上」とは「繰り返す」ことであり，「非誘発性（または反射性）」とは急性症候性発作は除きますよということである．しかし，この場合，初発のseizureが発作症候学・脳波・画像所見から，どう考えても明らかに「てんかん」と診断できる症例も「繰り返していない」ので「てんかん」ではないとなってしまう．そこでⓑがILAE（国際抗てんかん連盟）より提言された．すなわち初回発作でも再度，発作を起こす確率が高い状態である脳卒中，中枢神経感染症，特定の外傷性脳損傷，特定のてんかん症候群の診断，他の危険因子が存在する状況など，病因としては間接的な器質性病変が認められる場合に，このようなレベルのリスクと判断し，てんかんの診断を行う．ここも平易な表現で換言するならば，頭蓋内病変や脳波異常が明らかにあり，てんかん発作を将来的に起こし得る可能性が高いと判断できれば，初発でも「てんかん」の診断をしましょうということである．

3．てんかん罹病率・発症率

てんかん病態の発症率は小児と高齢者に多い．罹病率は約1％程度ではあるが累積発症率となると高齢者に増加し3％程度となること[8]から高齢者発症のてんかんの患者数が必然的に多くなる．このことは日常診療でも実感されるのではなかろうか．高齢者人口の増加は世界的であり高齢者てんかんは日本のみならず世界的に増加している[9]にもかかわらず，高齢者てんかんへの研究はあまりなされてはいない[10]．また高齢者てんかんは他の症状との区別・鑑別が難しく，そのため診断が困難である[11]．ある考え方にアルツハイマー病や脳出血などは根底にアミロイドアンギオパチーに

よるもので，これらは加齢によりperivascular drainageシステムの機能不全により引き起こされるというものがある[12]．そのため，「脳卒中後」のてんかん諸症状だけではなく高齢者発症のてんかんの特徴を以下に述べる．

4．高齢者発症のてんかん症状は1分未満

当院に2009〜17年に紹介で来院した65歳以上の177症例の方のうち，50歳以上でてんかん症候群の診断を受けた152症例を後方視的に解析した結果を示す．除外の25症例は50歳未満にてんかん発作を発症しており，そのほとんどが小児期からの罹病歴があった．除外症例を除いた152症例（平均72.9歳，標準偏差6.71，65〜92歳）のうち84例がてんかん症候群であり，68例が非てんかん性のものであった．非てんかん性の内訳は不定愁訴53％，失神14％，認知症周辺症状10％，食後低血圧10％，非てんかん性心因性反応4％，低血糖4％，パーキンソン症候群3％，その他2％であった．てんかん性のものは側頭葉てんかん75％，前頭葉てんかん14％，後頭葉てんかん3％，その他8％であった．圧倒的に「焦点性てんかん」であり，その原因は不明61％，アルツハイマー病6％，脳挫傷6％，皮質下出血5％，ラクナ梗塞5％，主幹動脈梗塞4％，脳海綿状血管腫4％，出血性梗塞2％，その他7％であった．前述のperivascular drainageの概念を考慮すると61％の原因不明を含め加齢による血管障害とは何らかの関係があるであろう．

高齢の方は認知機能低下などを合併していることを考慮し意識レベルとてんかん発作と思われる症状との関連を調べたところ（**図1**），意識清明な状態での疑わしき症状が1分以上続く場合はてんかん発作である可能性は，感度0.857，特異度1で低いといえた．例えば高齢の方が手の異常運動という症状で来院した場合には本人・家族などに意識がしっかりしていた状況か否かを確認し，意識がしっかりしている状況での1分以上続く手の異常運動はてんかん発作の可能性は少ないといえる．意識レベルが減損している，つまり大脳機能

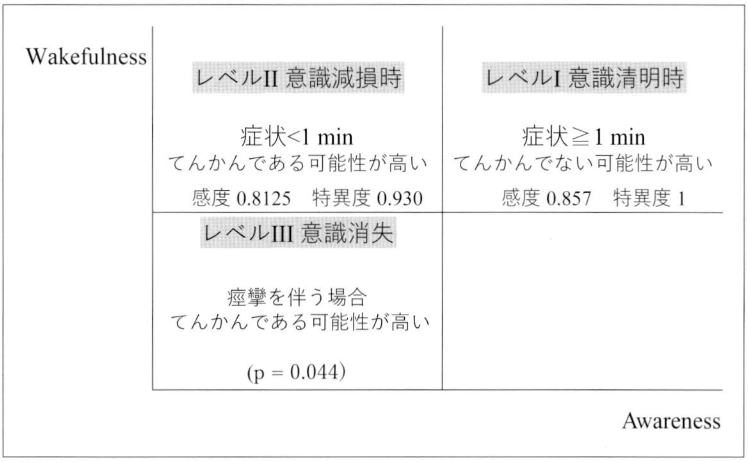

Wakefulness		
	レベルII 意識減損時 症状<1 min てんかんである可能性が高い 感度 0.8125　特異度 0.930	レベルI 意識清明時 症状≧1 min てんかんでない可能性が高い 感度 0.857　特異度 1
	レベルIII 意識消失 痙攣を伴う場合 てんかんである可能性が高い (p = 0.044)	
		Awareness

図 1. 高齢者の意識レベルとてんかん発作の関係

意識レベルとイベントの持続時間がてんかん性か否か見極める鑑別の一助となる.

意識レベルⅠは大脳も脳幹も完全に機能している状態で意識清明時のことであり，このときに起きている症状，例えば手のピクつきなどが1分以上継続していた場合にはてんかんの可能性が低い.

意識レベルⅡの意識減損，つまり脳幹は機能しているが大脳機能の何らかの不全，低下があるときに起こる症状．例えば，ぼーっとして反応せずに一点を見つめる．その間に呼び掛けに反応しない症状があるが数秒から数十秒であるなどの場合はてんかんの可能性が高い.

意識レベルⅢの完全に意識消失，つまり大脳も脳幹も双方が機能低下した状況下では時間の長短では鑑別できず，その際に参考になる症状が痙攣である．痙攣があればてんかんの可能性が高くなる.

が低下していると思われる状況での1分未満の症状はてんかん発作の可能性がある．アルツハイマー病などはすでに意識レベルは大脳機能低下という意味で低下している．つまり減損している状況下で，不可思議な行動をとるが1分未満で終わるといった場合は感度0.8125，特異度0.930で，てんかん発作の可能性が高いといえる．また意識消失の状況下で痙攣を起こす場合には，残念ながら症状持続時間では有意差は出なかったが，痙攣の有無である程度把握できた．痙攣がある場合において，てんかん発作の可能性が高くなる(p = 0.044)．要するに，Ⓐ大脳機能も脳幹機能も落ちていない意識清明時の1分以上のイベントはてんかん発作である可能性が低く，Ⓑ大脳機能が低下し意識減損しているときに起こる1分未満の症状はてんかん発作である可能性が高く，Ⓒ完全に意識消失つまり大脳機能も脳幹機能も低下した状況下で痙攣をしている場合はてんかん発作の可能性が高齢者においては高くなるといえた[13].

　脳卒中後のてんかん症候群を診断することは他の合併する認知症，その周辺症状，一過性脳虚血発作，失神などと鑑別する必要性があり難しい．しかしこの約10年間に当院てんかんセンターに紹介された方はわずかに177症例である．つまり高齢者てんかん症候群の診断・加療は脳神経外科・神経内科・精神科・リハビリテーション専門医などが主に診察していると推測される．そのためにも高齢発症てんかんという考え方は脳卒中診療にあたられている諸先生方にとって重要になる．主な特徴が短い発作時間となるが，そのカットオフ値が1分にて，1分未満という考え方は診療の一助になるかと思われる.

文　献

1) Zelano J, et al：Clinical course of poststroke epilepsy： a retrospective nested case-control study. *Brain Behav*, **5**(9)：e00366, 2015.

2) Jungehulsing GJ, et al : Incidence and predictors of post-stroke epilepsy. *Acta Neurol Scand*, **127** (6) : 427-430, 2013.

3) Graham NS, et al : Incidence and associations of poststroke epilepsy : the prospective South London Stroke Register. *Stroke*, **44**(3) : 605-611, 2013.

4) Strzelczyk A, et al : Prospective evaluation of a post-stroke epilepsy risk scale. *J Neurol*, **257** (8) : 1322-1326, 2010.

5) Beghi E, et al : Recommendation for a definition of acute symptomatic seizure. *Epilepsia*, **51**(4) : 671-675, 2010.

6) Carney N, et al : Guidelines for the management of severe traumatic brain injury, Fourth Edition. *Neurosurgery*, **80**(1) : 6-15, 2017.

7) Fisher RS, et al : ILAE official report : a practical clinical definition of epilepsy. *Epilepsia*, **55**(4) : 475-482, 2014.

8) Hauser WA, et al : Incidence of epilepsy and unprovoked seizures in Rochester, Minnesota :

1935-1984. *Epilepsia*, **34**(3) : 453-468, 1993.

9) Guilbert JJ : The World Health Report 2006 : working together for health. *Educ Health (Abingdon)*, **19**(3) : 385-387, 2006.

10) Hernandez-Ronquillo L, et al : Epilepsy in an elderly population : Classification, etiology and drug resistance. *Epilepsy Res*, **140** : 90-94, 2018.

11) Sirven JI, Ozuna J : Diagnosing epilepsy in older adults : what does it mean for the primary care physician? *Geriatrics*, **60**(10) : 30-35, 2005.

12) Keable A, et al : Deposition of amyloid beta in the walls of human leptomeningeal arteries in relation to perivascular drainage pathways in cerebral amyloid angiopathy. *Biochim Biophys Acta*, **1862**(5) : 1037-1046, 2016.

13) Fujimoto A, et al : Short duration of focal onset awareness and impaired awareness seizure are characteristic features of epilepsy in elderly patients. *Neuropsychiatr Dis Treat*, **14** : 2879-2887, 2018.

特集：脳卒中リハビリテーション医療 update

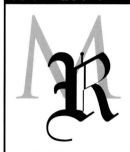

脳卒中片麻痺上肢に対する CI 療法

竹林 崇*

Abstract Constraint-induced movement therapy（CI 療法）は基礎研究から派生した知見をヒトに応用したトランスレーショナルスタディの代表格である．また，多くのランダム化比較試験，システマティックレビューにより，最も明確にエビデンスを確立されたリハビリテーションアプローチの1つである．近年では他の伝統的な手法と比較検討なども実施され，他療法との差別化について検討がなされたり，家族指導型の CI 療法などアプローチの現存する医療資源の範疇でも実現可能なマネジメント方法といった様々な工夫がなされ，それらの効果が検証されている．さらには，CI 療法が脳卒中後上肢麻痺を表現する様々なアウトカムのどの部分に影響を最も与え得るかについても，調査が進んでいる．本稿では，evidence based practice におけるアプローチの選択手法である PICO（P：Patients, I：Intervention, C：Comparison, O：Outcome）の観点から，CI 療法のエビデンスをどのように用いるべきかについて記載する．

Key words CI 療法（constraint-induced movement therapy），上肢機能（upper-extremity function），脳卒中（stroke）

はじめに

Constraint-induced movement therapy（CI 療法）はサルやネズミに対する基礎研究から派生した translational study の代表格である．派生の歴史としては，University of Alabama（Birmingham）の Taub が後根切除モデルのサルの非後根切断側上肢を拘束し，生活させたところ，後根切断側上肢機能と実生活における使用行動の改善を発見したことに始まった．その後，基礎研究の知見を，いち早く University of Emory の Wolf らが，同様の試みを人に実施し，脳卒中後の麻痺手において基礎研究と同様の成果を得た．

これらを起点にし，2006年には2人の研究者が共同研究により，米国の国立衛生研究所の助成金を取得したうえで，大規模ランダム化比較試験を実施し，従来のアプローチ方法に比べて，介入後2年間にわたり，CI 療法が上肢機能に良影響を与えることを示した[1)2)]．

上記のランダム化比較試験を皮切りに，多くの臨床試験を通じて，エビデンスが確立されたアプローチといわれ[3)4)]，脳卒中後の上肢麻痺に対するアプローチとしてはファーストチョイスとされている．しかしながら，厳密なクライテリアが規定されていることから，適応される対象者が限定されることや，実施時期によっては上記の適応を満たした対象者においても不利益になるといった報告も報告されており[5)]，そのエビデンスも絶対的なものではない．

本稿では，evidence based practice における PICO（P：Patients, I：Intervention, C：Comparison, O：Outcome）の観点から，CI 療法のエ

* Takashi TAKEBAYASHI，〒 583-8555 大阪府羽曳野市はびきの 3-7-30　大阪府立大学地域保健学域総合リハビリテーション学類作業療法学専攻，准教授

ビデンスをどのように用いるべきかについて記載
する.

Patients：CI 療法における対象者

　CI 療法が対象としている対象者は，代表的な
EXCITE（Extremity Constraint Induced Ther-
apy Evaluation）などを例にとると，手指の MP 関
節もしくは IP 関節の随意伸展と，手関節の随意伸
展がともに 10° 以上必要であり，これらの動きが
1 分間に 3 回反復できることが必要条件として挙
げられている．さらに，重度のバランス障害がな
いこと，トイレへの移乗が自立していること，立
ち上がりが自立していること，2 分間は安定した
立位を保てることなどが挙げられている．これら
を総合して鑑みると，手指の伸展が認められる
activities of daily living（ADL）が自立している対
象者が適応となることがわかる.

　実際，EXCITE において，これらを満たす対象
者の数は，リクルートされた全体数 727 名に対し
て，222 名と約 31％ 程度であったといわれている.
このように，CI 療法の対象者は，一般的に脳卒中
後上肢麻痺を呈した対象者の中においては少ない
といえるかもしれない．ただし，近年では，装具
療法や電気刺激療法，ロボット療法，神経筋促通
術などを併用することにより，より重度の上肢麻
痺に対する複合的な介入も進められており，その
適応も徐々に広がりつつあると考えられている.

　次に，脳卒中発症からどの程度の時間を経た対
象者に CI 療法を適応すべきなのだろうか．これ
については，Dromerick ら[5]が発表した VEC-
TORS というランダム化比較試験が非常に良質の
問題提起をしている．彼らは脳卒中発症後 14 日以
内に 1 日 3 時間の CI 療法と起床時間のうち 95％
において非麻痺手を拘束したところ，介入後もし
くは 180 日後の上肢機能が通常療法を実施した群
に比べ，有意に低かったことを述べた．ただし，
同じ論文の中で，1 日 2 時間の CI 療法と 5 時間の
非麻痺手の拘束を実施した場合は，通常療法と差
がなかったとも述べている．彼らは，この論文の

結果から，急性期におけるより強度の強い CI 療
法は細胞熱を挙げ，ペナンブラを損傷する危険性
を考察として述べたうえで，CI 療法のリスクにつ
いて述べた．しかしながら，同じ時期においても
Page ら[6]や El-Helow ら[7]は，1 日の練習時間を 1
時間以内に制限することで，通常療法に比べ，良
好な結果を上げていることから，急性期に CI 療
法を行うことが悪なのではなく，その強度によっ
て問題が生じる可能性があると考えることができ
る．なお，この VECTORS を含むシステマティッ
クレビューは軒並み CI 療法を低く評価している
こともあり，実施時期別の検討も必要であると思
われる.

　また，最近では他の療法と CI 療法を併用する
ことで手指の伸展が認められなくても CI 療法を
導入し，成果を残している研究も散見[8)9)]するが，
まだ確定的なエビデンスは確立されていない.

Intervention：CI 療法のアプローチに
含まれるコンポーネント

　近年，CI 療法の論文は多数出版されているもの
の，そのアプローチ方法がすべて単一とは言い難
い．例えば，アプローチの時間などは実施する施
設や保険環境の違いにより，多くの研究において
異なることが多い．ただし，これらは数年前から
いわれていることであり，時間の多少によりある
程度の成果の違いはあり，systematic review の
結果からは 30〜52 時間といったプロトコルが最
も成果を残しているといった研究[10]も認めるもの
の，最適な練習時間は現在のところ明らかになっ
ていない.

　そういった時間の問題よりも近年非常に重要視
されてきているのが，コンポーネントの欠損にか
かわる事項である．Morris ら[11]は，CI 療法に必要
なコンポーネントは，① 反復的課題指向型アプ
ローチ，② アプローチによって改善した麻痺手の
機能を生活に転移するための行動戦略（transfer
package），③ 麻痺手の単独使用を促すの 3 つが挙
げられている．この中でも，② アプローチによっ

て改善した麻痺手の機能を生活に転移するための行動戦略(transfer package)の実施について，明確に記載していない論文が非常に多い状況である．

特にKwakkelら[12]は，ミトンなどの道具を非麻痺手に着用することにより，③ 麻痺手の単独使用を促す，のみを実施するCI療法の原型であるforced use therapyでは，CI療法に比べて，明らかに機能改善と実生活における麻痺手の使用頻度の改善が停滞したsystematic reviewの結果から報告している．また，Taubら[13]や，筆者ら[14]もCI療法のプロトコルの中からtransfer packageの要素を取り除いた場合，上肢機能および実生活における麻痺手の使用行動における改善量が有意に低下することをランダム化比較試験の結果から示している．さらに，2群間の改善量の差は，アプローチ後6か月～2年において，さらに大きくなることもわかっている．これらの結果からCI療法における，② アプローチによって改善した麻痺手の機能を生活に転移するための行動戦略(transfer package)はCI療法の本質でもある長期的な上肢機能の改善効果を実現するために，非常に大切なコンポーネントであることがわかる．

これらから，いくらエビデンスが確立されているCI療法といえども，世界中から出版されている多くの論文にて不完全なプロトコルを採用しているものがあるのも事実である．したがって，論文などを検索する際には，② アプローチによって改善した麻痺手の機能を生活に転移するための行動戦略(transfer package)のコンポーネンツを含んでいるかどうかを確認することが重要である．さらに，実際に臨床にてCI療法を利用する際も，このコンポーネンツを意識したアプローチを提供することで，本来CI療法が持っている特徴を発揮できる可能性が大きい．

Comparison：CI療法の比較対象として勘案するアプローチ

多くの研究において，CI療法の比較対象として用いられるアプローチ方法は，一般的なアプローチ(usual care, conventional approach, traditional approach)と呼ばれるものが多い．これらの一般的なアプローチの定義は論文によって様々だが，多くの場合で，筋力増強練習，バランス練習，持久力練習，認知課題，リラクゼーション，ストレッチ，機能的課題練習，神経筋促通術などを含む練習を設定している．

そのほかの比較対象として選択されているのが，特定のアプローチ方法である．具体的に設定されているものとしては，生活期の対象者に対して，ボバースコンセプトやproprioceptive neuromuscular facilitation(PNF)などと比較した研究がある．Huseyinsinogluら[15]の研究ではボバースコンセプトとCI療法を，Brazelら[16]の研究では，ボバースコンセプトやPNFを含む練習とCI療法を比較した結果，一部のアウトカムでCI療法のほうが優れていたと報告した(その他のアウトカムでは，CI療法とその他のアプローチが同等となっており，CI療法が劣ったアウトカムはなかった)．これらのように従来から伝統的に行われてきたアプローチに比べても有用である可能性が正確性の高い研究デザインで明らかにされている点は興味深い．ただし，これは他の療法に比べ，CI療法が優れているというわけではない．上記で示したようにCI療法は対象が比較的限られており，すべての対象者に同様の結果を残せるわけではないことと，アウトカムによっては他の両方が同等の力を持っている場面もある．これについては，Outcomeの項で後述する．

加えて，近年では補助的手段(末梢電気刺激，経頭蓋時直流電気刺激［tDCS］)などとCI療法を併用したアプローチと，CI療法単体または他の療法と比較した研究なども多く認められている．例えば，Xuら[17][18]は，片麻痺を呈した小児脳性麻痺児に対して，末梢電気刺激とCI療法を実施した群と従来のCI療法を実施した群，作業療法を実施した群を比較し，末梢電気刺激とCI療法を実施した群のアウトカムが他の群よりも改善したと述べている．また，Carricoら[19]も，上肢麻痺を呈し

表 1. More Impaired Arm Motor Outcomes for CI Therapy Patients and Placebo Controls

検査	CI 療法(21 例)			プラセボ対照群(20 例)			変化の群間差の効果量(f)*と有意水準(P)	
	前	後	変化	前	後	変化	f*	P
実生活における麻痺手の使用 　（MAL：最大値＝5）								
患者評価による腕の使用†	1.3±0.6	3.1±0.6	1.9±0.6	1±0.5	1.1±0.5	0.1±0.3	3.6	<0.0001
介護者による腕の使用	1.1±0.1	2.6±0.7	1.6±0.9	1±0.5	1.2±0.4	0.2±0.5	0.8	<0.0001
AAUT								
盲検化した評価者による 　腕の使用の評価† 　（最大値＝4）	0.8±0.4	1.5±0.9	0.7±0.7	1±0.7	0.9±0.6	−0.2±0.5	0.5	0.0003
WMFT								
Performance time(PT) 　（遂行時間）‡	5.3±3.1	3±1.1	−2.3±2.3	4.1±2.5	4.6±4.4	0.5±3.6	0.2	0.005
Functional ability(FA) 　（機能的能力） 　（最大値＝4）	3±0.4	3.2±0.4	0.2±3	2.9±0.4	2.9±0.5	0±0.4	0.1	0.1

数値は平均値±SD で示す

* Cohen の f は効果量の測定値(効果量小 f=0.1，中 f=0.25，大 f=0.4)である．介入前と介入後を比較した変化の 2 群間の差の大きさを示す．各転帰において，効果量は，要因についての誤差分散で除した各群(CI 療法群，プラセボ対照群)と時間(介入前，介入後)の交互作用ごとに説明される関連評価項目における分散となる

† AAUT スコアは CI 療法群 15 例と対照群 17 例から得た．検査の開発が完了していなかったことから，最初の 4 例については AAUT を行わなかった．他 5 例の介入前後の AAUT データは，録画のエラーから欠損していた．AAUT スコアの有無に関わらず，介入前の MAL の腕の使用，または介入前から介入後までの MAL の変化に有意差はみられなかった

‡ WMFT について，PT(f=0.23，46%)の改善のほうが FA(f=0.08，6%)よりも実質的に大きかった．PT で比較的大きな改善が得られたことは，CI 療法ではトレーニング中の運動の質ではなく，実行率に重点を置いたことによって説明される可能性がある．一般的に，トレーニング中に形成するパラメータは運動パターンではなく，一定時間の反復回数，または一定の反復回数を実行する時間とする

AAUT : Actual amount of use test

（文献 24 より）

た生活期の脳卒中を呈した対象者に対して，末梢電気刺激と modified CI 療法を併用した群と sham 刺激と modified CI 療法を実施した群を比較検討した結果，末梢電気刺激を実施した群のほうが有意に上肢機能を改善したことを報告した．

次に，Andrade ら[20]（運動前野を anodal 刺激）や Figlewski ら[21]が，tDCS（1 次運動野を anodal 刺激）と CI 療法を実施した群と，sham 刺激と CI 療法を実施した群で比較検討した結果，tDCS と CI 療法を併用した群が CI 療法単独で実施した群に比べて有意な上肢機能の改善を認めたと報告している．

最後に，我々の研究[22]でも，tDCS の皮質修飾効果時間を延長する特性をもつ末梢電気刺激と CI 療法の効果を，従来の CI 療法と比較した場合，従来の CI 療法単独よりも有意に tDCS および末梢電気刺激を併用した CI 療法のほうがすべてのアウトカムにおいて，有意に良好な結果を認めたと報告した．

このように補助的手段と CI 療法を併用したほうが，CI 療法単独のアプローチに比べるとより効率的に上肢機能を改善することがわかっている．しかしながら，上記にも示した通り，CI 療法の本質は長期的な効果にあるが，この点については，補助的手段を併用した CI 療法の効果検証はいまだ行われていないので，今後の課題といえるだろう．

最後に，Wattchow ら[23]は，脳卒中を発症後 4 週の間に麻痺側上肢に対して実施するリハビリテーションとして有用なアプローチを複数のランダム化比較試験の結果から分析した systematic review を用いて検討したところ，他の治療法（ボバースコンセプト，PNF など）や通常の理学療法・作業療法に比べて，時間を短縮した modified CI 療法や課題指向型アプローチが有意に優れたアプローチであることを報告した（補助的ツールとしてはバイオフォードバックシステムや末梢電気刺激を使用することが同論文にて勧められている．

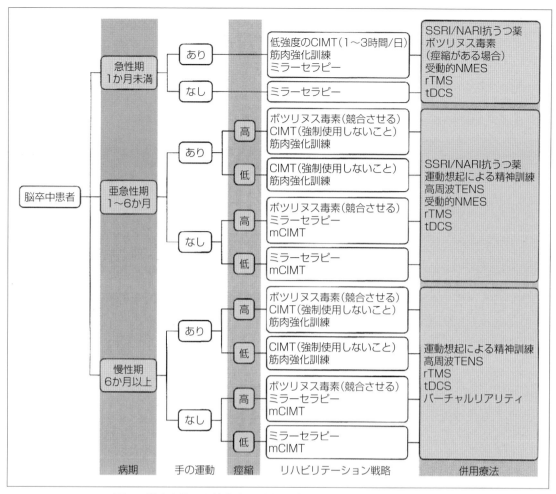

図 1. 脳卒中後の上枝麻痺に対する手法選択のための decision tree

(文献 25 より)

Outcome：CI 療法が他療法に比べ良影響を及ぼす可能性が高いアウトカム

CI 療法はどのようなアウトカムに最も影響を与えることができるのだろうか．この疑問には，Taub ら[24]の論文が非常にわかりやすい結果を示している(**表 1**)．この論文では，placebo control training(内容は従来の理学療法・作業療法)を実施した群と CI 療法を実施した群において，麻痺手の能力を示す Wolf motor function test (WMFT)と麻痺手の使用頻度を示す motor activity log(MAL)の amount of use(AOU)に与える影響を比較検討したものである．

この研究の結果を紐解くと，両群間の WMFT の変化量の差は p＝0.005 で CI 療法のほうが有意に優れていた．しかしながら，両群間の変化量の比較における効果量を確認すると，Cohen の f 値(効果量小≦0.1，0.1＜効果量中＜0.4，0.4≦効果量大)において 0.1～0.2 の差しかなく，効果量は小～中程度の差でしかない．一方，両群間の MAL の AOU について確認してみると，CI 療法のほうが有意な改善(P＜0.0001)を認めていると同時に，効果量においても Cohen の f 値において 0.8～3.6 と，非常に大きな効果量の差といえることができる．

この研究と同様に先に示したボバースコンセプトや PNF などと CI 療法を比較した研究[15)16)]においても，WMFT においては 2 研究ともに有意差を認めていない．しかしながら，MAL の AOU および quality of movement(対象者の主観的な麻痺手の使いやすさ)については CI 療法が有意に優れた効果を示している．これらからもわかるよう

に，CI療法はもちろん麻痺手の機能障害の改善に
も一定の力を有しているが，それ以上に実生活に
おける麻痺手の使用行動により強い影響を与える
アプローチであることがわかる．

PICO を元にした evidenced based practice

Hatem ら[25]は，evidence based practice のため
の decision tree を図1のように示している．多く
のランダム化比較試験の結果から，CI療法と
modified CI療法，mirror therapy を中心に，
tDCS や末梢電気刺激などの物理療法や薬理療法
を補助的手段として強く推奨している．ただし，
Chen ら[26]は，伝統的なアプローチ（ボバースコン
セプト，ブルンストローム，PNF など）について
は，systematic review などがないため，エビデン
スが確立されたものではないが，CI療法をはじめ
として近年新たに開発され，かつ systematic
review によるエビデンスが確立されたアプロー
チ（電気刺激療法，ロボット療法，バーチャルリア
リティなど）を優先的に使用しつつ，個別の部分
には伝統的なアプローチを組み込むような複数ア
プローチを用いた「トレーニングパッケージ」を形
成することを薦めている．いずれにしても，上記
に示したPICOの観点からのCI療法のエビデンス
をうまく活用しつつ，対象者の特徴に応じたアプ
ローチ方法を検討していくことが非常に重要であ
る．

文　献

1) Wolf SL, et al：Effect of constraint-induced movement therapy on upper extremity function 3 to 9 months after stroke：the EXCITE randomized clinical trial. *JAMA*, **296**：2095-2104, 2006.

2) Wolf SL：Retention of upper limb function in stroke survivors who have received constraint-induced movement therapy：the EXCITE randomized trial. *Lancet Neurol*, **7**：33-40, 2008.

3) Winstein CJ, et al：Guidelines for adult stroke rehabilitation and recovery：a guideline for healthcare professionals from the American heart association/American stroke association. *Stroke*, **48**：e78, 2017.

4) Langhorne P, et al：Stroke rehabilitation. *Lancet*, **377**：1693-1702, 2011.

5) Dromerick AW, et al：Very early constraint-induced movement during stroke rehabilitation（VECTORS）：a single-center RCT. *Neurology*, **73**：195-201, 2009.

6) Page SJ, et al：Modified constraint-induced therapy in acute stroke：a randomized controlled pilot study. *Neurorehabil Neural Repair*, **19**：27-32, 2005.

7) El-Helow MR, et al：Efficacy of modified constraint induced movement therapy in acute stroke. *Eur J Phys Rehabil Med*, **51**：371-379, 2015.

8) Taub E, et al：Constraint-induced movement therapy combined with conventional neurorehabilitation techniques in chronic stroke patients with plegicc hands：a case series. *Arch Phys Med Rehabil*, **94**：86-94, 2013.

9) Takebayashi T, et al：Therapeutic synergism in treatment of post-stroke arm paresis utilizing botulinum toxin, robotic therapy, and constraint-induced movement therapy. *PMR*, **6**：1054-1058, 2014.

10) Peurala SH, et al：Effectiveness of constraint-induced movement therapy on activity and participation after stroke：a systematic review and meta-analysis of randomized controlled trials. *Clin Rehabil*, **26**：209-223, 2012.

11) Morris DM, et al：Constraint-induced movement therapy：characterizing the intervention protocol. *Eura Medicophys*, **42**：257-268, 2006.

12) Kwakkel G, et al：Constraint-induced movement therapy after stroke. *Lancet Neurol*, **14**：223-234, 2015.

13) Taub E, et al：Method for enhancing real-world use of a more affected arm in chronic stroke：transfer package of constraint-induced movement therapy. *Stroke*, **44**：1383-1388, 2013.

14) Takebayashi T, et al：A 6-month follow-up after constraint-induced movement therapy with and without transfer package for patients with hemiparesis after stroke：a pilot quasi-randomized controlled trial. *Clin Rehabil*, **27**：418-426, 2013.

15) Huseyinsinoglu BE, et al : Bobath concept versus constraint-induced movement therapy to improve arm function recovery in stroke patients : a randomized controlled trial. *Clin Rehabil*, **26** : 705-715, 2012.

16) Brazel A, et al : Home-based constraint-induced movement tehrapy for patients with upper limb dysfunction after stroke (HOMECIMT) : a cluster-randomized, controlled trial. *Lancet Neural*, **14** : 893-902, 2015.

17) Xu K, et al : Efficaccy of constraint-induced movement therapy and electrical stimulation on hand function of children with hemiplegic cerebral palsy : a controlled clinical trial. *Disabil Rehabil*, **34** : 337-346, 2012.

18) Xu K, et al : Muscle recruitment and coordination following constraint-induced movement therapy with electrical stimulation on children with hemiplegic celebral palsy : A randomized controlled trial. *PLos One*, **10** : e0138608, 2015.

19) Carrico C, et al : Randomized trial of peripheral nerve stimulation to enhance modified constraint-induced movement therapy after stroke. *Am J Phys Med Rehabil*, **95** : 397-406, 2016.

20) Andrade SM, et al : Constraint-induced movement therapy combined with transcranial direct current stimulation over premotor cortex improves motor function in severe stroke : a pilot randomized controlled trial. *Rehabil Res Pract*, **2017** : 6842549, 2017.

21) Figlewski K, et al : Transcranial direct current stimulation potentiates improvements in functional ability in patients with chronic stroke receiving constraint-induced movement therapy. *Stroke*, **48** : 229-232, 2017.

22) Takebayashi T, et al : Improvement of upper extremity deficit after constraint-induced movement therapy combined with and without preconditioning stimulation using dual-hemisphere transcranial direct current stimulation and peripheral neruomusccular stimulation in chronic stroke patients : a pilot randomized controlled trial. *Front Neurol*, **8** : 568, 2017.

23) Wattchow KA, et al : Rehabilitation intervention for upper limb function in the first four weeks following stroke : a systematic review and meta-analysis of the evidence. *Arch Phys Med Rehabil*, **99** : 367-382, 2018.

24) Taub E, et al : A placebo-controlled trial of constraint-induced movement therapy for upper extremity after stroke. *Stroke*, **37** : 1045-1049, 2006.

25) Hatem SM, et al : Rehabilitation of motor function after stroke : a multiple systematic review forccused on thechniques to stimulate upper extremity recovery. *Front Hum Neurosci*, **10** : 442, 2016.

26) Chen JC, et al : Progress in sensorimotor rehabilitative physical therapy programs for stroke patients. *World J Clin Cases*, **2** : 316-326, 2014.

特集：脳卒中リハビリテーション医療 update

脳卒中片麻痺上肢に対する促通反復療法

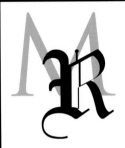

下堂薗　恵[*1]　大濵倫太郎[*2]　野間知一[*3]

Abstract 促通反復療法（repetitive facilitative exercise；RFE）は伸張反射などの促通手技によって意図した運動を実現し，その運動を集中反復することで麻痺回復をはかる運動療法である．その治療対象は motor impairment としての片麻痺，すなわち片麻痺による運動制御（motor control）や運動機能（motor function）の障害であり，共同運動からの分離運動を促進し，麻痺した上肢や手指を無理なく自分の思い通りに動かすことを目指す．促通反復療法は訓練の内容に促通刺激を用いることで効率良く反復回数を増やす点に特徴があり，さらにその促通効果を高めるために，麻痺肢の痙縮の程度や麻痺の重症度に応じて振動刺激痙縮抑制法（DAViS）や神経筋電気刺激（NMES）など他の有用な治療法との併用によって治療効果を高める工夫が大切であろう．

Key words 脳血管障害（cerebrovascular disorder），促通反復療法（repetitive facilitative exercise；RFE），振動刺激痙縮抑制法（direct application of vibratory stimuli；DAViS），持続的神経筋電気刺激（continuous low amplitude neuromuscular electrical stimulation；cNMES）

はじめに

促通反復療法（repetitive facilitative exercise；RFE）は，脳卒中などによる片麻痺回復のための新たな運動療法である．リハビリテーション科専門医である川平和美博士（鹿児島大学名誉教授）が，長年のリハビリテーション治療の経験と近年の神経科学の発展を基盤に治療法を考案し，2006年に手技を確立・体系化した[1]．本稿では主に上肢麻痺に対する促通反復療法の特徴や現在のエビデンスを踏まえた適応，今後の課題などについて概論する．

「促通反復療法」開発の背景と治療理論

促通反復療法は，その名の通り"促通手技による意図した運動の実現"と，その"集中反復"とのコンビネーションによってその運動に必要な神経回路，特に運動性下行路を再建・強化することを目標としている．

開発の背景には脳の可塑性研究の進歩がある．脳における神経の活動やシナプスの結合は固定されたものでなく，機能的にも，形態的にも活動によって柔軟に変化することが1970年代から1980年代にかけて明らかになった[2]．この神経回路網の可塑性は，脳卒中などの損傷脳においても確認されている．Nudo らは霊長類の大脳皮質第一次運動野に上肢麻痺を呈する脳梗塞を実験的に作成し，その前後で皮質内微小電気刺激を用いて一次運動野における肩や肘，指の体部位局在をマッピングした[3]．すると麻痺手を使用して餌を取る練習をすることで指の麻痺は使用頻度依存的に回復

[*1] Megumi SHIMODOZONO，〒890-8520 鹿児島県鹿児島市桜ヶ丘 8-35-1　鹿児島大学大学院医歯学総合研究科リハビリテーション医学，教授
[*2] Rintaro OHAMA，同大学病院リハビリテーション科，助教
[*3] Tomokazu NOMA，日本福祉大学健康科学部リハビリテーション学科作業療法学専攻，教授

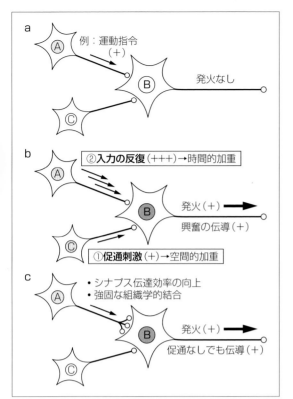

図 1. 促通刺激および入力の反復によるシナプスの可塑的変化
a：神経細胞 A から B へ運動指令を伝導させたいが A 単独での1回の興奮では B は発火しない．
b：① 空間的加重：C からの促通刺激が加わることによる B の発火．
② 時間的加重：A からの入力の反復による B の発火．
c：A と B との同期した発火が反復されるとシナプス結合が強固になり，促通がなくても興奮が伝導されるようになる．

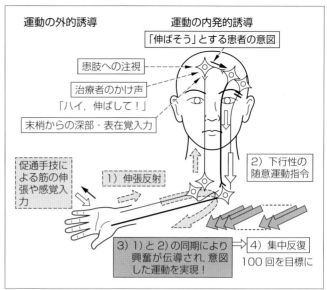

図 2. 促通反復療法の治療理論

し，それに対応してこれまで肩の領域だった部位は指の領域へと変化していた(use-dependent plasticity)．促通反復療法はこれらの研究を背景に，促通によって単に運動を発現させるだけでなく，促通によって狙った運動を実現させ高頻度に反復させることで新たな神経回路を定着させること主眼に考案された．

図1に"促通"および"興奮(刺激)伝導の反復"によるシナプスの電導効率の向上と組織学的結合の強化の過程を示す．神経細胞 A は1回の興奮では神経細胞 B に興奮を伝導できない状態とする(図1-a)．ところが，感覚入力などの促通刺激によって神経細胞 C からの興奮が加わること(図1-b①：空間的加重)，あるいは神経細胞 A からの入力が連続的に繰り返されること(図1-b②：時間的加重)で神経細胞 B を発火させることができる．これらが生理学的な促通である．さらに，A から B への興奮伝導が繰り返されると，神経栄養因子(neurotrophic factor)は神経活動依存的に神経細胞からシナプス間隙に分泌されシナプス機能を亢進する[4)5)]．このように同期して発火する神経細胞間のシナプス結合は組織学的にも強固になり(hebbian theory)，促通刺激がなくても A から B へ興奮が伝導されるようになる(図1-c)．

仮に患者自身の運動努力では共同運動パターンしか実現できず，その運動を繰り返し行えば，自ずと共同運動に関与する神経回路網が形成定着してしまうであろう．そこで意図した運動(分離運動)を促通刺激で実現し，繰り返すことで分離運動に必要な新たなシナプス・回路網を形成し，定着させることが重要となる．

図2に促通反復療法の治療理論を示す．この患者は麻痺した手指をかろうじて集団伸展できるが示指だけを選択的に伸展することができないと仮定する．すなわち，Brunnstrom stage(BrS)ではIVの状態で，患者自身が"示指を伸ばそう"と努力すると共同運動が生じ，意図する示指のみの伸展運動を実現できない．

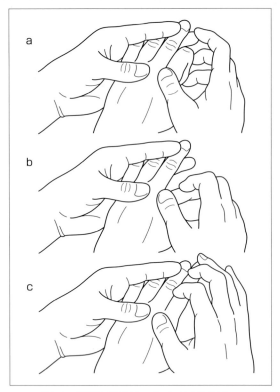

図 3. 促通反復療法における示指伸展の促通パターン

そこで，① 治療者による促通刺激，すなわち徒手的な操作や刺激による伸張反射や皮膚筋反射と，② 患者自身の motor command とを口頭指示や患肢注視などによって，③ タイミング良く同期させることで意図した運動を実現させる．まずこの運動実現が大事であるが，その運動を1回で終わらせることなく，④ 1つの治療部位に関して100回を目標にこの促通パターンを数分間程度で集中反復する．このことで，示指を伸展するための選択的な神経回路の伝達効率を高め，強固な回路として定着することを目指す．この治療理論は上肢や手指だけでなく，下肢（歩行）や体幹，眼球運動など脳卒中患者における各部位の促通反復療法に共通する[5)~10)]．

「促通反復療法」の実際

次に具体的な促通反復療法の促通パターンを前述の示指伸展を例に図3に示す．患者の姿勢は仰臥位として麻痺手を患者の顔前に置き掌屈位とする．この姿勢は上肢の過剰な筋緊張を予防し，視覚フィードバックを可能とするためである．治療者は左手で，患者の手関節を掌屈させ第3~5指を伸展位の状態に軽く固定する．そして，右環指で患者の左示指を素早く屈曲させた後（図3-a），基節骨部を右示指の先端で軽くタッピングすることで伸張反射を誘発する（図3-b）．これと同期するように治療者は「ハイ，伸ばして！」と同時に指示する．患者は左示指を注視しながら，示指だけを伸展するように努める．患指に随意的な伸展運動が誘発される間，治療者の右環指は患指の爪に弱く接触させ患指の最終自動可動域まで追従していく（図3-c）．このパターンをリズム良く50回繰り返して2~3分間休憩し，再び50回繰り返す．

促通反復療法には，肩や肘・手・手指に関して麻痺（随意性）の程度に応じて複数の促通パターンがある．それぞれの治療手技の詳細は成書[5)]に付録するDVD動画を参照されたい．当施設では40分間に，肩や肘・手・手指に関して麻痺の程度や治療優先度を考慮して5~8の促通反復療法の治療パターンを選択し，それぞれ100回を原則として行う．

促通パターンの選択は，原則として随意運動が出現しやすい近位から開始するが，麻痺の重症度や患者の日常生活に必要な動作を念頭に優先治療部位を選択する．すなわち，麻痺回復とともにリーチング動作や，物品の押さえ，手指で把持し，離すなど実用動作の回復に関与する運動（治療パターン）を選択する．

治療成績と適応

促通反復療法の脳卒中上肢麻痺に対する有用性についてはクロスオーバー試験やランダム化比較試験などによって検証がなされている[8)9)]．

脳卒中回復期において伝統的通常治療を対照としたランダム化比較試験では，上肢BrSⅢ以上の患者を対象に，週5日，4週間の介入を行った[9)]．促通反復療法（RFE）群では1日40分間の同療法を行い，その後に30分間の物品操作訓練を実施した．対照群では促通反復療法の代わりに関節可動

表 1. 促通反復療法（単独治療）の適応と課題

適 応	上肢 Brunnstrom stage：回復期Ⅲ以上，慢性期Ⅳ以上
強 み	① 治療者が手技を取得すれば，どこでも実施可能 ② 特別な装備や装置は不要 ③ ROM 訓練を兼ね，従来の他動訓練の時間を充当可能 ④ 専門職としての技能を活かせる点 ⑤ 電気刺激や振動刺激などとの併用治療による発展性
課 題	① 単独治療での効果の限界：特に重度麻痺や重度痙縮例など ② 意識障害や重度注意障害を伴う症例 ③ 手技の習得や人材教育 ④ 併用治療などの開発によるさらなる効果向上

域（ROM）訓練や麻痺の程度に応じた他動・介助・抵抗の運動，机上の物品操作訓練を行い，介入時間は同一とした．運動障害（motor impairment）の評価としては Fugl-Meyer 評価の上肢項目（FMA）を，さらに麻痺肢の物品操作能力（motor function）の評価として action research arm test（ARAT）を用いた．ブラインド評価の結果，2 週後，4 週後ともにこれらの改善量は RFE 群が対照群を有意に上回っていた．

同様に他の回復期のランダム化比較試験[11]では包括的リハビリテーションに促通反復療法を含む場合と含まない場合とで約 17 週の介入効果を比較している．上田12グレードによって運動麻痺を評価したところ，分離運動発現・分離例に回復する割合は促通反復療法群が有意に大きく，手指へ促通反復療法を行うと Functional Independence measure（FIM）セルフケア項目において，より改善度が大きい傾向があり，ADL（日常生活動作）向上への有用性を示唆している．

一方，脳卒中慢性期については分離運動が出現している症例，すなわち，概ね上肢 BrSⅣ以上の患者において，1 日 40 分，6 週間の促通反復療法によって麻痺，物品操作能力とも有意に改善している[12]．

促通反復療法の適応と課題

表 1 に促通反復療法（単独治療）の適応や強み，課題を示した．近年，筆者らの施設においても麻痺の状況に応じて電気刺激や振動刺激，ボツリヌス療法などを複合的に用いており，"単独治療"の機会は軽度麻痺を除いて減じている．しかし，基本的な運動療法として訓練室のみならず，診察室やベッドサイド，在宅など，どこでも実施可能で，初診患者であっても促通反復療法の即時効果が認められるか反応をみながら治療回数や時間，促通パターンの選択を行うことで難易度調整も可能である．

促通反復療法は ROM（関節可動域）訓練を兼ねるため，我々の施設では，従来の他動訓練の実施時間を促通反復療法に切り替えることでなるべく患者自身の運動努力による運動回数を増やしている．一般的な 1 日の治療プログラムでは，まず促通反復療法にて ROM や運動の随意性を高め，その後に麻痺肢での物品操作練習や実動作練習を実施している．換言すれば，麻痺肢の motor impairment への治療から開始して motor function の改善へ向けて実践的訓練へ移行させる．近年の研究では，促通反復療法は患者の認容性が高く QOL を高めること[13]，痙縮に関係する電気生理学的なパラメータの変化[14]を報告しており，促通反復療法は限られた時間内で訓練内容としての質および量を確保した効率の良い基本的運動療法と我々は考えている．

促通反復療法の単独治療での限界は，重度麻痺や重度痙縮，運動痛，関節拘縮，さらに意識や注意障害のために指示運動への反応が困難な場合である．一方，治療者にとって治療手技は，自身の両上肢において非対称的かつ巧緻な運動を必要とする場合があり修得に多少時間を要するが，テキストや講習などの学習後，治療経験を増やしていくことが第一であろう．

単独治療の課題克服のためには，新たな治療法

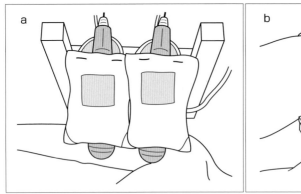
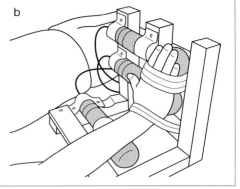

図 4. 上肢屈筋群の痙縮に対する振動刺激痙縮抑制法（direct application of vibratory stimuli；DAViS）
実際の刺激時には振動体と皮膚の間にタオル1枚を挟む．
a：上腕部（振動体を砂嚢固定している）
b：手と前腕部

表 2. 促通反復療法と振動刺激痙縮抑制法（DAViS）の併用療法

適 応	痙性麻痺
刺激条件	ハンディマッサージャー（スライヴ MD-01，大東電気社製）low（周波数 91 Hz，振幅 1 mm）を選択
刺激法	痙縮筋を疼痛のない範囲で最大伸張位とし痙縮筋を直接刺激 皮膚損傷予防のため振動体と皮膚の間にタオル1枚を挟むこと
刺激時間	1か所について5分程度が目安 刺激当初は強く収縮するが次第に弛緩してくるので，筋を触知してその効果を確認しながら刺激時間を決定．上肢全体の痙縮に対しては複数のバイブレーターで同時刺激する．
振動刺激直後の訓練実施	痙縮軽減効果の持続は20～30分程度であるため，この間に患肢の随意性に応じて，促通反復療法や物品操作訓練を行う．
禁 忌	1．刺激部位の皮膚疾患 2．レイノー病などの血行障害や深部静脈血栓症など 3．異常感覚や疼痛など患者が苦痛を伴う場合

や技術を積極的に導入し，併用・複合治療によって治療成績向上に努めることが必要であろう．我々は，その効果を検証しつつあり以下にその一部を紹介する．

振動刺激痙縮抑制法（DAViS）直後に行う促通反復療法

痙性片麻痺例では伸展運動が潜在的に可能であっても，患者が一度上肢や手指を屈曲したら痙縮が強くなり，その後は伸展できずに実用が困難なことをよく経験する．

Noma らは痙縮筋に対して直接振動刺激を与えることで痙縮筋の緊張を抑制する方法，振動刺激痙縮抑制法（direct application of vibratory stim-uli；DAViS）を考案した[15)16)]．片麻痺上肢・手指では屈筋群の痙縮が高まることが多いため，図4のように屈筋群をストレッチしながらバイブレーターをあてる．振動刺激の開始直後は緊張性振動反射（tonic vibration reflex；TVR）が生じて筋緊張は増強するが，5分程，振動刺激を持続するとTVR の減弱とともに痙縮筋は弛緩するので，それに合わせてストレッチを徐々に増し伸展角度を拡大していく．

表2に併用療法のポイントを示す．DAViS 後の痙縮抑制の持続時間は約30分程度であるが，臨床的に重要な点は，痙縮が減弱した時間に随意運動が容易になるため，振動刺激直後のこの時間に集中的に治療目標に応じて促通反復療法や物品操作

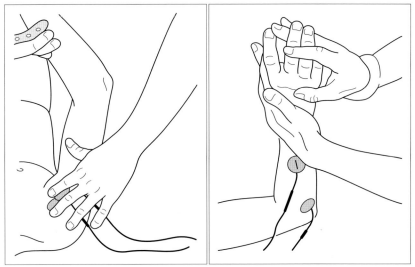

図 5. 持続的低振幅電気(continuous low amplitude neuromuscular electrical stimulation；cNMES)同時併用下の促通反復療法
［例］a：肩関節屈曲(三角筋前部に表面電極を貼付)
　　　b：手関節背屈と前腕回内

訓練・関節可動域訓練(ストレッチ)などを行うことである.

脳卒中慢性期に促通反復療法の単独治療を実施して麻痺の回復がプラトーに達した患者において，DAViS の実施直後に促通反復療法を行う併用療法を継続することで片麻痺はさらに回復した[17]．これは DAViS 直後に随意運動を実現，反復することで相反抑制が繰り返されるとともに，随意運動に必要な神経回路網が形成定着し，機能の回復が持ち越された結果と考えられる.

痙縮に対してはボツリヌス療法と促通反復療法との併用効果も有用であり[18]，特に慢性期患者へ実施しているが，DAViS は費用対効果に優れ，回復期病棟などに入院中の患者にも運動療法前に短時間で繰り返し行うことが可能である.

持続的神経筋電気刺激(cNMES)との同時併用療法

患者自身の運動努力と通常の伸張反射など促通を同期させても，重度麻痺では意図した運動を実現することは困難なことが多い．我々は中重度の麻痺に対しては，治療部位ごとに低振幅の持続的神経筋電気刺激(continuous low amplitude neuromuscular electrical stimulation；cNMES)の同時併用下に促通反復療法[19]を実施している.

この方法では，まず表面電極を双極法を用いて目標とする筋の運動誘発点を挟むように貼付する(図 5)．cNMES ではポータブルの電気刺激装置［Trio 300, 伊藤超短波(株)，周波数 20〜50 Hz，パルス幅 150〜250 μsec］を用いるが，このときの刺激強度は関節運動を生じるほどには強くなく，わずかに筋収縮を生じる程度の筋緊張とする点に特徴がある．この刺激条件とする理由は，NMES（神経筋電気刺激）によって"他動的に"麻痺肢を動かすのではなく，標的とする末梢の神経筋をあらかじめ選択的に興奮させることで，下行性の運動指令がたとえ弱くとも標的筋を駆動しやすい状態とすることで促通反復療法の効果を促進するとの仮説に基づく.

持続的低振幅電気刺激下の促通反復療法(RFE under cNMES)の有用性に関して，脳卒中回復期や急性期での検討が行われている[19,20]．脳卒中回復期の重度上肢麻痺患者を対象としたランダム化比較試験で，通常治療(対照群)や促通反復療法単独治療(RFE 群)との 4 週間の介入効果を FMA にて検討したところ，RFE under cNMES 群は対照群よりも麻痺回復の改善量が有意に大きく，持続的低振幅電気刺激の同時併用は促通反復療法の効

果を促進することが示唆された[19]．また，脳梗塞急性期の上肢麻痺を対象としたランダム化比較試験では，関節可動域訓練を対照として2週間の介入効果をFMAにて検討したところ，RFE under cNMES群は対照群より改善量は有意に大きいことに加えて，手指の浮腫や関節可動域は介入群のみが有意に改善していた[20]．

促通反復療法と持続的低振幅電気刺激の同時併用療法の特長はポータブルの電気刺激機器を用いるため比較的安価で，電気刺激禁忌例を除きベッドサイドでも実施可能な点が挙げられる．また，治療者の判断で電気刺激強度の調整によってアシスト量を調整することで難易度の調整が可能である．臨床的には発症早期からの使用により麻痺の回復を促進し，随意性が出現した時点でトリガー式の電気刺激に変更する，あるいは電気刺激を弱くして単独の促通反復療法へ移行するなど麻痺の回復段階に応じた応用が可能である．

おわりに

促通反復療法は訓練の内容に促通刺激を使用することで効率良く反復回数を増やす点に特徴がある．さらに促通効果を高めるために患者の麻痺の状況に応じて，振動刺激痙縮抑制法や神経筋電気刺激と併用するなどの工夫を重ねている．また，反復経頭蓋磁気刺激と促通反復療法の併用療法[21]や促通反復療法の部分的なロボット化なども進めている．今後，促通反復療法療法は基礎的な運動療法として普及が期待されるとともに，さらに他の治療法と併用工夫することで片麻痺回復を促進させることが可能であろう．

文 献

1) 川平和美：片麻痺回復のための運動療法—川平法と神経路強化的促通療法の理論．医学書院，2006．
2) 久保田 競，ほか編：脳—可塑性研究の進歩．朝倉書店，1990．
3) Nudo RJ, et al：Neural substrates for the effects of rehabilitative training on motor recovery after ischemic infarct. *Science*, **272**：1791-1794, 1996.
4) 古川昭栄：神経栄養因子の基礎研究とその医学的応用．薬誌，**135**：1213-1226，2015．
5) 川平和美ほか：片麻痺回復のための運動療法—促通反復療法「川平法」の理論と実際．第3版，医学書院，2017．
6) Kawahira K, et al：Addition of intensive repetition of facilitation exercise to multidisciplinary rehabilitation promotes motor functional recovery of the hemiplegic lower limb. *J Rehabil Med*, **36**：159-164, 2004.
7) Kawahira K, et al：New facilitation exercise using the vestibulo-ocular reflex for ophthalmoplegia：preliminary report. *Clin Rehabil*, **19**：627-634, 2005.
8) Kawahira K, et al：Effects of intensive repetition of a new facilitation technique on motor functional recovery of the hemiplegic upper limb and hand. *Brain Inj*, **24**：1202-1213, 2010.
9) Shimodozono M, et al：Benefits of a repetitive facilitative exercise program for the upper paretic extremity after subacute stroke：A randomized controlled trial. *Neurorehabil Neural Repair*, **27**：296-305, 2013.
10) 廣川琢也ほか：脳卒中片麻痺患者に対する体幹への促通反復療法の効果；ランダム化比較試験による検討．理学療法学，**40**：457-464，2013．
11) 木佐俊郎ほか：回復期脳卒中片麻痺患者のリハビリテーションに促通反復療法を取り入れた場合の片麻痺と日常生活活動への効果；無作為化比較対照試験による検討．*Jpn J Rehabil Med*，**48**：709-716，2011．
12) 野間知一ほか：慢性期の脳卒中片麻痺上肢への促通反復療法の効果．総合リハ，**36**：695-699，2008．
13) Matsumoto S, et al：Outcomes of repetitive facilitation exercises in convalescent patients after stroke with impaired health status. *Brain Inj*, **30**：1722-1730, 2016.
14) Etoh S, et al：Effects of Repetitive Facilitative Exercise on Spasticity in the Upper Paretic Limb After Subacute Stroke. *J Stroke Cerebrovasc Dis*, **27**(10)：2863-2868, 2018.
15) Noma T, et al：Anti-spastic effects of the direct application of vibratory stimuli to the spastic muscles of hemiplegic limbs in post-stroke patients. *Brain Inj*, **23**：623-631, 2009.

16) Noma T, et al：Anti-spastic effects of the direct application of vibratory stimuli to the spastic muscles of hemiplegic limbs in post-stroke patients：a proof-of-principle study. *J Rehabil Med*, **44**：325-330, 2012.

17) 野間知一ほか：脳卒中片麻痺上肢の痙縮筋への振動刺激痙縮抑制療法と促通反復療法との併用による麻痺と痙縮の改善効果. 総合リハ, **37**：137-143, 2009.

18) 奥山優子ほか：慢性期片麻痺上肢へのボツリヌス毒素療法と促通反復療法との併用が著効を呈した1例. 総合リハ, **41**：1143-1146, 2013.

19) Shimodozono M, et al：Repetitive facilitative exercise under continuous electrical stimulation for severe arm impairment after subacute stroke：a randomized controlled pilot study. *Brain Inj*, **28**：203-210, 2014.

20) 前迫 篤ほか：脳梗塞急性期における片麻痺上肢への促通反復療法と持続的低周波電気刺激法の同時併用療法による運動機能と浮腫の改善. *Jpn J Rehabil*, **51**：219-227, 2014.

21) Etoh S, et al：Effects of repetitive trascranial magnetic stimulation on repetitive facilitation exercises of the hemiplegic hand in chronic stroke patients. *J Rehabil Med*, **45**：843-847, 2013.

特集：脳卒中リハビリテーション医療 update

脳卒中片麻痺上肢に対する HANDS 療法

川上途行[*1]　藤原俊之[*2]

Abstract　Hybrid assistive neuromuscular dynamic stimulation(HANDS)療法は，脳卒中片麻痺患者における上肢機能に対する新たな治療法で，随意運動介助型電気刺激装置と上肢装具を1日8時間装着し，3週間行う治療である．患者の機能を device で増強し，麻痺手の使用頻度を増やすことを治療戦略としている．中等度〜重度の上肢麻痺において有意な上肢機能の改善ならびに日常生活での実用性を改善させることが可能である．脳卒中亜急性期および慢性期の上肢麻痺に対するエビデンスがある．機序に関しては運動野皮質内抑制の脱抑制，脊髄相反性抑制の改善が電気生理学的に確認されている．近年，感覚障害例，小児脳卒中患者でも機能改善効果が示されており，さらなる応用が期待される．

Key words　電気刺激(electrical stimulation)，運動機能障害(motor impairment)，相反性抑制(reciprocal inhibition)

HANDS 療法とは？

HANDS 療法は，hybrid assistive neuromuscular dynamic stimulation(HANDS) therapy の略である[1)2)]．後述する随意運動介助型電気刺激装置と上肢装具を1日8時間装着し，3週間行う(図1)．HANDS 療法は単純な電気刺激による反復訓練を目的とするものではなく，電気刺激・装具を用いて，患者自身の随意運動(主な標的は手指伸展動作)を訓練の場面だけでなく日常生活での麻痺肢の使用を通じて促し，機能を回復させる治療である[3)]．

HANDS 療法で用いる随意運動介助型電気刺激装置は村岡により開発されたものである[4)5)]．随意運動介助型電気刺激では，標的筋の随意筋電量に比例した電気刺激が可能である．装着時には標的筋を動かそうとしたときの筋電を感知し電気刺激が行われ，随意収縮をやめ筋活動が感知されなくなれば刺激は行われなくなる．つまり，随意的な筋電(EMG)によって電気刺激を調節する EMG-controlled neuromuscular electrical stimulation (NMES)である．

HANDS 療法では，この随意運動介助型電気刺激のターゲットを手指の伸筋(主に総指伸筋)に置く．これは，手指伸展機能は日常生活動作(ADL)において必要不可欠であるのに対し，脳卒中リハビリテーションにおいて手指伸展機能の再建に難渋するためである．つまり，随意運動介助型電気刺激は手指伸筋群の facilitation に用いるが，手指伸展機能の再建にとって手指伸筋群の facilitation と同様に重要なのが，屈筋共同運動パターンの抑制である．手指伸展を企図した際に，屈筋が過剰に活動してしまうことが伸展を阻害するため，伸筋だけでなく屈筋へのアプローチが必要となる．HANDS 療法で用いられる上肢装具は，手関節を

[*1] Michiyuki KAWAKAMI，〒160-8582　東京都新宿区信濃町35　慶應義塾大学医学部リハビリテーション医学教室，専任講師
[*2] Toshiyuki FUJIWARA，順天堂大学リハビリテーション医学研究室，教授

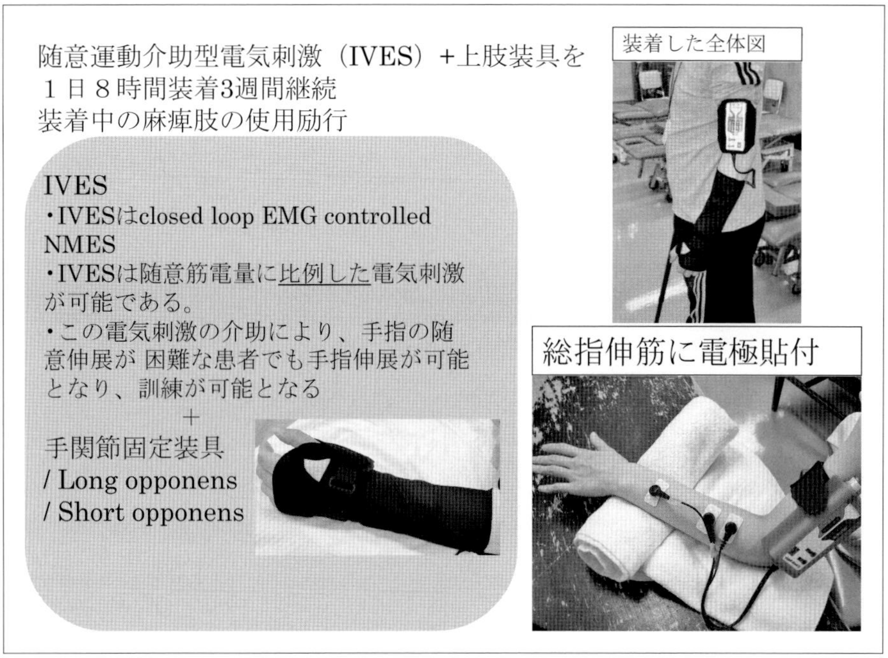

随意運動介助型電気刺激（IVES）＋上肢装具を
1日8時間装着3週間継続
装着中の麻痺肢の使用励行

装着した全体図

IVES
・IVESはclosed loop EMG controlled NMES
・IVESは随意筋電量に比例した電気刺激が可能である。
・この電気刺激の介助により、手指の随意伸展が困難な患者でも手指伸展が可能となり、訓練が可能となる
＋
手関節固定装具
/ Long opponens
/ Short opponens

総指伸筋に電極貼付

図1. HANDS療法

中間位に保持することにより屈筋共同運動パターンの抑制をし，伸筋群へのNMESとの相乗効果をもたらす．手関節固定装具はそれのみでも，自動運動可動域ならびに痙縮の改善を認めることが報告されている[6]．連合反応などの出現も抑制することから，痙縮の抑制効果は手関節のみならず，手指・肘・肩にも及ぶため，ADL場面で麻痺手の使用をより促しやすくなる効果があると考えられている．

HANDS療法は1日8時間装着するので，作業療法以外の場面，特に病棟生活での麻痺手の使用をプランニングすることが重視されている[7]．麻痺手を使用するADL動作を患者と医療者で検討・共有し，訓練以外の時間での麻痺手の使用頻度を増やしていく．この際，患者ニーズに合わせながらも適切な難易度の麻痺手タスクを選定することが重要である[8]．

以上の要素で構成されたHANDS療法は，2009年に慢性期中等度～重度上肢麻痺患者への即時効果および長期効果を20名で報告された[1]のを皮切りに，2011年には亜急性期患者を対象にしたrandomized controlled trialでその治療効果が証明されている[9]．運動機能の改善・痙縮の改善・日常生活での上肢の実用性の改善とともに長期的な効果の持続が示されている．

HANDS療法の適応と
脳卒中リハビリテーションにおける位置づけ

脳卒中の後遺症として残存した上肢麻痺は治療が難しいことは知られており，そのため，その機能障害の程度によらず，能力低下へのアプローチすなわち健側による代償動作の獲得が優先されてきた傾向がある．麻痺肢の機能障害へのアプローチが十分なされておらず，いわゆるlearned non-useを作っているという指摘がある[10]．その困難とされていた分野に一石を投じたのがconstraint-induced movement therapy（CI療法）である．CI療法は，Wolfらによって提唱された治療法[10]であり，日中，健側上肢を拘束することによる麻痺側上肢の強制使用を促す，いわゆるforced useに，さらにshapingを基に訓練士による1対1での訓練を1日6時間行うものである．CI療法の効果機序としては，いわゆるlearned non-useの解消とuse-dependent plasticityが主に挙げられているが，CI療法の成功がその後の上肢リハビリテーションの開発に大きな影響を与えている．

その手法の特性からCI療法の適応とならない

表 1. HANDS 療法の適応条件・除外基準

```
適応条件
 ・脳卒中による片麻痺患者(失調や不随意運動を呈する者は除く)
 ・歩行が1人で可能(杖や装具を使用しても構わない)
 ・日常生活の基本的な動作が自立している
 ・麻痺手の手指伸筋群(総指伸筋など)の筋活動が表面電極で記録できる
 ・麻痺側の手が乳頭の高さまで挙がる
 ・感覚障害が重度でない
 ・訓練の指示理解が可能,日常での意思表出が可能
除外基準(下記項目に当てはまる場合は対象とならない)
 ・ペースメーカーを使用している
 ・麻痺側上肢に異常な疼痛やしびれがある
 ・麻痺側上肢に異常な疼痛やしびれがあり著しい拘縮がある
 ・認知症・高次脳機能障害によって訓練の施行が困難である
 ・皮膚に問題があり電気刺激が困難である
 ・コントロール不良なてんかんがある
```

ほど重度な上肢麻痺に関しては治療の選択肢は極めて限られていた.HANDS 療法は,随意運動介助型電気刺激装置と手関節固定装具という devise を用いることで,患者の残存している機能を増強し,麻痺手の使用頻度を増やすことを治療戦略としている.すなわち,HANDS 療法は広い意味では modify された CI 療法の1つの形ともいえるが,数ある「修正 CI 療法」では実現できなかった,CI 療法の適応に届かない重度上肢麻痺の治療を可能にしたという意味で非常に大きなインパクトを残した.また,HANDS 療法は dose を増やすことに加えて,運動学習にとって重要と考えられている「最適な難易度設定」や「文脈(context)」を意識されているため[11],臨床的に受け入れやすく,急速に普及したと考えられる.

HANDS 療法は,重度の麻痺を改善させ,CI 療法や非侵襲的脳刺激を用いたリハビリテーションなど,より厳しい適応の治療に進むことを可能にする数少ない手法であるといえるであろう.

過去の報告にある HANDS 療法の適応および除外基準は**表1**のとおりである.

HANDS 療法の機能改善機序のエビデンス

HANDS 療法の強みの1つは,その機能改善の機序が,大脳のレベル・脊髄のレベルにおいて神経生理学的に示されている点である.大脳レベルにおいては,Fujiwara ら[1]が HANDS 療法前後における paired pulse transcranial magnetic stimulation(TMS)による short intracortical inhibition(SICI)の評価を行い,大脳皮質運動野における抑制系介在ニューロンによる皮質内抑制の脱抑制が起こり,皮質運動野の興奮性の増大ならびにシナプスの可塑的変化が誘導されていることが示している.

脊髄レベルでは橈側手根屈筋 H 波を用いた condition-test H reflex による脊髄相反性抑制(reciprocal inhibition;RI)の評価が行われている.相反性抑制は,脳卒中の痙縮を説明する1つの因子と考えられている[12]が,HANDS 療法はこの相反性抑制を修飾する効果があることが報告されている[1].治療前にはうまく機能していなかった2シナプス性相反性抑制ならびにシナプス前相反性抑制が治療後に機能するようになり,これが痙縮の改善ならびに手指伸展運動時の拮抗筋である手指屈筋群の過剰な筋活動の抑制に寄与しているものと考えられる.HANDS 療法前後での痙縮の改善と相反性抑制の改善が相関することが知られており[13],複雑な機構が絡む痙縮改善のメカニズムの1つのモデルケースでもある.

また,類似の報告として,繰り返し動作で増強する手指屈筋・伸筋共収縮,すなわち手指伸展時にそれを阻害してしまう屈筋の活動を HANDS 療法が改善させたという報告もあり[14],安静時で評価される痙縮だけでなく,動作の中での筋活動のバランスを修正しているといえるだろう.

HANDS 療法の新たな展開：
感覚障害例，小児脳卒中患者への応用

前述のように回復期および慢性期の脳卒中患者を対象にしてきたオリジナルの HANDS 療法は，重度の感覚障害例は適応とされなかったが，近年，感覚障害例でも機能改善効果の報告が出てきている．阿部ら[15]は，重度の感覚障害を合併した片麻痺患者においても有意な機能改善を得たことを報告している．また，HANDS 療法により，感覚障害そのものの改善の可能性を示されている．Tashiro ら[16]は，慢性期脳卒中患者に対する HANDS 療法後に臨床的な感覚パラメーターのみでなく，体性感覚誘発電位（SEP）の改善を報告している．これは，電気刺激の効果に加えて，task dependent plasticity が関与していると考えられているが，一般的に改善が難しいと考えられている慢性期の感覚障害の，主観的な尺度だけでなく客観的な尺度で変化を捉えている点で注目されるべき結果であろう．

また，成人患者・高齢者だけでなく，小児発症の脳卒中片麻痺患者に対する報告も出てきている．大嶋ら[17]は，12 名の小児脳卒中患者に HANDS 療法を行い，有意な改善を得たと報告している．小児脳卒中患者のリハビリテーションの選択肢・エビデンスはまだ不足しているため，非侵襲的で生活場面に効果を汎化させやすい HANDS 療法は今後，貴重な治療オプションとなり得るだろう．一方で，小児患者に適した介入期間，運動タスクなどは今後検討される必要がある．

HANDS 療法は上肢遠位機能だけでなく，麻痺側上肢の使用頻度が上がる結果，近位機能も改善するが，近位の麻痺が重いと適応にならず，また，治療効果を確保するためには近位機能が良いほうが望ましい．そのため，近位機能（肩関節機能やリーチ能力）に対する先進的リハビリテーションと組み合わせるという試みもなされている[18]．ロボットリハビリテーションとの併用の報告も散見されており，このような他介入との親和性の高さ

も HANDS 療法の魅力であろう．

最初の報告から 10 年を迎え，HANDS 療法の課題もまた見え始めている．一番はやはり，1 日 8 時間を連続 3 週間行うという介入期間による制約である．集中的な介入による効果を生む一方で，患者背景により治療を受けられない場合も多い．そこで，外来での施行[19]や OT 室のみでの施行といった「modify」HANDS 療法も行われ始めており，重度上肢麻痺の治療として大きなインパクトを残した HANDS 療法は，次のステージに進んでいるといえる．

文 献

1) Fujiwara T, et al：Motor improvement and corticospinal modulation induced by hybrid assistive neuromuscular dynamic stimulation（HANDS）therapy in patients with chronic stroke. *Neurorehabil Neural Repair*, 23：125-132, 2009.

2) Fujiwara T, et al：Hybrid assistive neuromuscular dynamic stimulation therapy：A new strategy for improving upper extremity function in patients with hemiparesis following stroke. *Neural Plast*, 2017, 2017. 2350137. doi：10. 1155/2017/2350137.

3) 藤原俊之：Hybrid Assistive Neuromuscular Dynamic Stimulation（HANDS）Therapy. *Jpn J Rehabil Med*, 54：574-578, 2017.

4) 村岡慶裕ほか：運動介助型電気刺激装置の開発と脳卒中片麻痺患者への使用経験．理学療法学，31：29-35, 2004.

5) Muraoka Y：Development of an EMG recording device from stimulation electrodes for functional electrical stimulation. *Front Med Biol Eng*, 11：323-333, 2002.

6) Fujiwara T, et al：Electrophysiological and clinical assessment of a simple wrist-hand splint for patients with chronic spastic hemiparesis secondary to stroke. *Electromyogr Clin Neurophysiol*, 44：423-429, 2004.

7) 阿部 薫，藤原俊之：HANDS 療法．総合リハ，44：997-1002, 2016.

8) 川上途行ほか：上肢麻痺へのアプローチ．総合リハ，46(12)：1183-1187, 2018.

9) Shindo K, et al：Effectiveness of hybrid assistive neuromuscular dynamic stimulation therapy in patients with subacute stroke：A randomized controlled pilot trial. *Neurorehabil Neural Repair*, **25**：830-837, 2011.

10) Wolf SL, et al：Forced use of hemiplegic upper extremities to reverse the effect of learned non-use among chronic stroke and head-injured patients. *Exp Neurol*, **104**：125-132, 1989.

11) 平本美帆, 川上途行：脳卒中リハビリテーションの最近の動向-障害に対する新たなアプローチ Key words Use-dependent plasticity（UDP）とは. カレントテラピー, **35**：588, 2017.

12) Okuyama K, et al：Relationship between spasticity and spinal neural circuits in patients with chronic hemiparetic stroke. *Exp Brain Res*, **236**：207-213, 2018.

13) Fujiwara T, et al：Modulation of cortical and spinal inhibition with functional recovery of upper extremity motor function among patients with chronic stroke. *Restorative Neurol Neurosci*, **33**：883-894, 2015.

14) 武藤百合子ほか：慢性期脳卒中片麻痺患者における動作で増強する手指屈筋・伸筋共収縮に対する HANDS 療法の効果. *Jpn J Rehabil Med*, **55**（suppl）：3-5-1-4, 2018.

15) 阿部　薫ほか：重度感覚障害を有する片麻痺者の麻痺側上肢に対する Hybrid Assistive Neuromuslar Stimulation Therapy の経験. 臨神生, **45**：469, 2017.

16) Tashiro S, et al：Hybrid-Assistive-Neuromuscular-Dynamic-Stimulation（HANDS）therapy induces cortical sensory plasticity in patients with chronic stroke. *Clinical Neurophysiology*, **129**：e94-e95, 2018.

17) 大嶋　理ほか：小児脳卒中後片麻痺に対する HANDS 療法の有用性. *Jpn J Rehabil Med*, **55**（suppl）：3-5-1-1, 2018.

18) Kawakami M, et al：Combining neurorehabilitative interventions targeted for proximal and distal muscles brings about clinically important improvement of upper extremity function in patients with severe hemiparetic stroke. 12th World congress of the International Society of Physical and Rehabilitation Medicine. 2018.

19) 廣田未知花ほか：外来 HANDS 療法（HANDS-out）の効果　日常生活における麻痺手使用の変化. 日作療会抄集, **51**：OA-8-5, 2017.

特集:脳卒中リハビリテーション医療 update

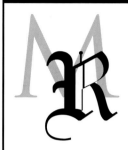

脳卒中片麻痺上肢に対する経頭蓋磁気刺激療法

福井遼太[*1] 安保雅博[*2]

Abstract 経頭蓋磁気刺激(TMS)は1985年にBarkerらにより初めて人体応用され,現在は脳卒中上肢麻痺患者をはじめとしてパーキンソン病やうつ病への治療応用が検討されるなど,適応は確実に広がりをみせている.TMSの日本の脳卒中治療ガイドラインでの立ち位置はグレードC1と決して高い評価を得ているわけではないが,我々のグループでは反復性経頭蓋磁気刺激を集中作業療法と組み合わせる治療(NEURO)により上肢機能を改善させるデータを数多く出している.現在,脳卒中の治療において脳の可塑性に注目した研究や,機能代償に注目した研究が進んでいる.今後はこれらの研究をもとに患者個人に応じて刺激頻度や刺激部位を調節するといったオーダーメイド治療を確立させることが重要となってくる.さらに薬物やボツリヌス治療を併用するなど他の治療と併用することでさらなる治療成績の向上を検討していく必要がある.

Key words 経頭蓋磁気刺激(transcranial magnetic stimulation),上肢片麻痺(upper limb hemiplegia),リハビリテーション(rehabilitation)

はじめに

経頭蓋的に磁気的な刺激を与える方法が経頭蓋磁気刺激(transcranial magnetic stimulation;TMS)であり,1985年に初めてLancet誌で英国のBarker[1]により人体応用された.当初,TMSは筋電図(EMG)を利用し運動誘発電位(MEP)を測定することで機能局在の評価として使用されていたが,反復性に刺激をするrTMS(repetitive TMS)が大脳の局所的な変化を与えることがわかってきた.このことを利用して,脳卒中後遺症に対する上肢麻痺・下肢麻痺・失語症をはじめ,パーキンソン病・慢性疼痛・うつ病に対しての治療効果の報告もある.本稿では様々な適応が考えられるTMSのうち脳卒中後遺症の1つである上肢片麻痺に対しての現状について述べる.

TMSの原理

TMSの原理はFaradayの電磁誘導の法則に基づいている.すなわちコイルに電流が流れると磁場が生じることを利用して図1のようなメカニズムで神経細胞を刺激する.そして反復性に刺激することで刺激作用が加算され刺激が終了した後も一定時間効果が持続されることが明らかになった.このことを利用した治療手段としてrTMSが活用されるようになった.さらに刺激コイル・刺激部位・刺激頻度・刺激強度・刺激時間の調節により刺激方法を自由に設定できる.

刺激コイル・刺激頻度・部位の選択

治療に用いる代表的な刺激コイルは円形コイルと8の字コイル,ダブルコーンコイルの3種類である.主に上肢麻痺に対するTMSでは8の字コ

[*1] Ryota FUKUI, 〒201-8601 東京都狛江市和泉本町4-11-1 東京慈恵会医科大学附属第三病院リハビリテーション科/同大学リハビリテーション医学講座,助教
[*2] Masahiro ABO, 同講座,主任教授

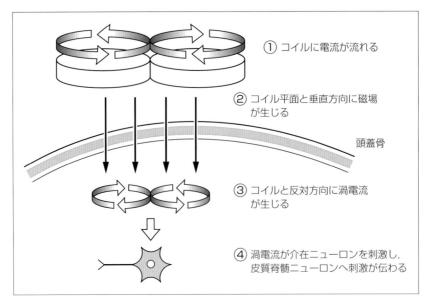

図 1. TMS の原理

イルを用いることが一般的であり，その他のコイルの説明は割愛する．8の字コイルは2つの円形コイルを同一平面上で隣接した構造のコイルであり，2つの円形コイルに逆向きに電流を流すことで2つの円の接する点で渦電流が重なり合い，その他の部位では2つのコイルが作り出す磁場が互いに相殺されるため，最も強い磁場が局所的に生じることにより脳の局所刺激が可能となる．

刺激頻度は一般的に5Hz以上を高頻度刺激，1Hz以下を低頻度刺激と称する．Ferbertら[2]によって「一側大脳の運動野に刺激を与えた直後に対側大脳運動野を刺激すると，対側大脳の刺激によって誘発された手指筋の電位が低下すること」が示された．これはTMS刺激が対側大脳の運動野を抑制する可能性を示唆している．その後，高頻度刺激で神経活動を促通させるのに対し，低頻度刺激は抑制させることが脳血流変化や代謝，PETやfMRIでの測定を通してわかっている．

安保[3]は脳損傷モデルラットを利用して軽度・中等度の麻痺の改善には損傷半球および損傷部位周囲の残存領域における機能代償が重要な役割をすることを示した．さらにWardsら[4]は脳卒中などで片側大脳に損傷が生じた場合反対側の健側大脳の活動性が亢進し，健側大脳の過活動性が患側大脳に対して半球間抑制を過剰に惹起することを報告している．

つまり健側の大脳のアンバランスな興奮が機能改善に悪い影響を与えていると考えられ，刺激部位・頻度の選定方法としては，高頻度刺激を損傷半球の運動野に当てることで損傷部位の活動性を直接亢進するか，低頻度刺激を健側半球の運動野に当てることで健側の活動性を抑え，患側に対する過剰な半球間抑制を解除し間接的に障害部位の活動性を上げることが基本的な考えとなる．

安全性

Wassermann[5]のガイドラインによると頭蓋内金属や心臓内カテーテルが絶対的禁忌として挙げられ，相対的禁忌として妊娠，乳幼児，心臓病，心臓ペースメーカー，投薬ポンプ，てんかんの家系などが挙げられる．痙攣は最も重篤な有害事象であるが，我々の関連施設で行った1,725名の健側大脳半球の低頻度刺激では痙攣発症は1例も認めなかった．治療実施基準内での治療においては安全性が高いと考えている．

我々の施設におけるrTMSを用いた治療戦略

上記の内容を踏まえて我々の施設ではrTMSにより脳の可塑性を高めた後に集中的作業療法を導入することで上肢機能改善をより高められるので

はないかと考え，脳卒中後の上肢麻痺に対して低頻度刺激 rTMS と集中的作業療法の併用療法（NovEl intervention using repetitive TMS and intensive occupational therapy；NEURO）による 15 日間の入院治療プロトコール（NEURO-15）を実施している．

1. 適応基準

以下の①〜⑧を適応基準と定めている．①年齢が 16 歳以上である，②認知症や重篤な精神疾患ではない，③透析をしていない，④頭蓋内に金属（クリップなど）が入っていない，心臓ペースメーカーが入っていない（MRI が施行できるクリップは手術を施行した主治医の許可があれば検討），⑤少なくとも 1 年間は痙攣の既往がない，⑥全身状態が良好である（発熱・栄養障害・重度心疾患・体力低下などがない），⑦日常生活が自立している，⑧手首を曲げないで指の屈曲伸展ができる，少なくとも母指・示指・中指の 3 指の屈曲伸展ができる．

2. 刺激部位・刺激時間

低頻度刺激とし，刺激部位の同定は健側大脳一次運動野の手指領域であり筋電図上で非麻痺側上肢の第 1 背側骨間筋（first dorsal interosseous muscle；FDI 筋）の運動誘発電位（motor evoked potential；MEP）が最大限に発揮できる部位とした．刺激強度は MEP を誘発できる最小強度の 90％とし，1 セッションあたり 1 Hz の低頻度刺激を健側に合計 2,400 発施行する（計 40 分間を午前・午後に分けそれぞれ 20 分ずつ実施）．

3. NEURO のプロトコール

各対象は 20 分間の低頻度 rTMS と 60 分間の集中作業療法と 60 分間の自主訓練からなる併用療法を原則毎日 2 セッション施行し，日曜日以外実施とする．NEURO を実施した患者に対しては上肢機能評価として BRS（Brunnstrom recovery stage），Fugl-Meyer assessment（FMA），Wolf Motor Function Test（WMFT），modified Ashworth scale（MAS），action research arm test（ARAT），日常生活における使用状況の評価とし

て日本語版 motor activity log（MAL）と Jikei assessment scale for motor impairment in daily living（JASMID）などを用いている．

4. NEURO の作業療法の役割

作業療法の役割は目標に向けてリハビリテーション内容をプランすることである．そのため，患者のニード（再獲得したい動作）を明らかにし，ニードの獲得につながるような様々な課題指向型訓練を行う．患者の特徴として中枢部の低緊張と末梢部の高緊張がみられることが多いため，まずは中枢部の促通を目指した粗大運動訓練を行い，中枢部の支持性の向上とともに徐々に末梢部の促通訓練の割合を増やしていく．そして手関節・手指の随意性がある程度改善したら ADL 動作訓練や物品操作訓練などの複合動作訓練を進めるようなプログラムを組んでいく．動作獲得にはある程度の訓練量が必要となるため，各患者に応じて自主訓練のポイントを記したプリントを配布し，これに基づいて患者は自主訓練を行う．また，患者は麻痺側の日常生活動作での参加が少なくなるケースが多く，ADL（日常生活）動作で積極的に麻痺側上肢を参加させる意識改革も重要となる．

5. NEURO の成績

脳卒中後上肢麻痺の患者の機能予後については Duncan ら[6]は著しい改善は発症後 1 か月までであり，発症後 6 か月までに多くの患者がプラトーに達すると報告しているが，NEURO は慢性期脳卒中後の上肢麻痺患者に対して有意に機能改善を示すことが上記評価項目により示された．さらに退院後 1 か月の時点で有意差を持って機能維持されることが確認できており退院後の機能維持にもつながることが確認できている[7]．

さらに Kakuda ら[8]は大規模な open label study を行い，1,725 名もの NEURO 治療を受けた患者の上肢機能改善効果を示し，その際に重篤な有害事象を生じず，安全性の高い治療法であることを示した．また，Abo ら[9]は CI 療法と NEURO の randomized controlled trial を施行し両方の治療とも FMA と WMFT に有意に改善効果は認める

がNEUROのほうがCI療法に比べて変化量の改善度が有意に高かったこと，CI療法に比べて患者や訓練士の負担が軽減されることを示している．

近年，NEUROが脳内に及ぼす変化を客観性の高い血液検査や画像検査を用いた研究も進んでいる．Niimiら[10]は脳の障害において重要な役割を果たすと考えられている血清のBDNFとその前駆体であるproBDNF，MMP9を測定することでNEUROがBDNF経路を活性化することを報告している．Yamadaら[11]はfMRIを用いてNEUROによるFMA，WMFTの改善とfMRIによる病側半球活性化が相関することを示した．Takekawaら[12]はSPECTを用いてNEUROによるFMAの改善が障害側のlaterality indexの改善に相関すること示した．このことは先に述べたAboらの「損傷半球および損傷部位周囲の残存領域における機能代償が重要な役割をする」ことを正にNEURO治療が体現していることに他ならない．Kondoら[13]はF波を測定することでNEUROが痙縮の改善につながったことを示しており，NEUROにおけるエビデンスは着実に積み上げられている．

脳卒中上肢麻痺の治療の現状とrTMSの位置づけ

日本の現状の脳卒中治療ガイドライン2015によるとrTMSはグレードC1となっており，「行うことを考慮しても良いが，十分な科学的根拠がない」治療として位置づけられている．一方でAvenantiら[14]は慢性期の脳卒中患者のうち，軽度の運動障害を低頻度磁気刺激と訓練を行った群とシャム刺激と訓練を行った群のrandomized trialを行い，磁気刺激を併用した訓練の治療効果が大きかったこと，効果はclass I evidenceに相当することを示している．また2012年にrTMSには脳卒中後上肢麻痺に対するrTMSについてメタアナリシスによって有効性の報告がされている[15]（effect size0.55）．我々のNEUROの研究も考慮すると適切なリハビリテーションを組み合わせることが重要であると考えられる．

今後の展望

今後は汎用性を持ってrTMS治療を応用する段階に来ている．例えば急性期に目を向けてみると，Sasakiらは急性期の脳卒中患者にrTMSを実施し，低頻度刺激も高頻度刺激もsham群に比し有意に改善を認めるが，高頻度のほうが低頻度に比べ改善の傾向が顕著であったと報告している．Marshallら[16]はfMRIにより経時的な脳梗塞患者の麻痺回復過程における運動時の大脳活動性を比べた結果，発症直後より慢性期で健側大脳の活動割合が大きくなることを報告している．さらに損傷の程度によっても賦活部位が変わる可能性がある．それは左脳に言語中枢を持った左半球を損傷した失語症患者が右脳に言語機能が移ることがあるように，重度な損傷を抱えた上肢麻痺患者では健側脳が機能代償を補うことがあっても不思議ではないからである．つまり治療の理想は対象患者ごとに賦活化する脳の部位を機能的画像検査を用いて特定し，患者ごとに刺激部位・刺激頻度を選定できるようにすることである．さらにNEUROの治療効果を高める他の治療との併用効果の検討も重要である．例えば脳の可塑性を高める薬剤の存在としてアトモキセチンやレボドパの存在が注目されており，脳卒中片麻痺の機能障害の原因の1つである痙縮には局所的な作用が期待できるボツリヌス毒素の施注も治療選択肢として認識度が上がっている．これらの治療とTMS併用療法の検討はすでに始まっており，今後の報告が期待される．

文　献

1) Barker A, et al：Non-invasive magnetic stimulation of human motor cortex. *Lancet*, **1**（8437）：1106-1107, 1985.

2) Ferbert A, et al：Interhemispheric inhibition of the human motor cortex. *J Physiol*, **453**：525-546, 1992.

3) 安保雅博：経頭蓋磁気刺激治療の効果．東京慈恵

会医科大学雑誌, **132**：31-36, 2017.

Summary 軽度・中等度の麻痺の改善に脳内のどの部位がかかわるか述べており，NEURO 治療の基本となる考えを示した論文.

4) Wards NS, et al：Neural correlates of motor recovery after stroke：a longitudinal fMRI study. *Brain*, **126**(Pt11)：2476-2496, 2003.

5) Wassermann EM：Risk and safety of repetitive transcranial magnetic stimulation：report and suggested guidelines from the International Workshop on the Safety of Repetitive Transcranial Magnetic Stimulation, June 5-7, 1996. *Electroencephalogr Clin Neurophysiol*, **108**(1)：1-16, 1998.

6) Duncan PW, et al：Measurement of motor recovery after stroke. Outcome assessment and sample size requirements. *Stroke*, **23**(8)：1084-1089, 1992.

7) Kakuda W, et al：A multi-center study on low-frequency rTMS combined with intensive occupational therapy for upper limb hemiparesis in post-stroke patients. *J Neuroeng Rehabili*, **9**(1)：4, 2012.

8) Kakuda W, et al：Combination Protocol of Low-Frequency rTMS and Intensive Occupational Thrapy for Post-stroke Upper Limb Hemiparesis：a 6-year Experience of More Than 1700 Japanese Patients. *Transl Stroke Res*, **7**(3)：172-179, 2016.

Summary 1,725 名の NEURO 治療を受けた患者のランダム化研究．大規模研究においても NEURO の治療効果を証明した論文.

9) Abo M, et al：Randomized, multicenter, comparative study of NEURO versus CIMT in post-stroke patients with upper limb hemiparesis, the NEURO-VERIFY Study. *Int J Stroke*, **9**(5)：607-612, 2014.

10) Niimi M, et al：Role of Brain-Drived Neurotrophic Factor in Beneficial Effects of Repetitive Transcranial Magnetic Stimulation for Upper Limb Hemiparesis after Stroke. *PLoS One*, **11**(3)：e0152241, 2016.

11) Yamada N, et al：Functional cortical reorganization after low-frequency repetitive transcranial magnetic stimulation plus intensive occupational therapy for upper limb hemiparesis：evaluation by functional magnetic resonance imaging in poststroke patients. *Int J Stroke*, **8**(6)：422-429, 2013.

12) Takekawa T, et al：Brain perfusion and upper limb motor function：a pilot study on the correlation between evolution of asymmetry in cerebral blood flow and improvement in Fugl-Meyer Assessment score after rTMS in chronic post-stroke patients. *J Neuroradiol*, **41**(3)：177-183, 2014.

13) Kondo T, et al：Effects of repetitive transcranial magnetic stimulation and intensive occupational therapy on motor neuron excitability in post-stroke hemiparetic patients：a neurophysiological investigation using F-wave parameters. *Int J Meurosci*, **125**(1)：25-31, 2015.

14) Avenanti A, et al：Low-frequency rTMS promotes use-dependent motor plasticity in chronic stroke：a randomized trial. *Neurology*, **78**(4)：256-264, 2012.

15) Hsu WY, et al：Effects of repetitive transcranial magnetic stimulation on motor functions in patients with stroke；a meta-analysis. *Stroke*, **43**(7)：1849-1857, 2012

16) Marshall RS, et al：Evolution of cortical activation during recovery from corticospinal tract infarction. *Stroke*, **31**(3)：656-661, 2000.

特集：脳卒中リハビリテーション医療 update

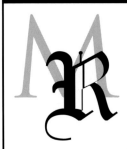

脳卒中片麻痺上肢に対する経頭蓋直流電気刺激法

杉本香苗[*1] 伊藤英明[*2] 佐伯 覚[*3]

Abstract 経頭蓋直流電気刺激(tDCS)は脳可塑性を誘導することで脳卒中亜急性期や慢性期においても片麻痺上肢機能の改善を促すとされ近年研究が進んでいる．刺激方法としては，皮質活動が低下している損傷半球に対して促進性の陽極刺激を行う anodal tDCS，過剰な半球間抑制を生じさせる非損傷半球に対して抑制性の陰極刺激を行う cathodal tDCS，損傷半球への陽極刺激と非損傷半球への陰極刺激を同時に行うことでより強力な促進効果を狙う両半球同時刺激法(bilateral tDCS)などがある．tDCSは安全性が高く，装置が廉価で携帯も可能であり，他の療法中にも使用できるという利点があり，上肢ロボット訓練や末梢神経電気刺激などとの併用によるさらなる効果が期待されている．また，tDCSの治療効果に個人差があることが注目されており，その要因として脳由来神経栄養因子(BDNF)や錐体路の状態，障害半球の違いなどが考えられており，それらを踏まえたうえで今後プロトコールの検討を進める必要がある．

Key words 経頭蓋直流電気刺激(transcranial direct current stimulation；tDCS)，非侵襲的大脳刺激法(non-invasive brain stimulation；NBS)，併用療法(combination therapy)，脳卒中(stroke)，脳可塑性(brine plasticity)

はじめに

従来，脳卒中片麻痺上肢では急性期から亜急性期を過ぎると機能改善はほぼプラトーになると考えられ，利き手交換などがリハビリテーションの主体となっていた．しかし，近年，脳可塑性が注目され，急性期だけではなく慢性期においても脳の可塑的な変化が生じることがわかってきた．脳可塑性を誘導するためにロボット訓練・末梢神経電気刺激など様々なリハビリテーションが行われており，その1つとして，非侵襲的大脳刺激法(non-invasive brain stimulation；NBS)が用いられている．NBSの代表的なものとして経頭蓋磁気刺激(transcranial magnetic stimulation；TMS)と経頭蓋直流電気刺激(transcranial direct current stimulation；tDCS)がある．TMSは空間分解能が高いという利点があるものの機器が高価であり，痙攣発作の誘発などの問題がある．一方でtDCSはTMSに比べて時間および空間分解能は低いものの比較的安価で簡便な機器であり，安全性も高いとされるため，一定の条件の下でセラピストが実施することも可能である[1](**表1**)．tDCSによる構音障害や失語症などの言語障害，記憶障害，半側視空間無視，上下肢運動機能，嚥下障害など様々な機能障害を持つ脳卒中患者に対する課題成績や機能の改善効果が報告されている[1]．脳卒中以外にもパーキンソン病，うつ病，慢性疼痛などに対する報告もある[2)～4)]．本稿では脳卒中片麻痺上肢に対するtDCS治療について解説する．

[*1] Kanae SUGIMOTO，〒 807-8555 福岡県北九州市八幡西区医生ヶ丘1-1 産業医科大学病院リハビリテーション医学講座，助教
[*2] Hideaki ITO，同，学内講師
[*3] Satoru SAEKI，同，教授

表 1. tDCS と rTMS(repetitive transcranial magnetic stimulation)の特徴と相違

	tDCS	rTMS
作用機序	主に膜電位の変化	主に活動電位の誘発
刺激に伴う音	無音(sham 刺激が可能)	クリック音(sham 刺激が困難)
刺激による皮膚感覚	弱いチクチクした感じ	筋の刺激による弱い痛み
頭　痛	全体の 12%	全体の 23%
発　作	報告なし	高頻度刺激で報告あり
価　格	数十万円〜	数百万円〜
装置の大きさ	小型, 持ち運び可	大型, 移動が難しい
時間解像度	数分	ミリ秒
空間解像度	数 cm 程度	1 cm 程度

(文献 1 より)

tDCS の作用機序(神経生理学)

基礎的神経生理学的研究から, 直流は神経細胞の膜内外電位を変化させることにより神経細胞の興奮性のレベルに影響を及ぼすことが明らかとなっている. 陽極刺激(anodal tDCS)の場合, 陽極電極は静止膜電位および自発性神経細胞の放電率を増大することにより脱分極を生じ, 刺激部位の神経細胞の活動を促進する. 一方, 陰極刺激(cathodal tDCS)の場合, 陰極電極が神経細胞体あるいは樹状突起近くにあるとき, 静止膜電位を低下させて神経細胞を過分極させ, 刺激部位の神経細胞の活動を抑制する[1]. また, N-メチル-D アスパラギン酸(NMDA)受容体拮抗薬により anodal tDCS, cathodal tDCS による刺激効果がいずれも阻害されることがわかっており[5], tDCS はシナプスの可塑性や学習記憶などに対し重要な役割を担っているとされる NMDA 受容体を介して脳可塑性へ影響を与えていると考えられる. さらに, tDCS によりノルアドレナリンが放出されアストロサイトのカルシウム上昇を介してシナプス伝達の増強を起こしやすくすることが報告されている[6].

また, tDCS の脳血流に与える影響を検討した研究もいくつか報告されており, Lang ら[7]は PET による血流評価において, anodal tDCS は皮質および皮質下領域において局所脳血流の広範な増加を, cathodal tDCS は減少を誘発することを報告した. 2015 年に Laakso ら[8]は fMRI 画像を用いた計算物理モデル実験により, 運動野に tDCS を行った際の脳内電界のピーク値は上肢一次運動野周辺に集中するものの, 個人間でかなりのばらつきがあり, 上肢一次運動野の外にピークをもつ被験者もいることを報告している. tDCS の欠点として空間分解能が TMS に比べて低いことが挙げられるが, これは安全のため比較的大きな電極を用いるので TMS ほど局所的な刺激が実施できず, 脳機能の詳細なマッピングを行えないことが一因である. また, 運動野を 1 mA の強度で anodal tDCS を行った場合, 電流密度が最も高い領域は電流直下の皮膚の部分であり, 皮膚では最大電流密度の領域で $0.91 \mathrm{mA/cm^2}$ である[1]. このように組織によって電気抵抗は異なり, 電流密度は頭皮の領域から灰白質に向かうにつれて 1/10 まで減衰する. tDCS は大脳皮質ニューロンを刺激するが, 脳深部への刺激効果は少ないため, 脳表面の比較的浅い部位, 上肢・顔面や舌などが主なターゲットとなる. 脳の深部に位置する下肢の支配ニューロンへの刺激効果は TMS と比較すると tDCS では弱いことが報告されている[1]. 一方で tDCS を脳の深部ではあるが障害側一次運動野領域を陽極刺激することにより麻痺側の膝伸展筋力が促進したとの報告もある[1].

また, Nitsche ら[9][10]は tDCS の電流を大きくすることや通電時間を長くすることによって運動誘発電位(MEP)の振幅変化の持続時間が増大することや, anodal tDCS を 13 分間行うことで MEP の振幅の上昇が 90 分継続したことを報告してい

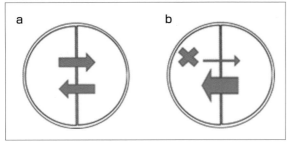

図 1. 半球間抑制
a：正常：正常では左右大脳半球が相互に抑制をし合いバランスを保つ．
b：脳卒中：脳卒中では損傷半球から非損傷半球への抑制が低下し非損傷半球の活動性が高まる．次いで非損傷半球から損傷半球への抑制が亢進し損傷半球の活動がさらに低下する．

る．5～10分間の刺激により1～5時間持続するという報告もある[1]．tDCSの通電時間が長くすることで効果持続時間の延長が得られるという報告がある一方で，anodal tDCSの効果が通電時間を長くすると途中で抑制性になったという報告もあり[11]．最適な通電時間は定まっていない．

tDCSの作用機序（刺激方法）

正常な脳の状態では左右大脳半球が相互に抑制をし合いバランスを保っているが，脳卒中患者では損傷半球から非損傷半球への抑制が低下し非損傷半球の活動性が高まり，次いで非損傷半球から損傷半球への抑制が亢進し損傷半球の活動がさらに低下すると考えられている（半球間抑制）（図1）．

この半球間抑制と先に述べたtDCSの極性の違いによる脳血流やMEP変化の考えのもとに，皮質活動が低下している損傷半球に対して促進性の陽極刺激を行うanodal tDCS，過剰な半球間抑制を生じさせる非損傷半球に対して抑制性の陰極刺激を行うcathodal tDCS，近年は損傷半球への陽極刺激と非損傷半球への陰極刺激を同時に行うことで，より強力な促進効果を狙う両半球同時刺激を行うbilateral tDCSが主に行われている（図2）．メタ解析においていずれの刺激条件も亜急性期，慢性期脳卒中片麻痺上肢患者に対し有意な効果があることが示されている[12]．

tDCSの実際，安全性

片麻痺上肢をターゲットとする場合，陽極と陰極のパッド電極（5×7 cm）を頭皮上の運動野直上と対側の眼窩上に置き，1～2 mAの微弱電流を5～20分間通電する（図3，4）．McCreeryらは，25 mA/cm^{2}以下の直流電流であれば脳組織にダメージを与えないことを報告[1]しており，これをもとに現行では1～2 mAでのプロトコルで実施されていることが多い．tDCSに関しては痙攣などの重篤な有害事象は報告されていないが，一過性の不快感や痛み・痒み・頭痛などの報告はある．日本臨床神経生理学会のガイドラインでは，3 mA以内で30分以内の刺激を推奨している．刺激直下の皮膚の損傷や発赤が，これまでに副作用

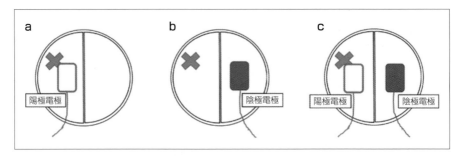

図 2. tDCS刺激方法
a：陽極刺激：皮質活動が低下している損傷半球に促進性の陽極刺激を行う（anodal tDCS）．
b：陰極刺激：過剰な半球間抑制を生じさせる非損傷半球に抑制性の陰極刺激を行う（cathodal tDCS）．
c：両半球同時刺激法：損傷半球に対して促進性の陽極刺激を，非損傷半球に対して抑制性の陰極刺激を同時に行う（bilateral tDCS）．

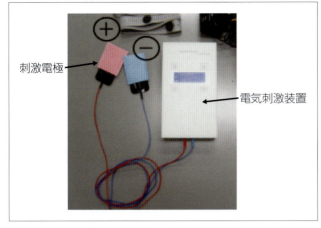

図 3. 経頭蓋直流電気刺激装置
（neuroConn 社製, DC-STIMULATOR）
＋：陽極，－：陰極

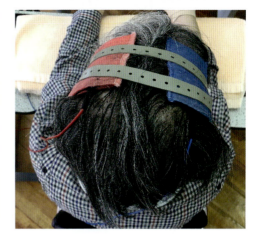

図 4. Bilateral tDCS

として多く報告されている．特に複数日にわたる刺激を行う場合において，電極直下の皮膚に損傷や発赤を認める例が報告されている．総じて有害事象は少なく安全性は高いと考えられるが，脳内に金属インプラントがある患者や，頭皮皮膚が過敏な患者，てんかんを有する患者は適応から除外すべきと考えられている[1]．

tDCS の片麻痺上肢機能障害に対する効果についての先行報告

tDCS により慢性期脳卒中患者の片麻痺上肢の運動機能を有意に改善することが報告されており，その中でも代表的な anodal tDCS，cathodal tDCS，bilateral tDCS についての先行報告をまとめる．

Hummel らは，脳卒中後の運動機能回復促進のため，6 名の脳卒中患者に対して損傷した大脳半球の運動野直上に電極を置き，anodal tDCS（1 mA×20 分）を実施した[1]．Sham 刺激と比較して刺激直後の上肢機能検査 Jackson Taylor hand function Test（JTT）の成績はすべての被験者において有意に改善されていた．また JTT の成績改善率は tDCS による MEP 振幅の増加量と正相関していた．さらに JTT のような複雑な運動だけでなく反応時間や指つまみなど単純な運動に関しても促進効果が認められている．

Fregni らは，cathodal tDCS（1 mA×20 分）を非損傷半球運動野に対して行うことにより JTT の成績が有意に改善したことを報告している[1]．脳卒中により生じたアンバランスな非損傷半球からの抑制作用を tDCS により減少させたために機能の改善を認めたと考えられる．また 5 日間の連続した tDCS セッションでも運動機能の改善が報告されている．

Lindenberg ら[13]は 20 名の慢性脳卒中患者を理学療法・作業療法に bilateral tDCS（1.5 mA×30 分）併用群と sham 刺激群に無作為に割り付け，bilateral tDCS で Upper Extremity Fugl-Meyer および Wolf Motor Function Test の改善が少なくとも 1 週間続いたことを報告している．

tDCS による少なくとも 5 日以上の長期効果を検討したメタ分析の結果から，① anodal tDCS，cathodal tDCS，bilateral tDCS いずれの刺激条件であっても有意な効果があること，② 亜急性期，慢性期いずれも有意な効果があること，③ tDCS のタイミングは訓練前であっても，訓練中であっても有意な効果があること，④ 課題特異的訓練，通常のリハビリテーションいずれであっても有意な効果があることが示された[12]．しかし，この研究から刺激条件，発症からの時期，刺激タイミング，リハビリテーションの内容いずれも有意な選択性は報告されずに留まっており，今後の研究が期待される．

また，いずれの研究においても対象はいわゆる分離運動が可能なレベルで運動麻痺の軽度な脳卒中患者が対象であり，電気生理学的な変化や運動

課題に要する時間の短縮などの変化に留まり，大幅な麻痺の改善にまで至っていないため，より大きな効果を得るために併用訓練が模索されている．

tDCS に対する併用療法

tDCS は TMS に比べて安全性が高く，装置が廉価で携帯も可能であり，他の療法中にも使用できるという使用上の大きな利点があるため，リハビリテーション領域での臨床応用として様々な訓練種目との併用が可能である．脳卒中回復におけるtDCS（中枢治療）とリハビリテーション治療法（末梢刺激）の併用療法は，それぞれ単独では到達しないレベルまでシナプス可塑性や運動スキルの再学習を強化する可能性がある[1]．tDCS などの非侵襲的脳刺激の促通効果を強化するために脳刺激と同時に，末梢刺激として通常運動訓練だけではなく，ロボット訓練，末梢神経電気刺激など他の先進リハビリテーションとの併用が近年多く報告されている．

上肢ロボット訓練機器単独でも片麻痺上肢機能の改善が報告されており，その中でもアームトレーナー（Bi-Manu-Track robotic arm trainer）は，両手動作による鏡像運動が麻痺の回復を促進するという原理を取り入れた片麻痺上肢用の簡便なロボット補助装置で，当施設で行った研究でも損傷半球の運動野から前頭前野にかけて酸化ヘモグロビン値の増加がみられ，損傷半球に直接的な賦活効果があることを報告している[14]．しかし直近の Hesse らによる他施設での亜急性期脳卒中患者96名に対する tDCS とアームトレーナーの併用療法の効果に関しては，sham 刺激群と比較してanodal tDCS 群および cathodal tDCS 群において有意差が示されなかった[1]．ただし二次解析で，anodal tDCS において皮質下病変を有する脳卒中患者の改善度は，皮質病変患者のそれより有意に大きかったとしており，今後は脳卒中の障害部位，麻痺の重症度に関する検討が必要だとしている．当施設でも tDCS を用いた併用療法として慢性期脳卒中片麻痺患者に対して tDCS と Hesse ら

と同じアームトレーナーを併用した臨床研究を実施した．その結果，脳卒中後の障害半球の左右差と刺激電極の組み合わせによって効果の違いがみられることを確認した．すなわち片麻痺上肢遠位の痙縮において右大脳半球病変を有する例ではanodal tDCS（障害側大脳半球）よりも，cathodal tDCS（健側大脳半球）のほうが有意に改善度が大きく，健側大脳半球からの半球間抑制の影響が考えられた[1]．

Celnik は慢性期脳卒中患者に対し anodal tDCSと麻痺側上肢の末梢神経電気刺激を併用することで単独群と比べ運動機能の改善が良いことを報告している[15]．当施設でも，亜急性期脳卒中片麻痺上肢に対する tDCS と末梢神経電気刺激の併用療法の効果の検討を行っており，すでに脳の機能的再構築に寄与することが報告されている随意運動介助型電気刺激療法（integrated volitional control electrical stimulator；IVES）を併用した臨床研究を実施し，現在その効果の検討を進めている．

tDCS 効果の個人差に繋がることが検討されている要因

脳由来神経栄養因子（BDNF）は神経に栄養を与える蛋白で，以前よりうつ病に対する研究が行われてきたが，脳卒中後の運動機能回復に関しても，特に重度片麻痺患者において BDNF の遺伝子型が上肢運動機能の回復の予後予測に関して有用であると報告されている．また，tDCS に低頻度のsynaptic activation を組み合わせると，シナプス可塑性に重要な BDNF 分泌やその受容体であるTrkB の活性が運動野で観察されたことがマウススライス標本上で観察されている．rTMS に関してではあるが，脳卒中後の上肢片麻痺の改善にBDNF が関与し，脳卒中後の運動回復のバイオマーカーとなる可能性が報告されている[1]ことから，tDCS に関しても脳卒中後の片麻痺の改善にBDNF が果たす役割の解明が期待されている．

また，Schlaug らは cathodal tDCS と作業療法を行い，MRI tractgarphy で障害半球の線維数の

減少はあるものの錐体路が保たれているものは良好な回復を示し，錐体路が引き裂かれているものは回復不良であったことを報告した．この結果よりtDCSの治療適応者の選択には錐体路が保たれているかが重要となることが示された[16]．

おわりに

tDCSはメタ分析からも脳卒中片麻痺上肢に対する効果が示されているが，刺激方法や刺激時期，併用療法の優位性は明らかとなっておらず，さらなる検討が必要と考えられる．また，今後tDCSが普及する中でBDNFなどのバイオマーカー，錐体路の状態や障害半球などの画像所見を踏まえたうえで，治療適応患者やそれぞれに適したプロトコールを定めていく必要があると考える．

文 献

1) 伊藤英明ほか：脳卒中片麻痺に対する経頭蓋直流電気刺激．医のあゆみ，13：1125-1129，2018.
Summary 脳卒中片麻痺に対するtDCSの作用機序・特徴・安全性・併用療法，BDNFとの関連などについてまとめられている．

2) Benninger DH, et al：Transcranial direct current stimulation for the treatment of Parkinson's disease. *J Neurol Neurosurg Psychiatry*, 81(10)：1105-1111, 2010.

3) Fregni F, et al：Treatment of major depression with transcranial direct current stimulation. *Bipolar Disord*, 8(2)：203-204, 2006.

4) Fregni F, et al：A sham-controlled, phase II trial of transcranial direct current stimulation for the treatment of central pain in traumatic spinal cord injury. *Pain*, 122(1-2)：197-209, 2006.

5) Liebetanz D, et al：Pharmacological approach to the mechanisms of transcranial DC-stimulation-induced after-effects of human motor cortex excitability. *Brain*, 125：2238-2247, 2002.

6) Monai H, et al：Calcium imaging reveals glial involvement in transcranial direct current stimulation-induced plasticity in mouse brain. *Nat Commun*, 7：11100, 2016.

7) Lang N, et al：How does transcranial DC stimulation of the primary motor cortex after regional neuronatal activity in the human brain? *Eur J Neurosci*, 22：495-504, 2005.

8) Laakso I, et al：Inter-subject variability in electric fields of motor cortical tDCS. *Brain Stimul*, 8：906-913, 2015.

9) Nitsche MA, et al：Excitability changes induced in the human motor cortex by weak transcranial direct current stimulation. *J Physiol*, 3：633-639, 2000.

10) Nitsche MA, et al：Sustained excitability evaluations induced by transcranial DC motor cortex stimulation in humans. *Neurology*, 57：1899-1901, 2001.

11) Monte-Silva K, et al：Induction of late LTP-like plasticity in the human motor cortex by repeated non-invasive brain stimulation. *Brain Stimul*, 6(3)：424-32, 2013.

12) Kang N, et al：Transcranial direct current stimulation facilitates motor learning post-stroke：a systematic review and meta-analysis. *J Neurol Neurosurg Psychiatry*, 87(4)：345-355, 2016.
Summary 脳卒中患者に対するtDCSの長期運動学習効果のメタ分析報告．

13) Lindenberg R, et al：Bihemispheric brain stimulation facilitates motor recovery in chronic stroke patients. *Neurology*, 75：2176-2184, 2010.
Summary 慢性期脳卒中患者に対する両半球刺激の運動改善効果を検討した報告．

14) Saeki S, et al：Cortical activation during robotic therapy for a severely affected arm in a chronic stroke patient：a case report. *J UOEH*, 30(2)：159-165, 2008.

15) Celnik P, et al：Effects of combined peripheral nerve stimulation and brain polarization on performance of a motor sequence task after chronic stroke. *Stroke*, 40：1764-1771, 2009.

16) Schlaug G, et al：Transcranial direct current stimulation in stroke recovery. *Arch Neurol*, 65(12)：1571-1576, 2008.

17) 田中悟志：経頭蓋直流電気刺激法の基礎と応用．脳科とリハ，16：35-41，2016.

特集：脳卒中リハビリテーション医療 update

脳卒中後の社会参加と両立支援

豊田章宏*

Abstract 脳卒中後の復職率は，患者の症状の個体差が大きいこと，事業場側の受け入れの柔軟性に左右されること，経済状況や社会制度の影響を受けることなどの理由から，報告者によって10～60％と大きな開きがみられるが，我が国の現状では30～50％という報告が多い．

治療と職業生活を両立するためには，患者にとっても職場にとっても安全かつ安心して働ける環境や条件の設定が重要となる．病状を踏まえた留意点(医療情報)と能力に見合う作業内容(職業情報)とを患者(労働者)と医療者と事業者との間で共有できれば，両立を実現する可能性は高まるはずであり，これらの情報を収集し相互理解の支援を行える両立支援コーディネーターという人材が求められている．さらに，対象者自身が病気と闘いながら両立しなければならないため，メンタルや経済・社会資源利用に関するサポートもコーディネーターの重要な役割の1つとなる．

Key words 脳卒中(stroke)，能力障害(disability)，職場復帰(return to work)，労働契約(labor contract)，コーディネーター(coordinator)

脳卒中後の復職状況

1. 脳卒中後の復職状況

近年の医療体制の変化によって脳卒中治療は大きく影響を受けた．本来は救急医療からリハビリテーション医療を経て社会復帰という一貫したトータルケアが必要とされる疾患であるが，とりわけ2000年の回復期リハビリテーション病棟誕生以来，医療体制は急性期・回復期・生活期と大きく分割された．確かに専門分化してそれぞれがレベルアップした点も多いが，患者の長期予後を知らない医療スタッフが増えていることも事実である．切れ目ないケアのために地域連携パスなども工夫されてきたが，患者からみれば一貫して自分にかかわる医療者がいないという現実は変わらない．こうした状況の中で，患者の社会復帰に関して医療者の関与は徐々に希薄になっていった．

労働分野には職場復帰をサポートする様々な制度や施設もあるが，利用するための手続きや時期などが複雑であり，患者自身が手軽に行えるかどうかは疑問である．病院の医療ソーシャルワーカー(MSW)はどこまで介入できているだろうか．職場復帰は病状や障害の程度だけではなく，受け入れ側の事業場の事情も大きく影響する．そのため報告者によって大きな差があるものの，脳卒中罹患労働者の復職率は概ね40～50％といわれている[1]．最近の協会けんぽのデータを用いた分析では59％という高い復職率も報告されているが，様々な配慮が可能な大企業中心のデータであることを考慮して比較する必要がある[2]．

2. 就労世代の脳卒中患者の予後

就労年齢の脳卒中患者の機能やADL(日常生活動作)はどこまで回復が期待できるだろうか．著者は平成16～17(2004～05)年度厚生労働科学研究「わが国におけるStroke unitの有効性に関する

---

* Akihiro TOYOTA, 〒737-0193 広島県呉市広多賀谷1-5-1 中国労災病院治療就労両立支援センター，所長・リハビリテーション科，部長

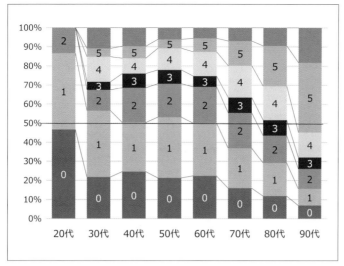

図 1. 発症前 mRS 0～1 であった脳卒中患者の
発症後 3 か月時点での mRS
（SUMO study より再解析）

多施設共同前向き研究」（SUMO study 主任研究者：峰松一夫）[3]に参加し，この研究で登録された発症前 mRS（modified Rankin Scale）が 0～1 であった脳卒中患者（くも膜下出血を除く）4,340 例の発症 3 か月後の回復状況を分析してみた（図 1）．就労年齢の中心となる 30～60 代をみると，3 か月後に mRS 0～1 まで回復した割合は約 50％，mRS 2 は約 20％，mRS 3 は約 5％，mRS 4 は約 10％を占めていた．脳卒中発症 3 か月時点での回復状況であるので，6 か月時点ではもう少し回復が期待できるのではないかと推測される．いずれにしても，50％は本来復職できる ADL（mRS 0～1）にまですでに回復していた．自宅生活自立レベルである mRS 2 が 20％ということは，事業場や社会の理解が得られれば 70％程度の復職は十分期待できるものと考えられた．さらに原職復帰にこだわらず，労使間で納得できる配置転換や障害雇用などの対策も含めれば mRS 3 も再就労の可能性があるはずである．

ここで我が国の脳卒中後の復職率が 30～50％程度という報告を考えると，mRS 0～1 まで回復する割合と同等であり，そもそもほぼ元通りに回復した事例が復職した結果にすぎない．企業の人事担当者の意見でも，復職には元のパフォーマンスが求められるので，職場がほぼ元通りに回復したと判断した場合に限られることが多いという．

もしも中小企業で受け入れの配慮が難しい職場や，患者自身が職場や同僚に迷惑をかけたくないと辞職してしまう場合は復職率がより低くなり，産業医が常駐し様々な復職プログラムが整備されているような職場では復職率が高くなるという事情が容易に想像できる．

治療と職業生活の両立支援

2016 年 2 月，厚生労働省は「事業場における治療と職業生活の両立支援のためのガイドライン」を公表した[4]．「治療と職業生活の両立」とは，「病気を抱えながらも，働く意欲・能力のある労働者が，仕事を理由として治療機会を逃すことなく，また，治療の必要性を理由として職業生活の継続を妨げられることなく，適切な治療を受けながら，いきいきと就労を続けられること」と定義されている．このガイドラインには参考資料として「がんに関する留意事項」が書かれてあったが，2017 年度には「脳卒中に関する留意事項」と「肝疾患に関する留意事項」が追加された．「難病」「糖尿病」の留意事項も作業部会が稼働している．2018 年度にはこのガイドラインを用いて支援する際の「企業・医療機関連携マニュアル・がん分野」が作成されており，留意事項と同様に，現在「脳卒中」，「肝疾患」，「難病」の作業部会が稼働している．

ガイドラインからマニュアルまで通して論じら

表 1. 両立支援コーディネーター養成基礎研修科目

番 号	科 目	範 囲
基000	両立支援コーディネーターの必要性とその役割	・両立支援コーディネーターの役割，支援内容 ・支援方法の概要と注意点
基001	コミュニケーションスキル	・傾聴・コミュニケーションスキル ・支援対象者の不安・悩み・ストレスへの対応，メンタルサポート ・個人情報の適正な取扱い
基002	基本的な医療に関する知識	・典型的な疾病についての基本的な事項(治療・予後の概要) ・就業に当たっての影響・注意点 ・疾病に応じた両立支援コーディネーターのかかわり方の違い
基003	産業保健に関する知識	・産業保健の基本的枠組み ・事業場における産業保健の体制・役割 ・労働者の健康管理の基本的考え方
基004	労務管理に関する知識	・労働関係法令 ・事業場における就業継続可否の考え方，関与の仕方や就業上の措置・配慮事項
基005	社会資源に関する知識	・両立支援に利用可能な制度や福祉資源 ・経済面における社会的支援 ・両立支援に利用可能な相談機関
基006	両立支援コーディネートの実際	・支援方法のシミュレーション

れていることは，職場と医療機関という異なる環境の中で，患者としては健康を守りながら，労働者としては利益を上げていくことが求められるという課題があること．それぞれが異なる言語を使っている中で，その課題を可能な限り無理なく共有し解決していくことの重要性である．

両立支援コーディネーター養成事業の経緯

労働者健康安全機構(以下，機構)では，2010年度の両立支援に関する厚生労働省委託事業の成果を基に，2014年度から「がん」「脳卒中」「糖尿病」「メンタル」の4分野において，安全な職場復帰を促進することを目的として「復職コーディネーター」という名称で養成プログラムを作成し，受講したコーディネーターが事例介入するモデル事業を行ってきた．2016年に厚生労働省から両立支援ガイドラインが発表され，さらに政府の「働き方改革実現会議」のメンバーが東京労災病院治療就労両立支援センターを視察した際に，労災病院群が実施しているモデル事業のコーディネーターの存在に非常に共感したことが発端となり，「働き方改革実行計画」の中に機構が実施しているような「両立支援コーディネーター」の養成を積極的

に進めていき，トライアングル型のサポート体制を構築していくことが望ましいと書き込まれ，工程表の指標には両立支援コーディネーターを2020年度までに2,000人養成すると明記された[5]．

こういった世間のニーズを受け，両立支援コーディネーターは労災病院群に限らず広く存在し，より多くの罹患労働者をサポートすべきであろうという考えに立ち，2017年度からは機構の基礎研修は一般受講者も対象とすることとなり，2017年度は525名，2018年度前半まですでに1,000名以上に受講証を交付している．さらに2018年3月には厚生労働省から「働き方改革を踏まえた両立支援コーディネーター養成について」という部長通達が出され，この中には「両立支援コーディネーター養成基礎研修科目」も明記された(**表1**)．これを受けて機構の研修カリキュラムも指定科目に適応するような内容に一部変更を加え，両立支援の理念の普及とコーディネーターの養成のためにより一層努力しているところであり，2018年度後半からは研修開催地を全国に拡大していくこととした．

	第1ステップ 休業開始、休業中のケア	第2ステップ 主治医による復職可の診断書	第3ステップ 復職可否の決定 復職支援プラン作成	第4ステップ 最終的な復職決定	職場復帰	第5ステップ 復職後のフォローアップ
場所	医療機関 入院中	自宅退院後 →				→
役割	・定期的な面談・傾聴 ・キーパーソンとの面談 ・ラポールの形成 ・メンタルサポート ・連携病院との情報共有 ・職場への連絡	・回復状況の把握 ・職場との連携支援 →		・復職情報の把握と医療機関へのフィードバック		・復職後の状況確認
内容	・コーディネーターの役割と立場の説明、介入への同意 ・病状把握 ・職業情報収集 ・休業支援 ・経済的相談（医療費、傷病手当金など） ・連携病院へ復職希望の伝達や情報提供 ・外来リハビリテーションの必要性確認と実施機関の検索	・患者と職場の連絡確認 ・通勤手段の確認 ・生活リズムの確認 ・耐久性の確認 ・後遺症への対応確認 ↓ ・診断書作成のための具体的な情報提供 ・職場との情報共有	・復職プラン進行状況の把握 ・障害受容の確認 ・留意点の再確認 →	・職場との最終確認と復職後の状況確認予定を連絡		・外来受診時または電話やメール等で生活やメンタルの状況職場の様子を確認 ・適応できなかった場合の相談体制

図 2. 職場復帰のステップと両立支援コーディネーターの役割

両立支援コーディネーターの資格と役割

1．両立支援コーディネーターの資格について

両立支援コーディネーターとは，一体どういう資格なのか．特に2018年度から，がん患者の両立支援で一定の条件を満たせば診療報酬が支払われることとなり，しばしば議論の対象となる．現時点で明確な認定資格はないが，機構が厚生労働省指定のプログラムで実施した研修を受講することが施設基準等での条件となっている．しかし，我々は両立支援そのものを理解してもらうべき現段階においては，資格よりも役割を重視しており，労働者を中心に医療機関と職場とを可能な限り無理なく連携する能力の獲得を期待している．両立支援自体は厚生労働省の労働基準局が主体となって進められているが，診療報酬の今後の方向性に関しては保険局を中心に議論されていくものと思われる．いずれにしても各局一体となった事業であることは間違いない．

2．両立支援コーディネーターの役割

労働者が罹患して復職までには大きく4つのステップがあり，復帰後も無理なく定着しているかどうかを含めると5つのステップがあるといわれ

ている（図2）．復職に関するサポートは治療が落ち着いてからと考える方も多いが，発症後の落ち込みから早期離職する患者は意外と多い．また，自分の職場の就業規則を知らない労働者も多く，病気休業の開始手順のサポートが必要な場合も多い．さらにこの年代ではローンや教育費など出費も多く，これに加えて治療費や収入減という金銭面のサポートも必要とされる．

メンタル面では急性期だけでなく，病状が落ち着いて回復の限界がみえた時期や，めでたく復職しても以前と同様に働けないことを苦にして離職するケースもある．その時々の患者の思いを聞きながら急性期から生活期，復職後までサポートしてくれる両立支援コーディネーターの存在は非常に心強かったという声は多い．

特に脳卒中の場合，復職対象となる患者は急性期病院から直接自宅退院する場合と，回復期リハビリテーション病院を経由する場合がある．リハビリテーション的には早い段階から復職を視野に入れた情報収集や機能評価が重要であり，ADLだけでなくIADL（手段的ADL）の拡大，および仕事に必要な能力を組み込んだリハビリテーションプログラムも必要となる．さらに，回復期以降の

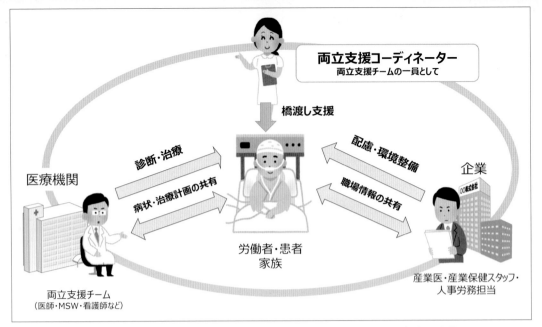

図 3. 労働者健康安全機構の考える両立支援コーディネーターの役割と立場
患者の主体性を重んじ，医療機関と職場との間で情報を共有し，両立できるようにサポートする．

機関とも情報を共有し一貫した復職に向けたリハビリテーションの実践が有用である．また，患者状態や時期に応じた社会資源の活用および職場との連携も重要である．

実際の復職手続きのスタートには主治医の診断書が不可欠である．この時期に医療側から職場に伝えるべき情報，職場が聞いておきたい留意事項などを患者の同意のもとに整理しておくと役に立つ．ガイドラインでも情報提供書を用いた支援手順を紹介しているが，両立支援コーディネーターがここに関与することで，よりスムースな情報共有が期待される[6]．ここで大切なことは，両立支援コーディネーターは患者の復職代理人や代理交渉人をイメージしたものではない．労働者と職場は労働契約に基づいて労使関係を築いており，患者は医療機関と医療契約で診療を受けている．したがって，契約のうえではあくまで患者（労働者）が主体となって行うべきであり，コーディネーターは伴走者に過ぎない．

両立支援コーディネーターはどこに所属するべきか．これもよく議論される点である．なるべく早い時点で介入することで早期離職を防ぎ，メンタルサポートを行いながら適切な時期に適切な機関や部署との連携がとれるように支援するという意味では，医療機関にコーディネーターが配置されることが最も望ましいと考えている．一方で職場には産業保健スタッフなどが配属されていることも多く，罹患した場合の相談窓口や復職対応として両立支援コーディネーターが存在することも有用であると考えている．また，事業場が第3者に相談する場合には，産業保健総合支援センターなど労働関連機関に存在しても良いだろう．両立支援の概念がまだまだ社会に浸透していない状態では，両立支援コーディネーターという資格認定よりもマインドを広めるほうが優先されると考えている．両立支援の最大のポイントは，対象者は患者であるとともに労働者（生活者）であるという視点を忘れず，事業場や仲間ともお互いできる限り無理のない形での復職を目指すことにある（図3）．

両立支援推進のための課題

パラリンピックなど障害者に対する認識が大きく変化している現在でさえ，一般的に中途障害者に対する職場の対応はまだまだ厳しい．軽度の麻痺でも元通りに働けなければ原職復帰は難しく，高次脳機能障害などは理解されることすら難しい

というのが実情である．中途障害者の就労支援や障害者雇用の普及にあたっては，医療現場や雇用現場の理解もさることながら，これを受け入れる社会全体の風土づくりが最も重要であると感じている．そのためにはこれを正しく認識し伝える人材の育成が不可欠であり，さらには1人でも多くの人々が両立支援事例を目の当たりにして，その関係性の中で自分には何ができるのかを考える機会を持つことであろう．

文　献

1) 佐伯　覚ほか：脳卒中後の復職—近年の国際動向について．総合リハ，**39**：385-390，2011.
   Summary 1990年以降の70編の脳卒中後復職に関する世界の論文をサマライズ．
2) 遠藤源樹ほか：病休と復職支援に関する調査と分析．労災疾病臨床研究事業費補助金主治医と産業医の連携に関する有効な手法の提案に関する研究，平成26〜28年度総合分担報告書，pp.185-192，2017.
3) 峰松一夫ほか：わが国における stroke unit の有効性について—「わが国における stroke unit の有効性に関する多施設共同前向き研究」（厚生労働科学研究費補助金　長寿科学総合研究事業，主任研究者：峰松一夫）の中間解析結果を中心に—．脳卒中，**29**(1)：59-64，2007.
4) 厚生労働省ホームページ：治療と仕事の両立について．事業場における治療と職業生活の両立支援のためのガイドライン，2016.〔https://www.mhlw.go.jp/stf/seisakunitsuite/bunya/0000115267.html〕
   Summary 両立支援に関するガイドラインやマニュアルがダウンロード可能．
5) 働き方改革実行計画（平成29年3月28日働き方改革実現会議決定）：実行計画工程表．2017.〔https://www.kantei.go.jp/jp/singi/hatarakikata/pdf/kouteihyou.pdf〕
6) 豊田章宏ほか：脳卒中に罹患した労働者に対する治療と就労の両立支援マニュアル．pp.18-21，独立行政法人労働者健康安全機構，2017.〔https://www.johas.go.jp/Portals/0/data0/kinrosyashien/pdf/bwt-manual_stroke.pdf〕
   Summary 脳卒中の両立支援に関するマニュアルで労働者健康安全機構のホームページからダウンロード可能．

四季を楽しむ ビジュアル 嚥下食レシピ

新刊

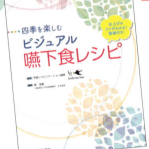

監修・執筆 宇部リハビリテーション病院
田辺のぶか，東　栄治，米村礼子

編集 原　浩貴（川崎医科大学耳鼻咽喉科　主任教授）

2019年2月発行　B5判　150頁　定価（本体価格3,600円＋税）

見て楽しい、食べて美味しい、四季を代表する22の嚥下食レシピを掲載！
お雑煮からバーベキュー、ビールゼリーまで、イベント食、お祝い食に大活躍！
詳細な写真付きの工程説明と、**仕上げのコツがわかる動画**で、作り方が見てわかりやすく、**嚥下障害の基本的知識**も解説された、充実の1冊です。

目次

嚥下障害についての基本的知識
嚥下障害を起こしやすい疾患と全身状態
より安全に食べるために
　1. 嚥下の姿勢／2. 嚥下訓練・摂食嚥下リハビリテーション／3. 食事介助を行う場合の留意点と工夫

レシピ
- 春　ちらし寿司／ひし餅ゼリー／桜餅／若竹汁／ぶりの照り焼き
- 夏　七夕そうめん／うな丼／すいかゼリー／バーベキュー
- 秋　月見団子／栗ご飯／鮭の幽庵焼き
- 冬　かぼちゃの煮物／クリスマスチキン／年越しそば／お雑煮／昆布巻き・海老の黄金焼き／七草粥／巻き寿司／いわしの蒲焼き
- その他　ビールゼリー／握り寿司

Column　α-アミラーゼの秘密／大変身！簡単お肉料理アレンジ／アレンジ!! 月見団子のソース　ほか全7本

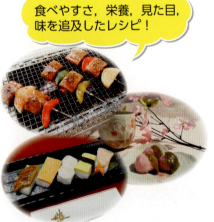

食べやすさ，栄養，見た目，味を追及したレシピ！

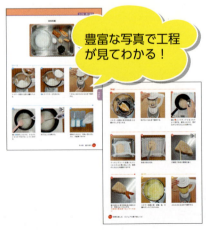

豊富な写真で工程が見てわかる！

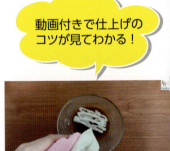

動画付きで仕上げのコツが見てわかる！

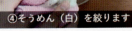

全日本病院出版会
〒113-0033　東京都文京区本郷3-16-4　Tel：03-5689-5989
www.zenniti.com　Fax：03-5689-8030

特集：脳卒中リハビリテーション医療 update

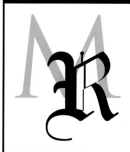

脳卒中後の自動車運転の再開

飯田真也[*1] 加藤徳明[*2] 佐伯 覚[*3]

Abstract 近年，高齢者や疾患，障害のある患者の自動車運転に関心が高まっている．脳卒中患者の自動車運転再開は，「一定の病気に係る免許の可否等の運用基準」において，認知症やてんかんなど，免許取り消しとなる病気がないことを確認すると同時に，机上評価や運転シミュレーター検査などの医学的評価で，高次脳機能障害は軽度または回復したことを確認する必要がある．しかし，全国的に手順や評価基準において統一がなされていないことが問題として挙げられる．本稿では当院で実施している脳卒中患者の自動車運転再開までの流れを述べ，その過程で必要な自動車運転にかかわる身体機能・高次脳機能障害・神経心理学的検査・運転シミュレーターについて述べる．また，全国的に問題となっている手順や評価基準の統一，自動車教習所との連携に対する福岡県の自動車運転再開までの取り組みを報告する．

Key words 脳卒中（stroke），運転（driving），身体機能（physical function），高次脳機能（higher brain function）

脳卒中患者の自動車運転再開の現状

近年，認知症患者，てんかん患者，高次脳機能障害をきたした脳卒中患者の自動車運転が社会的に注目を集め，様々な診療科においても関心が高まっている．リハビリテーションの領域においても自動車運転再開を望む多くの脳卒中患者に対応すべく，2017年1月より「日本安全運転・医療研究会」が発足するなど自動車運転再開支援の動きが活発になっている．脳卒中患者525名に行った自動車運転再開の実態調査[1]によると，退院時の自動車運転再開希望者は70％近くに上っており，運転再開のニーズは高く社会生活において重要である．実際に自動車運転が困難と思われる症例でも，臨時適性検査に合格してしまう場合があるため，高次脳機能などを評価する機会が多いリハビリテーションに携わる者が，最終的な判定を行う公安委員会の臨時適性検査の前に，何らかの評価を行い患者・家族に助言することの意義は大きい．

脳卒中患者の自動車運転再開に関する臨床現場では，麻痺や失調・視覚・聴覚機能といった身体機能障害の他に，失語症・注意障害・視空間認知障害・遂行機能障害・記憶障害などの高次脳機能障害，痙攣発作など様々な問題がある．これらを加味して，自動車運転再開の可否を検討する必要があるが，全国的に手順や評価基準は統一されていない．本稿では，脳卒中患者の自動車運転再開までの流れ，自動車運転にかかわる医学的管理・身体機能・高次脳機能・運転シミュレーターについて述べ，さらに福岡県での自動車運転再開に向けた取り組みを紹介する．

[*1] Shinya IIDA，〒807-8556 福岡県北九州市八幡西区医生ヶ丘1-1 産業医科大学病院リハビリテーション部
[*2] Noriaki KATO，産業医科大学リハビリテーション医学講座，講師
[*3] Satoru SAEKI，同，教授

表 1. 普通免許の適性試験合格基準

視　力	・両眼で 0.7 以上, かつ一眼でそれぞれ 0.3 以上であること.
	・一眼の視力が 0.3 に満たないもの, または一眼が見えないものについては, 他眼の視野が左右 150° 以上で, 視力が 0.7 以上であること.
色彩識別能力	・赤色, 青色および黄色の識別ができるもの.
聴　力	・両耳の聴力(補聴器により補われた聴力を含む.)が 10 メートルの距離で, 90 デシベルの警音器の音が聞こえるものであること.
運動能力	・道路交通法施行令第 38 条の 2 第 4 項第 1 号または第 2 号に掲げる(体幹の機能に障害があって腰をかけていることができないもの, 四肢の全部を失ったものまたは四肢の用を全廃したもの)身体の障害がないもの.
	・自動車などの安全な運転に必要な認知または操作のいずれかに係る能力を欠くこととなる四肢または体幹の障害があるが, 規定による条件を付すことにより, 自動車などの安全な運転に支障を及ぼすおそれがないと認められること.

脳卒中患者の自動車運転再開までの流れ

1. 概　要

現在, 免許の拒否または保留の事由となる病気などのうち, 道路交通法施行令第 33 条第 2 項第 3 号では,「自動車等の安全な運転に必要な認知, 予測, 判断または操作のいずれかに係る能力を欠くこととなるおそれがある症状を呈する病気」と記載があり, 脳卒中患者はこれに該当する. そのため, 自動車運転再開の前に臨時適性検査を受ける必要がある. ただし, 公安委員会より運転能力に関する診断書の記載を求められるので, 医療機関は事前に医学的問題を評価するのが一般的である.

脳卒中患者の自動車運転再開には統一した手順や判断基準が未確立であり, 対応がそれぞれの地域や施設により様々であるという問題がある. 我々は 2013 年から「自動車運転再開とリハビリテーションに関する研究会」を 3 回にわたり開催し, 判断基準案[2]を提案した. 自動車運転再開の流れとして, 医療機関では身体機能・医学的管理状況を把握し, どの程度の高次脳機能障害までなら一般ドライバーと事故率に差がないのかなど, 自動車運転に支障を生じるほどの高次脳機能障害がないかどうかを診察所見や神経心理学的検査, 運転シミュレーター, 生活状況などを含めて総合的に判断する. また, 医療機関で運転再開可能と判断した場合, 指定自動車教習所での実車教習を受けることを提案している. その後, 医療機関・教習所ともに運転再開可能と判断した場合に, 公安委員会での運転適性相談・臨時適性検査を受けるように勧めている.

2. 自動車運転にかかわる医学的管理

自動車運転中の体調変化による死亡例の原因として, 虚血性心疾患・脳血管疾患・大動脈疾患が多く, ほとんどの運転者が高血圧・心疾患・糖尿病などの既往歴をもっていたと報告されている[3]. 脳卒中患者においても高血圧・心疾患・糖尿病含む様々な合併症をもつことが多く, 自動車運転再開において注意が必要となる. また, てんかんをきたす患者が多く存在し, 2002 年の改正道路交通法で絶対的欠格事由から相対的欠格事由となった. これより, 自動車の運転への支障の有無により免許取得の可否が判断されるが, 発作が過去 2 年以内に起こったことがなく, 今後, 発作が起こるおそれがない旨の診断を医師が行った場合など, 運用基準の要件を満たせば免許を取得できるようになった. これらを踏まえ, 脳卒中後の合併症に対し, 服薬状況なども考慮し, 医学的管理が十分にされているか確認することが重要となる.

3. 自動車運転に関する身体機能

自動車運転において, ドライバーは認知・予測・判断・操作を適切に繰り返すことで, 安全運転を実現している. 認知には, 運転に必要な多くの情報を獲得する視覚機能および聴覚機能が重要な役割を果たし, 普通免許の適性検査試験合格基準(表 1)を満たすことが必要となる. ここで注意が必要なのは, 半側空間無視と視野障害である. これらの病態では一側の視覚情報の見落としや視

野障害があっても視力の項目の条件を満たすことが多いため，医療機関での判断が重要となる．適切な認知・予測・判断が行われたのち自動車を適切に運転するためには，アクセルやブレーキペダルを操作する下肢機能，ハンドルや方向指示器などを操作する上肢機能を評価し，麻痺などの問題があっても**表1**の運動能力の項目を満たすことを確認する．運動能力に問題があっても改造により運転は可能な場合があるため，どの程度の麻痺であれば運転可能か，改造または運転補助装置の適応範囲であるかの判断が重要となる．例としては，重度の上肢の麻痺を呈した場合は，片手でハンドルの旋回が可能となるステアリンググリップを装着する，左右の麻痺手に応じてウインカーやワイパーレバーを延長する，重度の右下肢麻痺を呈した場合は簡便に取り付け可能な左アクセルペダル装置や手動によりアクセル・ブレーキ操作が可能な手動運転装置を導入するなどが挙げられ，改造・運転補助装置の適応があるのか，どのような種類を用意する必要があるのか，知識を習得することが求められる．

4．自動車運転にかかわる高次脳機能

自動車運転再開において一般的な知的機能が保持されていることは前提であるが，Reger は，知能・注意・視空間認知・記憶・遂行機能・言語の中で特に路上運転では「注意機能」，「視空間認知機能」が重要と報告している[4]．一般に，運転時に受容する感覚形式の 90％は視覚であるといわれており[5]，「注意機能」は，聴覚性と比較して視覚性注意がより必要となる．臨床的には全般性注意と方向性注意があり，全般性注意は信号や標識・障害物など注意すべき対象に注意を向ける「持続・選択」，変化する状況に応じた注意の「転換」，同時に前後左右の自動車・対象物に注意を払う「配分」などに分けられ，いずれも自動車運転には欠かせない機能である．方向性注意の障害には半側空間無視があり，特定の方向に対する情報の見落としが明らかな場合には運転適性はないと判断する．また，対象物や他車と自分の車との距離感

の把握などをつかさどる「視空間認知機能」も重要で，他車の速度や走行方向の把握に利用される．その他の機能として道路標識など文字の把握を行う「言語機能」，位置情報や速度・標識内容の「記憶」，どのようなルートで目的地に効率良く移動するかといった運転のプログラムを立てる「遂行機能」も自動車運転には重要である．

5．神経心理学的検査

「自動車運転再開とリハビリテーションに関する研究会」で推奨している評価を以下に5つ挙げる．

Mini-Mental State Examination（MMSE）[6]は知能のスクリーニングや認知症の除外として活用でき，脳卒中患者の路上評価[7]，運転再開[8]の予測因子に有用との報告がある．

また，Trail Making Test（TMT）[9]は自動車運転に必要な視覚的な注意の配分や転換を評価するスクリーニングとして簡便に行うことができ，路上評価の予測因子に有用[10]との報告があり，運転再開に関する机上課題の質問調査[11]によると，我が国で用いられている机上課題の中で最も多くの施設で使用していたと報告している．

Rey-Osterrieth の複雑図形（ROCF）[12]は視空間認知機能を評価するスクリーニングとして重要であり，路上評価の予測因子に有用[13]との報告がある．

また，遂行機能を評価するスクリーニングとしての frontal assessment battery（FAB）[14]，聴覚的な言語記憶を評価するスクリーニングとしての標準言語性対連合学習検査（S-PA）[15]は認知機能が認知症の範疇にないことの確認のために重要な評価として推奨している．

その他，課題中に情報を検索・弁別・処理ないし貯蔵し得る注視点の周辺領域を指す有効視野も自動車運転に重要な要素であり，この視野を反映した検査として processing speed test，divided attention test，selective attention test の3つの視覚処理スクリーニング検査からなる useful field of view（UFOV®）があり，脳卒中の路上評価の予測

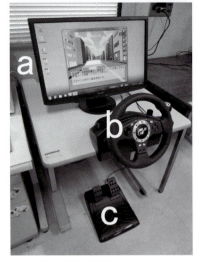

図 1. 簡易自動車運転シミュレーター
　　a：モニター画面
　　b：ハンドル
　　c：アクセル・ブレーキ

因子として有用[16]などの報告が散見されている．また最近では Stroke Drivers' Screening Assessment 日本版[17]が作成され，運転適性評価として実施が広まってきている．

6．運転シミュレーター

運転適性を評価する最も確実な方法は路上運転評価とされているが，高次脳機能障害を持った患者や，高齢運転者に路上運転を実施することは危険であり，安全で簡便な運転シミュレーターが有用になる．我々が開発した簡易自動車運転シミュレーター(simple driving simulator；SiDS：図 1)[18]は主に自動車運転に必要な認知機能を反映す

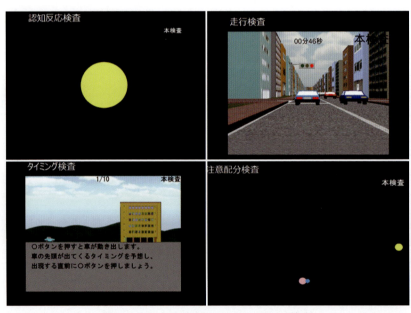

図 2．簡易自動車運転シミュレーター検査
a：認知反応検査：画面中央に赤・黄・青の 3 種類の刺激をランダムに提示し，それぞれの刺激に応じ，「赤はブレーキを踏む」「黄はアクセルから足を離す」「青はアクセルを踏み続ける」の操作をできるだけ早く行わせる．
b：タイミング検査：車型のオブジェクトが画面左側から一定速度で走行しビルの陰に隠れ出てくると思ったタイミングでハンドルに付いているボタンを押す．
c：走行検査：ハンドル，アクセル・ブレーキを使用し，画面上で先行する車を交通ルールに従い追随する．
d：注意配分検査：基本的には前述した「認知反応検査」と同様の行動を行うが，画面の左・中央・右にランダムに赤・黄・青の信号が提示される．一方，画面に不規則に左右に移動するピンクの円が表示され，ハンドルを左右に回転させるように操作すると青の円が左右に移動するので，ピンクの円に青の円を近づけるように追従させる．

指定自動車学校への実車教習依頼および情報提供書 Ver. 2.3

指定自動車学校

　　　　　　　　様

下記の者は, [ ] 臨床症状, [ ] 神経心理学的検査, [ ] 簡易自動車運転シミュレーターまたは [ ]
その他のシミュレーター検査を行い, 医学的には実車教習可能と判断しました. 貴施設内および路上で
実車教習を実施し, 運転および必要に応じて補助装置等に関するご意見をお知らせ下さい.

　　　　　　　　　　　　　　　　　　　　_____年___月___日
　　　　　　　　　　　　　　病院　　　　　　　　　科
　　　　　　　　　　　　　担当者名
　　　　　　　　　　　　　Tel..........　　Fax..........

患者氏名：_____　　年齢：_____歳　[ ] 男・[ ] 女
病名：[ ] 脳卒中, [ ] 脳外傷, [ ] 前記以外の高次脳機能障害, [ ] 認知機能低下,
　　　[ ] その他(　　　　　　　　　　　　　　　　　　　　　　　　　)
発症時期：_____年___月　今後の病気の推移：[ ] 安定または改善の可能性, [ ] 悪化の可能性
視覚機能：[ ] 運転可①, [ ] 不明　＜運転不可であれば, 実車教習の適応外＞
聴覚機能：[ ] 運転可②, [ ] 不明　＜運転不可であれば, 実車教習の適応外＞
言語機能：[ ] 正常, [ ] 失語症(□口頭示理解が困難, □発語が困難)
　　　　　[ ] 重度失語症③　＜失語症が高度であれば, 実車教習の適応外＞
上下肢体幹機能：[ ] 障害なし, [ ] 障害あり⇒部位と程度を下記に示すこと.
　　　障害部位：[ ] 右側の上下肢麻痺, [ ] 左側の上下肢, [ ] 両側の上下肢
　　　　　　　　[ ] 両側の下肢, [ ] その他(　　　　　　　　　　　　　　　　)
　　　障害程度：[ ] 運転に支障なし
　　　[ ] 運転に支障はあるが運転は可. 補助装置や代償手段を要する場合もある. ⇒
　　　[ ] 運転に支障があり運転不可. ＜運転不可であれば, 実車教習の適応外＞
高次脳機能：[ ] 正常, [ ] 障害あり④⇒障害と程度を下記に示すこと.
　　　全般的な知能：[ ] 正常域, [ ] 障害域(Mini-Mental State Examination など)
　　　記憶：[ ] 正常域, [ ] 障害域, [ ] 不明(標準言語性対連合学習検査 SPA など)
　　　注意：[ ] 正常域, [ ] 障害域, [ ] 不明(Trail Making test など)
　　　視空間認知(車や人・物体との位置関係)：[ ] 正常域, [ ] 障害域, [ ] 不明(Rey の図など)
　　　遂行機能(操作の円滑な実行)：[ ] 正常域, [ ] 障害域, [ ] 不明
　　　(前頭葉評価バッテリーなど)
　　　半側空間無視⑤(一側への注意の欠落, 見落とし)：[ ] 正常域, [ ] 障害域
　　　　　　　　　　　　　　＜半側空間無視が障害域であれば, 実車教習の適応外＞
　　　その他：
簡易自動車運転シミュレーター⑥
　　　総合評価：[ ] 運転適性あり, [ ] 運転適性なし, [ ] 境界⇒
特記事項：

図 3. 指定自動車学校への実車教習および情報提供書

るもので, 脳卒中全般から高齢者まで幅広く使用
可能である.

　SiDS は「認知反応検査」,「タイミング検査」,
「走行検査」からなる「基本検査」と,「注意配分検
査」の 4 項目からなり(**図 2**), 9 項目の測定値と走
行検査の 3 評価(逸脱・衝突・信号無視)の回数が
得られる. 検査時間として約 45 分間を要し, ある
程度の注意の持続が必要となる.

　これらの測定に対する基準域は, 基本検査では
202 名, 注意配分検査では 243 名の若年健常者の
測定値をもとに, 平均値±1 SD 以内を「標準域」,
平均値±1 SD から 2 SD 以内を「境界域」, 平均値
±2 SD を超えるものを「障害域」として設定した.
総合評価は, 障害域と判定される検査項目がな
く, 走行検査の 3 評価に問題がなければ「適性あ
り」, 障害域と判定される検査項目はないが 3 評価
に問題がある, あるいは, 障害域と判定される検
査項目が 1〜2 個であれば「境界(要再検)」, 障害域
と判定される検査項目が 3 個以上であれば「適性
なし」とした[19].

		0	1	2	
走行	スムーズな加速をする				検定成績表に基づき該当する欄に(✓)を入れてください. 0, 1, 2の基準は下記の通りとします.
	安全速度内で速度を保つ				
	車線内で適性位置を保つ				
	安全な車間距離を保つ				
	スムーズに減速する				
	完全に停止する				
進路変更	適切に指示器を出す				
	安全を確認し死角をなくす				
	速度を保つ				
交差点・標識	信号に注意し遵守する				0：常に～しばしば問題を生じる. 1：いくつかの場面で問題を生じる. 2：すべての場面で問題はない.
	右折または左折する際は方向指示器を使う				
	歩行者に注意し対応する				
	適切な位置で停止する				
	交通標識に注意し指示に従う				
	他車を十分に視覚的に確認する				
駐車	安全にバックできる				
	指示した場所に駐車する				
運転態度	状況に応じて通行権を譲る				
	他車にイライラしたり感情的な運転行動になる				
	他車の邪魔をするなど社会的マナーを守らない				
	注意が散漫で気が散りやすい				
判断	指示を適切に理解し実行する				
	無理のない適切な判断をする				
支援	教官が補助ブレーキを使う状況がある				各評価点を集計し合計点を記入してください.
	教官がハンドル操作を補助する状況がある				
	小計				
	合計	点/50 点			

Novack TA, et al.(Brain Inj 2006)Driving Assessment Scale(DAS)を一部改変.

総合判定
[ ] 0：現状では，安全運転をするのは難しいと思われる.
[ ] 1：再度，実車での安全運転練習等が必要と思われる.
[ ] 2：条件付きで安全運転可能と思われる.
[ ] 3：良好と思われる．安全運転に努めて下さい.
総合判定が2または3の者に，必要があれば該当箇所に(✓)を入れ，安全運転への助言を示して下さい.
[ ] 助手席に家族が同乗し，安全を確認するようにして下さい.
[ ] 右の状況で運転して下さい：□日中　□好天　□車や人が少ない道路　□慣れた道路
[ ] 右の状況の運転は避けて下さい：□雨天時の夜間　□疲労時　□睡眠不足時
□混雑した道路　□高速道路　□不慣れな道路
[ ] 補助装置等を検討して下さい：□ステアリンググリップ　□左側アクセルペダル
□左側方向指示器　□手動アクセル・ブレーキ
実車教習報告書 Ver. 2.2　　　　　　　　福岡県安全運転医療連絡協議会　H30.4.21作成

図 4. 実車教習報告書

福岡県の自動車運転再開に向けた取り組み

「日本安全運転・医療研究会」の事業内容の中に「各地域における支部活動の推進」を挙げており，各地区での活動が推奨されている．また，自動車運転再開および停止の判断は医療機関での医学的評価，教習所での実車教習など包括的評価が必要であり，相補的連携が重要であると再確認し，福岡県内で「自動車運転再開とリハビリテーションに関する研究会」が母体となり，研修・連絡・協議から構成される「福岡県安全運転医療連絡協議会」を 2017 年 4 月に発足させた．

［研修］では主要メンバーによる「自動車運転再開や停止に必要な診療，評価，訓練，判定基準，診断書の書き方，実車教習，指導方法など」に関する講演を行い，［連絡］ではテーマに応じて福岡県警本部や運転免許試験場，行政関連部署の方々に「制度，法改正，施策，その他の情報交換」などの話題を提供してもらい，［協議］では「評価内容と手順，再開や停止の基準，評価や判定の統一，連携，その他」を執り行うこととした．主な参加者は，福岡県内において自動車運転に関する診療，診断書作成，評価・訓練や助言を行う医療関係者，実車教習や指導に関与する指定自動車教習所関係者である．

2018 年 10 月現在，医療機関は 39 施設，自動車教習所は 11 施設，その他の関連法人・関連協会は 3 施設が入会しており，2017 年 4 月から年 2 回連絡協議会を開催することとし，すでに 4 回開催した．これまでの成果としては，協力病院や自動車教習所の募集，「指定自動車学校への実車教習および情報提供書（**図 3**）」，「実車教習報告書（**図 4**）」の検討・決定を行い，10 か所の自動車教習所を実車教習受け入れ可能施設として登録した．また，医療機関がどのような手順でどの自動車教習所に依頼すれば良いか難渋していた状況を解消すべく，産業医科大学リハビリテーション医学講座のホームページの研究会ページから登録した自動車教習所の一覧が確認できるようにし，情報提供

書・実車教習報告書用紙のダウンロードを可能とした．今後の課題は，実車教習可能な教習所数の地域差を解消するために協力可能な教習所を募集し質的充実をはかることである．また，必須で実施する神経心理学的検査を県内で統一し，協議を行いながら妥当性のある判定基準を提案すること，実車教習依頼書や報告書を使用した事例検討を通して共通の基盤で議論をして，自動車運転再開や中止に向けた流れを統一していくことが必要と考える．

文　献

1) 武原　格ほか：脳卒中患者の自動車運転再開についての実態調査．日本交通科学協議会誌，**9**：51-55，2009.
   Summary 脳卒中患者の自動車運転に関し必要となる全般的な知識や Case study なども含まれたリハビリテーション専門職必携の書．

2) 蜂須賀研二：自動車運転再開の指針と判断基準案．高次脳機能障害者の自動車運転再開とリハビリテーション 2，蜂須賀研二（編著），pp. 103-108，金芳堂，2015.
   Summary 高次脳機能障害の自動車運転再開に関する指針や手順が詳細に記載されている必読の書．

3) 一杉正仁ほか：運転中の突然死剖検例の検討．日本交通科学協議会誌，**7**：3-7，2007.

4) Reger MA, et al：The relationship between neuropsychological functioning and driving ability in dementia：a meta-analysis. *Neuropsychology*, **18**：85-93, 2004.

5) Hartman E：Driver vision requirements. Society of Automotive Engineers, Technical Paper Series, 629-630, 1970.

6) Folstein MF, et al："Mini-mental state" A practical method for grading the cognitive state of patients for the clinician. *J Psychiatry Res*, **12**：189-198, 1975.

7) Elkin-Frankston S, et al：The use of the Color Trails Test in the assessment of driver competence：oreliminary report of a culture-fair instrument. *Arch Clin Neuropsychol*, **22**：631-635, 2007.

8) Perrier MJ, et al：Patient factors associated with

return to driving poststroke : findings from a multicenter cohort study. *Arch Med Rehabil,* **91** : 868-873, 2010.

9) Reitan RM : The validity of the Trail Making Test as an indicator of organic brain damage. *perceptual and Motor Skills,* **8** : 271-276, 1958.

10) Korteling JE, et al : Neuropsychological driving fitness tests for brain-damaged subjects. *Arch Phys Med Rehabil,* **77** : 138-146, 1996.

11) 二宮正樹, 加藤徳明:自動車運転再開のための机上課題と実車教習に関する調査. 蜂須賀研二(編著), 高次脳障害者の自動車運転再開とリハビリテーション<2>, pp. 60-63, 金芳堂, 2016.

12) Lezak MD, et al : Neuropsychological assessment, 5th ed. Oxford University Press, 499-504, 574-586, 2012.

13) Nouri FM, et al : Validation of a cognitive assessment : predicting driving performance after stroke. *Clin Rehabil,* **6** : 275-281, 1992.

14) Dubois B, et al : The FAB : a Frontal Assessment Battery at bedside. *Neurology,* **55** : 1621-1626, 2000.

15) 日本高次脳機能障害学会(旧:日本失語症学会):標準言語性対連合学習検査. 新興医学出版社, 2014.

16) George S, et al : Establishing criterion validity of the Useful Field of View assessment and Stroke Driver's Screening Assessment : comparison to the result of on-road assessment. *Am J Occup Ther,* **64** : 114-122, 2010.

17) 日本高次脳機能障害学会(旧:日本失語症学会):SDSA 脳卒中ドライバーのスクリーニング評価 日本版. 新興医学出版社, 2015.

18) 合志和晃, 加藤徳明:簡易自動車運転シミュレーター(SiDS)の使用方法. 蜂須賀研二(編著):高次脳障害者の自動車運転再開とリハビリテーション<2>. pp. 98-102, 金芳堂, 2015.

19) Kato N, et al : Development of a simple driving simulator and determination of the reference range of normative performance. *Brain Inj,* **32** : 644-651, 2018.

特集：脳卒中リハビリテーション医療 update

地域包括ケアシステムを支える地域連携 1
—札幌渓仁会リハビリテーション病院の取り組み—

橋本茂樹*

Abstract 地域連携パスは，情報を受け渡すためのツールである．その活用により情報がよどみなく急性期・回復期・維持期の相互間を流れるメリットはある．しかし，地域連携は何のためにするのか？　それは，ケアの視点で地域住民を支えるネットワークの構築であろうと考える．地域連携パスもパスが大切というよりも，地域連携パスを作る過程での，また運用後の定例会議などでの情報交換などを通した，つながりが重要と考える．連携の基本は人と人とのつながりである．脳卒中に限らず，地域連携は地域包括ケアを支えるネットワークの構築と考える．県のレベルの連携もあれば，市レベル・区レベル・中学校区レベルの連携も大切となる．連携も目的によって様々な形態がある．我々の病院はまだ開院したてであるが，病院の基本方針の中に「まちづくり」への貢献がある．医療とケアから地域連携を考えて地域包括ケアを支えるネットワークを作っていくことであると考えている．

Key words 地域連携(community liaison)，地域包括ケアシステム(comprehensive community care system)，地域連携パス(liaison clinical pathway)

地域連携は何のために必要なのか．その目的を果たすための連携の相手はどうなのか．

これから日本は過去に例をみない超高齢社会へと突き進んでいく．地域包括ケアが叫ばれ，自助・互助・共助・公助が縦横に結び付き，住んでいる地域で「在宅，時々病院」のサイクルを回していくことが必要な社会になっていく．超高齢社会の進展では在宅の高齢者がよりフレイルな状況になるだろうと想定される．その状況で在宅を維持するうえで大切なポイントは，栄養管理と活動性の維持が生活のベースとしてしっかり保たれていることである(**図 1**)．この 2 つのポイントをいかに押さえて在宅生活を支えていくかがカギとなる．

地域包括ケアシステムの構想はほぼ中学校区の広さである．都市部では人口で数万人程度だろうか．こう考えると，大きな規模の連携も必要かもしれないが，周辺を巻き込んだ小さな連携がもっと重要となろう．医療・ケアの効率が良く，在宅生活を維持できる，人にやさしい環境づくりとでもいうのだろうか．人にやさしいとは，その人の尊厳を重要視して在宅生活を地域で支えるまちづくりになるだろう．

その思いをベースに，当院が取り組んできた，また取り組みつつある連携をここで述べさせてもらう．参考にして頂ければ幸いである．

札幌市は人口が 200 万人弱，中央区は 24.3 万人，その中の桑園地区は 2.8 万人の人口規模である．我々の病院がこの桑園地区に開院したのは 2017 年 6 月．まだまだ新米病院である．親切・信頼・進取をモットーに『わたしたちは医療を通じて，ずーっと地域とそこでくらす人を支えます』を根っこにして，最高の回復期リハビリテーショ

---

* Shigeki HASHIMOTO，〒060-0010　北海道札幌市中央区北 10 条西 17 丁目 36-13　札幌渓仁会リハビリテーション病院，副院長・臨床統括センター長

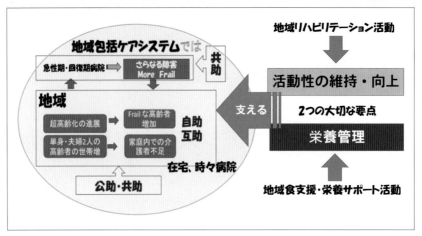

図 1.

表 1. 札幌渓仁会リハ病院—理念と基本方針—

病院標語／理念
　親切，信頼，進取
　わたしたちは医療を通じて，
　ずーっと地域とそこでくらす人を支えます．

病院基本方針／私たちの役割（ミッション）
　1．安心・安全で根拠に基づいた質の高い医療を実践します
　2．尊厳を守り自立・自律を重視したリハビリテーション・ケアを提供します
　3．在宅での生活と街づくりを支援し地域社会に貢献します
　4．優れた職業能力を持ち人間性豊かな人材を育成します

ンを提供し，桑園というこの病院のある地域を超高齢社会の最高のモデル地域に作り替えてくことを目指している（表1）．それが，我々のチャレンジである．

当院紹介

当院は回復期リハビリテーション病棟が3病棟，143床のリハビリテーション病院である．入院患者の70％以上を脳卒中関連のリハビリテーション患者が占める．場所は札幌駅から2km程離れた小樽側（西寄り）の次の駅JR桑園駅の斜め前にある．入院だけでなく外来リハビリテーション・訪問リハビリテーション・通所リハビリテーション・訪問看護も併設している．

標榜科は内科・リハビリテーション科だけだが，外来にはリハビリテーション科だけでなく，内科・整形外科・神経内科・認知症・脳外科の専門医が出ている．またシーティング，小児リハビリテーション，装具，摂食嚥下，痙縮などの専門外来もそれぞれ専門の先生が行っている．

当院では認知症と食支援，摂食嚥下の基礎知識を入職者全員を対象に学習してもらっている．認知症サポーター制度にのっとった認知症の講義，また院内摂食嚥下サポーター認定制度があり，講義と認定試験を受けてもらっている（70％を超える取得率）．また，チームアプローチの充実が重要との認識で病棟はフロアーマネジャーのもと，リハビリテーションのスタッフも含め病棟で働くすべての職種のスタッフが病棟専属となっている．

朝は病棟職員総出で全患者を病棟サロンに集めて「まるべりぃ体操」を約25分かけて行っている．集団訓練には，単なる訓練というよりももっと深い意味を念頭に継続している．自分も頑張っているし，周りの人も頑張っている．仲間がいる．自分は1人で苦しんでいるんじゃない．障害を負った孤独感のわずかな開放．また，自宅に戻った後に通所系のケアサービスを受けるときの拒否感の軽減にも，場合によっては地域の高齢者サロンへの参加にもつながっていってほしいという願いもある．

また，ウェルウォーク，ホンダのアシスト，ウォークエイドなどのリハビリテーション支援ロボットを駆使し，少しでも早い社会復帰と機能向上を目指している．と同時にこれらの機器の使用適応や使った際の訓練の標準化，エビデンスの構築に努めている．

摂食嚥下外来は，もっと地域連携の意図も含め

積極的に地域に出ていくシステムへ変革し「そうえん食支援センター」(愛称『かば』)として地域の施設や高齢者住宅へ出向いて個別対応や集団指導をする体制に変えた．これは，後述する「のみこみ安心ネット・札幌」と連携している．

病院間の連携

1．脳神経外科との連携

当院は脳神経外科ほぼ単科の札幌白石記念病院と病院間で新しい脳卒中モデル連携の構築のために特別提携している．脳神経外科との提携は患者の受け入れだけでなく，具体的には MSW(医療ソーシャルワーカー)の両方向での盛んな交流，リハビリテーションスタッフの相互病院見学実習，定期的な症例検討会，入院紹介患者の事前診察などお互いをもっと有効に活用できるように，相互利益を考慮し連携を深めている．当然ながら他の病院とも入院患者受け入れなどでの病-病連携はより緊密になるように努めている．

2．病院・歯科との連携

当院から数キロの「大通り」にある日之出歯科クリニック(訪問歯科診療もやっている)と医科-歯科連携の特別提携を行っている．在宅に戻った患者の在宅での口腔ケアをお願いしたり，当院の入院患者をみてもらっている．当院と日之出歯科の歯科衛生士同士の連携のもと情報交換が行われている．フレイル状態の高齢者や何らかの障害を負った在宅患者の口腔ケアは誤嚥性肺炎の予防や栄養摂取などに重要であるとわかってきている．口腔ケアでの積極的な在宅管理指導は今後もっと大切になっていくはずである．

3．地域での病院間連携

我々はこの桑園地区に開院前より足を運び，この地での病院間連携を模索していた．この桑園には市立札幌病院があり，この大きな病院が地域に目を向けることはこの地域の医療連携で大きな力になると考えていた．幸い市立病院側もこれからの病院運営上，地域連携を考えていたところであり，積極的に対応していただいた．すぐに桑園医療談話会ができて定期的に桑園地域病-病連携が始まった．病院間の連携のための意見交換，医療連携のための自院紹介などを定期的に行っている．まずは桑園地区での第一歩であった．

札幌での脳卒中地域連携パス

脳卒中地域連携パスは 2007 年 11 月に第 1 回合同会議が開かれ動き始めた．急性期を担う手稲渓仁会病院の脳神経外科からの提案であった．エクセルベースのパスで，ほぼパスができあがっていたので運用などの詳細を詰めるのみの状況であった．同月に開かれた札幌市脳卒中救急医療協議会では札幌市全域で 1 つのパスでの運用が望ましいとの意見が出され，手稲渓仁会病院が作成したパスを使うことで合意されたが，結局，基幹病院となってパスを積極的に使ったのは脳神経外科を持つ 3 つ程の病院にすぎなかった．その運用後，札幌市脳卒中地域連携パスネット協議会が定期的に研修会を開催し，脳卒中関連の学習会として，また連絡会としての機能は残っている．しかし現場でのパス運用に関してはほぼ形骸化してきており，十分パスの機能が活かされているとは言い難いのが現状である．当然ながら維持期までつながらない状態で終わっている．使いながら改訂を加え，使いやすいパスに変容可能なパスの初期提案が必要であったと考える．しかし，脳卒中の勉強会としての機能は残っている．

また患者が携帯する形態の脳卒中ノートが作られたが，やはり急性期・維持期の連携不足と記載の手間などもあり十分普及することのないまま現在に至っている．

もう 1 つは北海道広域医療連携研究会のパスが運用されている．こちらも定期的勉強会を行いながらやっているが，基幹病院は一病院のみである．このパスは，ファイルメーカーを使ったパスで患者情報をいくらでも添付できる形態になっており，急性期病院からの患者情報の提示をすべての連携病院がみることができるシステムになっている．

パスに関しては，作成時からしっかり急性期と回復期が議論してできあがったパスを運用している熊本や千葉などではうまくいっていると聞くが，札幌と同様に多くの地区では有効性に難があり，パスそのものは形骸化している状況のようである．

病院と地域との連携

1．桑園交流ネットワーク

この桑園地区は札幌市の中で唯一，駅の周りに商店街がない地域である．そのためなのか地域では様々な面白い取り組みがなされている．花を植える取り組み，養蜂によるハチミツ作り，そしてそれをケーキ屋さんが販売している．屋上でのトマト栽培やそのトマトの販売，子どもたちを町で育てる取り組みなど様々である．それらの活動を桑園交流ネットワークが緩くつないでいる．そこに我々の病院ができた．我々は開院前から桑園交流ネットワークとつながりを持った．

桑園交流ネットワークは地域の有志の集まりで活動している．会長は桑園連合町内会の副会長でもある．当院が関係する前は医療との接点がほとんどなかったが，我々医療とのコネクションを持つことでまた取り組みの幅が広がった．交流ネットワークに医療ケアプロジェクトを立ち上げ，そうえん健康茶話会を当院のエントランスホールで桑園地区の他の関係者を巻き込んで始めた．他にも新しく「ご近所先生」として定期的に地域の病医院の先生たちから地域住民向けに談話を頂いた．また地域で活動している住民が講師となる桑園交流大学を開学，そこで日常の様々なことを学ぶチャンスを作った．地域の病院・薬局の栄養活動部隊を使って食育講座も2018年の秋から始まる．医療部隊の参加がまた新しい波となり，これまでの活動運営を担った方々と融合し新たに色々な活動が始まっている．

他にも当院は地域ボランティアポイント制度の開始から協力，そうえんフォトコンテストへのKリハ賞を創設しての協力，ミニ大通り祭りでの救護班，健康談話などでの協力等々，地域おこしへの活動にも積極的に協力している（表2）．

2．桑園地区地域連携部門の会

桑園医療談話会の病院連携の下部組織として各病院の地域連携室レベルでの情報交換会が動き出した．桑園完結型の地域医療を患者に提供する狙いで動いている．動き出しが2017年末からである．当院からも複数名のMSWが参加し，地域完結型の医療の模索をしているところである．

3．在宅ケア連絡会

札幌は10区に分かれているが各区で医療・保険・福祉・ケアを含めたケア連絡会が1999年11月までに活動し始めた．1996年に札幌市医師会医療システム検討調査委員会報告書—在宅医療について（Ⅱ）が出された．その報告書には，在宅療養をする場合には療養サービスのニーズ，供給情報・医療情報が統合されることが大切であり，そのためには情報を持った者が一堂に会し，個々の在宅療養者の個別性に応じてその情報を検討する体制作りが必要であると提言されていた．それを受けて医師会有志が地域の在宅医療関係者に呼び掛けて始まった会である．最も活発に活動している西区では，1997年8月に第1回の西区在宅ケア連絡会として活動が開始された．濃淡はあるにしろ札幌市10区で1〜2か月ごとに例会が開かれている．筆者は前の病院の関係で西区のケア連絡会に，また札幌市医師会の中央区西支部の役員として，中央区西のケア連絡会にかかわらせてもらっている．ケア連絡会では情報交換や在宅療養にかかわる研修会を毎月行っている．2018年5月15日の中央区在宅ケア連絡会は18：30〜事業所紹介，18：40〜講演「回想法（心療回想法の理論と実際）で楽しく，やさしく」，20：00〜ミニ懇親会であった．

年に1回，連絡会の連絡会（全区の連絡会の集まり）が1月中旬に開催される（図2）．

医師会を巻き込んだ連携

札幌市中央区は24万以上の人口を抱える大き

表 2.

桑園地区地域活動
① 桑園地区連合町内会 ② 桑園子育て支援ネットワーク ③ 桑園交流ネットワーク ④ 桑園少年消防クラブ ⑤ ミニ大通りお散歩まつり実行委員会 ⑥ 桑園まちおこしプロジェクト ⑦ 札幌太陽中央子供劇場 ⑧ なつうた翠陽会 ⑨ NPO 法人　北のごみ総合研究所 ⑩ NPO 法人　環境リ・ふれんず
桑園交流ネットワーク・・・・・※2018 年 6 月の活動・・・・・・
■桑園フラワープロジェクト(リーダー：石塚) 今年度は，桑園小学校の花育授業と西 16 丁目緑道の花植え活動をした．桑園小学校は，5 月 31 日に土起こし，6 月 6 日に定植，緑道は 6 月 9 日土起こし，12 日花植えをした． ■桑園フォトコンテスト 2017(事務局：石塚) 案内チラシが完成し，6 月下旬に連合町内会回覧板などで配布・呼びかけする． ■桑園かわら版プロジェクト(リーダー：松山) ・桑園かわら版 7 月号(松山さん)：入稿済み 7 月号の広告枠は，ピアハウスさん・ミニ大通りマルシェ ・桑園かわら版 HP(事務局)⇒登録会員 28 件 ■札幌市未来まちづくり助成金 「桑園地区ネットワーク間連携事業」について ① 第 1 期桑園交流大学：生徒 17 名，第 1 講座・第 2 講座終了．大変好評だった． ② 桑園地域通貨「ボランティアポイント」：5 月 30 日の桑園小学校花育からスタートしている． ③ 桑園ご近所先生：秋に向けて準備(一部，桑園医療ケアプロジェクトとジョイント)始める． ■新プロジェクト「桑園医療・ケアプロジェクト」 6 名(橋本，森本，村松，菊地，三浦，横山)が発起人となりプロジェクト活動を開始．第 1 回そうえん健康茶話会を 9 月 23 日開催予定 ■その他：会員情報交流

な区なので医師会は中央区西支部，東支部の 2 つに分かれている．その 2 支部の支援をいただき，2017 年末に中央区在宅支援リハビリテーション連絡会が立ち上がって 2018 年度より活動している．活動ベクトルは，中央区の地域包括ケアの推進と高齢者の在宅生活維持支援である(表 3)．

医師会の支援があると区内の病院へアプローチがしやすく，活動展開はかなり迅速で確かなものになる．公的機関との連携や協力も得られやすくなるのも大きいメリットとなる．

北海道回復期リハビリテーション病棟協会

2007 年に立ち上げて毎年研修会を 1〜2 回やりながら全道の回復期リハビリテーション病棟の質の向上強化に取り組んできた．2017 年の研修会のテーマは「これからの回復期リハビリテーション病棟のあるべき姿　〜地域包括ケア体制への貢献に向けて〜」で，一般演題も交えた研修大会にした．これまで，きちんとした組織体制にしていなかったものを 2016 年度から年会費制による会員病院登録を開始し，65 病院ある全道の回復期リハ

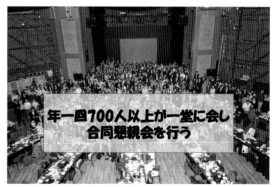

図 2. 連絡会の連絡会

表 3.

地域包括ケアセンターのリハビリテーションニーズに対する支援
中央区に 3 つある地域包括ケア支援センターと会合を持ち，中央区のリハビリテーションニーズの把握とセンターとの協力システムの構築
高齢者の活動強化
住民主体の地域体操システム構築への協力 茨城県全域で行われているシルバー体操の中央区での普及啓発，実践の展開
食支援・栄養管理対策への協力
中央区での食支援活動のベース作り 　i）各病院の嚥下調整食と共通言語（日本摂食嚥下リハビリテーション学会嚥下調整食分類2013）とのレベル合わせ 　ii）摂食嚥下での問題のある患者のニーズに応えられるように食支援可能な病院機能のマップ作り． これら 2 つは，札幌市の他の区とも最終的には協力連携して札幌市全域のマップに仕上げていく必要がある．

ビリテーション病棟を持つ病院の約 70％の 45 病院が参加する高い組織率の協会になっている．筆者が代表幹事で当院に事務局がある．2018 年 9 月の北海道胆振東部地震でのリハビリテーション支援活動では医師の派遣やスタッフの協力などで大いに協力をいただいた．

のみこみ安心ネット・札幌

超高齢社会の進展によって地域にフレイル状態の高齢者が増加する．その状況下での在宅生活維持にとって重要な食の問題（摂食嚥下機能の低下などからの）を考える会として 2013 年に立ち上げた．摂食嚥下・口腔ケア・誤嚥性肺炎予防などに関係するスタッフの教育，また地域への知識・技術の普及も念頭に置いた地域連携システムの構築である．地域での活動を担うコーディネーターを養成し，札幌の各区に複数の食支援コーディネーターを配置し，地域の食サポート病院と連携を取って，食・肺炎予防という側面から在宅を支えるシステム構築を目指している．現在までコーディネーター候補は 100 人近くになっている．筆者が副代表で事務局が当院にある．

最近の医療の進歩で脳梗塞での死亡率は減少しているが，それは何らかの障害を持った高齢者が増えることにつながることになる．言い換えれば，フレイル状態の高齢者が増える状況となる．超高齢社会では，フレイル状態の高齢者の食支援は今後ますます大きなテーマとなっていく（図3）．

地域の大学デザイン学部との連携

病院のある桑園地区には札幌市立大学がある．その大学は 2 学部よりなり，それは看護学部とデザイン学部である．看護学部の教官とは以前より看護実習や「のみこみ安心ネット・札幌」の世話人仲間としてつながっていた．デザイン学部の先生を紹介していただき，新病院建設からデザインの工夫によって私たちの意図をちりばめていただいた．アート（デザイン）による医療空間への温もりの持ち込み，まちづくりの核としての病院に住民

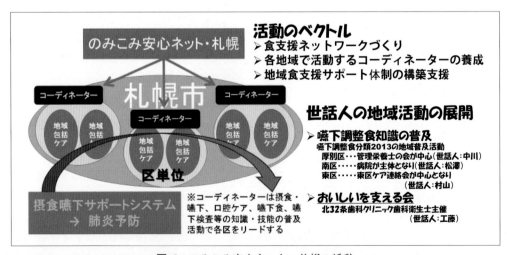

図 3．のみこみ安心ネット・札幌の活動

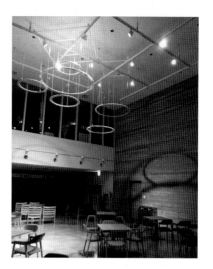

図 4. 当院エントランスホールにある札幌市立大学デザイン研究科の院生作品のオブジェ(3人展の最初の作品)

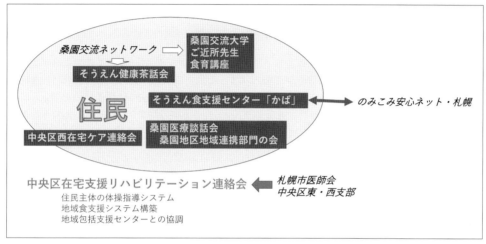

図 5. 住民の間近での地域連携

が入りやすい環境整備．当院のエントランスホールは大きな吹き抜け構造になっており，そこにはデザイン学部のスタッフが創作したオブジェを展示している．院生による 3 人展も行った(図 4)．病院という異常空間にアートによる癒しを造形し，また多くの住民にこの空間に手軽に足を運んでほしいと願っている．

まとめ

今回は当院の地域との連携に関し，脳卒中に特化することなく，当院が目指す超高齢社会でのリハビリテーション病院がまちづくりにかかわっている姿をみてもらった．「地域包括ケアシステムの構築」とは？ ―住民(高齢者)を"生活の視点"でケアするまち(コミュニティー)づくりのこと」(迫井正深氏)．であれば我々は「そのまちの一角」にこの病院を置きたい．まだ開院して間がないがこの桑園という地域を超高齢社会での札幌のモデル地域に作り上げていきたいと願っている(図 5)．それが我々のチャレンジである．

特集:脳卒中リハビリテーション医療 update

地域包括ケアシステムを支える地域連携2
―産業医科大学の取り組み―

白石純一郎[*1] 佐伯 覚[*2]

Abstract 脳卒中連携において脳卒中地域連携パスは脳卒中としての再発予防,また情報の共有化の目的で作成された.現在,脳卒中地域連携パスにて地域連携計画を作成・共有することは地域連携計画加算の算定要件の1つとなっており,入退院支援を充実させるものと位置付けられている.
　脳卒中地域連携パスの効果の報告は少なく,その効果の集積とともに今後は脳卒中地域連携パスをより効果的なものになるよう改定が必要となる.そのためにも,脳卒中地域連携パスは脳卒中診療の変化に対応しながら,脳卒中の専門医療を一般医でも提供をする(標準医療の普及・均てん化)ことや連携している病院が計画を共有すること(連携医療の標準化)をさらに進めることが重要となり,北九州においても脳卒中地域連携パスを中心に脳卒中連携を進めていく予定である.

Key words 脳卒中連携(stroke referral system),脳卒中地域連携パス(stroke liaison critical pathway),診療報酬制度(medical fee),標準医療の普及・均てん化(similarity and spread of standard of care),連携医療の標準化(normalization of medical cooperation)

はじめに

　脳卒中を発症すると急性期病院にて内科的治療もしくは外科的治療が行われ,治療とともにリハビリテーションも開始される.急性期治療でも症状が残存する場合は回復期リハビリテーション病院に転院し内科的治療とリハビリテーションを継続する.その後自宅での生活が可能な者は自宅退院となり,自宅での生活が困難な者は施設入所もしくは維持期病院転院となる.

　上記のような脳卒中発症後の流れにおいて,急性期,回復期,維持期の役割・機能は異なり,診療内容やリハビリテーションにおいて施設間で差が出てくるのは当然である.さらには医療の高度化,専門化,あるいは機能分化が進んでおり,①良質かつ適切な医療の提供,②地域の医療資源の有効活用,③診療報酬,④患者・家族と医療従事者の満足度向上などの面から,脳卒中連携はますます必要となっている[1].

　脳卒中連携において脳卒中地域連携パスは非常に重要な役割をもっており,脳卒中の疾病としての再発予防と障害に対するリハビリテーションの連携施設での標準化,および治療の継続とリハビリテーションの継続を担保するための連携施設間および患者との情報共有を実現するためのツールとして開発された[2].

　今回,脳卒中連携において脳卒中地域連携パスを中心に現在までの流れ,そして今後脳卒中連携をどのように行うべきか,北九州市での取り組みを交えながら紹介する.

[*1] Junichiro SHIRAISHI,〒807-8556 福岡県北九州市八幡西区医生ケ丘1-1 産業医科大学リハビリテーション医学講座,助教
[*2] Satoru SAEKI,同,教授

表 1. 地域連携計画加算に関する施設基準(2018 年診療報酬改定)

- あらかじめ疾患や患者の状態などに応じた地域連携診療計画が作成され、連携機関と共有されている.
- 連携機関の職員と当該保険医療機関の職員が、地域連携診療計画に係る情報交換のために年 3 回以上の頻度で面会し、情報の共有、地域連携診療計画の評価と見直しが適切に行われている.
- 入退院支援加算に係る施設基準の届け出を行っている保険医療医機関である.

脳卒中連携と診療報酬制度

脳卒中連携を述べるうえで診療報酬制度は非常に重要であり，現在までの流れを説明する．2006年度，地域連携診療計画管理料が開始となり，2008年度，地域連携診療計画管理料等の対象疾患に脳卒中が追加となった．2010年度からはがんに導入されるようになった．その後対象疾患の設定がなくなり，様々な疾患独自の地域連携クリティカルパスの運用が可能となった．

しかし，退院支援に係る主な診療報酬上の評価の算定では地域連携診療計画管理料が低いことより，2016年度には，「地域連携診療計画管理料」「地域連携退院時指導料(Ⅰ)(Ⅱ)」が廃止され，「地域連携診療計画加算」が新設されることとなった．「地域連携診療計画加算」は退院支援を充実させるものとして位置付けされ，地域連携計画加算の施設基準が退院支援加算1もしくは退院支援加算3に係る施設基準の届け出を行っている施設に限られることとなった．しかし，退院支援加算1の施設基準は連携する施設の数が20以上あることや，退院支援および地域連携業務を担う看護師または社会福祉士の充実が必要であり，人員配置，医療間の連携が非常に困難な要件であった．そのため地域連携計画加算の施設基準をとること自体が非常に困難となった．

2018年度になり，退院支援加算が廃止され入退院支援加算が新設され，それとともに地域連携診療計画加算に関する施設基準が緩和され，入退院支援加算の届け出を行っており，連携病院と面会を行っていれば，地域連携診療計画加算が可能となった(**表1**)．しかし，地域連携診療計画加算の算定においては診療情報提供料(Ⅰ)や介護支援等連携指導料とは同時に算定ができないため，算定を行うかどうかに関しては協議が必要である．

現在までの脳卒中地域連携パスの効果

脳卒中地域連携パスを使用した脳卒中連携は10年を迎え，当初の目的からも良質な医療により再発率・死亡率が低減しているか，施設間の提供する医療・リハビリテーションの差がなくなったか，経済効果や患者の満足度などに関して脳卒中地域連携パスの効果を示した報告が望まれており，現在までの報告を述べる．

再発率や死亡率に言及したものとして，斎藤らは脳卒中地域連携パス導入後，死亡例(0.7%)，再入院(4.1%)は少なく，回復期リハビリテーション病院から自宅退院するか，施設や療養型病院に転出するかに関しては，転院時 modified Rankin Scale，回復期リハビリテーション病院退院時 FIM(機能的自立評価法)全項目が影響したと報告した[3]．

また，再発率や死亡率以外の地域連携パスの導入による効果としては，逢坂らはパスの導入直後に比べその翌年には計画管理病院の入院期間が短縮したが，FIM 利得(退院時 FIM－入院時 FIM)が低下し，重症例では早期転院が進み転院数が増加したとの報告[4]もあり，パスの導入のみならず脳卒中診療を改善する必要性を述べた．また，徳永らの報告では急性期＋回復期群で2009年度と2011年度を比べると，回復期の入院時 FIM が6.1点上昇，退院時 FIM が7.9点上昇，入院日数が10.5日短縮，自宅退院率が10%上昇した．急性期＋回復期入院日数は117.7日が104.2日に短縮した．FIM 利得と重症患者の割合は差を認めなかった[5]．

そのほか在宅復帰に関してその要因の分析などに関して，退院時 FIM 運動項目点数や，回復期病棟入棟期間が抽出されたとの報告もある[6]．

脳卒中地域連携パスの効果を示した文献を挙げたが，まだその数は少ない状況である．今後，脳

年	脳梗塞	脳出血	くも膜下出血	その他	総数
2009	94	35	6	0	135
2010	194	95	20	1	310
2011	176	78	11	0	265
2012	264	102	16	0	382
2013	311	147	25	2	485
2014	394	184	24	2	604
2015	455	223	43	2	723
2016	340	143	16	0	499
2017	204	107	6	0	317

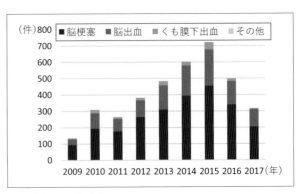

図 1. 脳卒中地域連携パス集計数

表 2. 脳卒中地域連携パス解析結果

年	急性期病院在院期間	回復期病院在院期間	急性期+回復期在院日数	急性期病院退院時BI	回復期病院退院時BI
2009	26.2	84.0	110.2	43.6	69.2
2010	27.1	91.0	118.1	45.4	70.2
2011	27.6	83.8	111.4	51.6	68.6
2012	29.1	92.4	121.5	47.2	70.9
2013	32.8	94.2	127.0	48.8	69.2
2014	30.3	96.8	127.1	47.7	69.5
2015	28.0	92.7	120.7	46.7	67.7
2016	25.8	93.3	119.1	47.7	69.8
2017	27.4	78.1	105.5	51.1	67.3

卒中地域連携パスをより効果的なものに改定していく必要があり，そのためにもその効果の集積のみならず，地域間での地域連携の比較や改定に伴う効果の変化も調査することは重要である．

北九州市における脳卒中連携の現状

北九州市においては北九市医師会，北九州市（保健福祉局地域医療課），産業医科大学リハビリテーション医学講座が中心となり，市全体で通用する脳卒中地域連携パスを作成し，2009年4月より運用を開始した．脳卒中地域連携パス北九州標準モデルの特徴としては連携に係るスタッフの誰もが理解できる項目を優先して採用しており，退院時の患者情報を提供していることなどが特徴である．回復期病院ではFIMを生活機能評価の必須項目とし，Barthel Indexは任意項目に変更した．一方，急性期・維持期のパスでは従来通りBarthel Indexを必須評価項目とし，FIMは任意項目としている．運用開始時は急性期病院6病院，回復期病院6病院での運用となったが[7]，時間経過とともに参加する病院も増え，現在は急性期病院15病院，回復期病院38病院，維持期病院1病院・3施設での運用となっている．現在脳卒中連携パスの集積は北九州市医師会が，分析は産業医科大学リハビリテーション医学講座が行っている．

北九州の脳卒中地域連携パスの運用に関して，急性期，回復期両者から回答があったパスに関して2016年までは増加傾向であったが，診療報酬の改定もあり2016年以降パスの運用は減少している．また割合としてはどの年も脳梗塞がおおよそ全体の2/3を占めている(図1)．パスの解析から脳卒中地域連携パス導入後の入院日数に関して急性期，回復期ともに大きな変化は認められなかったが，2017年は急性期病院+回復期病院の入院日

数が減少傾向にあった．急性期，回復期の退院時のBarthel Indexに関しては経時変化で大きな変化は認められなかった(**表2**)．現在北九州においても脳卒中連携パスの効果に関して，より良い脳卒中連携につながる脳卒中地域連携パスの提供が求められる．

今後の脳卒中連携

1．脳卒中地域連携パスに関して

脳梗塞の急性期治療としてtPAや血栓回収療法が急速に普及しており[8)～10)]，治療の質が格段に改善している．また再発予防に関しても直接経口抗凝固薬(DOAC)を中心として有効性の高い，合併症の少ない薬剤が出現しており，脳卒中の診療自体も大いに変化している．それに伴い脳卒中地域連携パスを用いた脳卒中連携においては，以下の2点が特に重要視される．

1）標準医療の普及・均てん化

全国どこでも脳卒中の専門医療を受けられるように医療技術などの格差の是正をはかることであり，一般医まで専門医療を普及させることである．主には再発予防としての薬剤の選び方(薬剤毎の効果，抗血小板薬やその併用療法，DOACとワーファリンの使い分けなど)と血圧管理が重要であり，合併症の管理としては水頭症，うつ，てんかん，痙縮，深部静脈血栓症の管理などが重要となる．専門医が必要とする医療を一般医にまで普及させるには，最新のエビデンスを持った治療の提供が望ましく，時代に即した脳卒中地域連携パスの提供が必要となる．

2）連携医療の標準化

連携している病院が計画を共有することである．急性期医療としてどのような治療を行ったのか，また急性期医療が終了しているのか，患者が病状を理解しているかを把握すること，また連携病院と共通したリハビリテーションの提供・評価方法を持つことなどが求められる．評価方法は一般化したものはさらなる改定が望ましい．

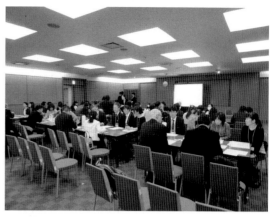

図2．北九州地域連携パストライアルの様子

2．地域医療連携会に関して

現在，様々な地域で地域連携パスの協議会を主とした集会が行われ，脳卒中連携が実施されている．北九州市においても，北九州脳卒中地域連携パス協議会を年3回開催し，地域の連携病院が一同に会する場で連携パスの現状・解析結果について報告を行っている．しかし，先に述べたように脳卒中を取り巻く状況は常に変化しており，その変化を地域全体で共有するために，今後は北九州脳卒中地域連携パス協議会において，新しい治療方法の紹介や症例検討なども計画している．

また，2018年の診療報酬改定に伴う入退院支援加算，地域連携診療計画加算における施設基準においても，面会し，情報の共有や地域連携診療計画の評価と見直しを行うこと，つまりは「顔の見える連携」を重視している．そのため北九州脳卒中地域連携パス協議会において，個々で「顔の見える連携」を行えるような場を提供することを計画し，2018年11月29日に北九州市の病院による面会のトライアルを行った．参加病院は急性期病院8病院，回復期病院13病院，維持期施設1施設であり，非常に有用な交流の場の提供が可能であった．今後，年3回の開催を目指す予定である(**図2**)．

おわりに

脳卒中連携に関して脳卒中地域連携パスを中心に述べた．脳卒中を取り巻く治療や診療報酬は常に変化していくものであり，それに合わせて適宜連携の形・質を変えていかなければならない．脳

卒中地域連携パスはその集積・解析に非常に多くの労力を要するものであり，地域連携パスの運営に関して電子版を運営している地域もあり[11]，その運営方法自体も今後エビデンスを作り上げていくうえでも重要である．

文　献

1) 橋本洋一郎ほか：脳卒中の地域連携と診療ネットワーク．*J Clin Rehabil*，**20**(7)：612-619，2011.

2) 日本リハビリテーション医学会診療ガイドライン委員会，リハビリテーション連携パス策定委員会(編)，社団法人日本リハビリテーション医学会(監修)：脳卒中リハビリテーション地域連携パスに関する指針(ダイジェスト版)．リハ医，**47**：420-442，2010.

3) 斎藤　潤ほか：急性期病院と回復期リハビリテーション病棟間の脳卒中地域連携パスと転帰に影響する因子の検討．リハ医，**47**：479-484，2010.

4) 逢坂悟郎ほか：脳卒中地域連携パスの運用による入院期間や FIM 利得等の変化—兵庫県中播磨・西播磨圏域からの報告—．リハ医，**48**：717-724，2011.

5) 徳永　誠ほか：熊本脳卒中地域連携パス運用 3 年間のおける臨床指標の変化．*J Clin Rehabil*，**22**(9)：935-941，2013.

6) 谷　哲夫ほか：回復期リハビリテーション病棟における在宅復帰を規定する要因の分析．リハ科ジャーナル，**12**：53-61，2016.

7) 石束隆男ほか：地域連携パス　*MB Med Reha*，**151**：55-60，2012.

8) Berkhemor OA, et al：A randomized trial of intraarterial treatment for acute ischemic strok. *N Engl J Med*, **372**：11-20, 2015.

9) Goyal M, et al：Randomized assessment of rapid endovascular treatment of ischemic stroke. *N Engl J Med*, **372**：1019-1030, 2015.

10) Campbell BC, et al：Endovascular therapy for ischemic stroke with perfusion-imaging selection. *N Engl J Med*, **372**：1009-1018, 2015.

11) 寺崎修司ほか：脳卒中地域連携パス電子版の開発．脳卒中，**32**：654-659，2010.

特集：脳卒中リハビリテーション医療 update

脳卒中の再発予防と生活管理

橋本洋一郎*

Abstract 脳卒中の再発予防では，禁煙・減塩・食事療法と運動療法（適正体重維持），節酒などの生活習慣の修正，高血圧・糖尿病・心房細動などの心疾患，ニコチン依存症（喫煙），脂質異常症などの危険因子管理，さらに抗血小板薬や抗凝固薬による抗血栓療法，外科治療や血管内治療を包括に行う必要がある．抗血栓療法ではベネフィットとリスクを考えて薬剤が選択されるが，可能な限り単剤投与を心掛ける．非弁膜症性心房細動による心原性脳塞栓症の再発予防に直接作用型経口抗凝固薬がよく使われるようになったが，4剤について禁忌・慎重投与・薬物相互作用・減量基準を熟知し，腎機能や血中ヘモグロビンの定期的なチェックを行う．ワルファリンに関しては定期的な採血で治療にしっかりとコントロールする．安易な低用量は効果がなくなるばかりか，かえって再発を増やすことにもなる．脳卒中診療では「治療の継続」と「リハビリテーションの継続」が必要であり，治療の継続ではアドヒアランス対策が重要である．「1に運動，2に食事，しっかり禁煙，最後にクスリ」という標語は便利である．

Key words 脳卒中（stroke），再発予防（secondary prevention），生活管理（modification for life style）

はじめに

脳卒中を一旦発症すると年間5～10%の再発リスクを背負ってその後の生活を送らなければならない[1]．また脳卒中では急性期，回復期，維持期・生活期と病期によって治療を受ける施設が変わることが多く，「治療の継続」と「リハビリテーションの継続」が必要である．

再発予防戦略

生活習慣病は5段階に分けて考えられる．第1段階が不適切な食生活・運動不足・睡眠不足・大量飲酒・喫煙などの「不適切な生活習慣」，第2段階は肥満・血圧高値・血糖高値・脂質異常などの「境界領域」，第3段階は肥満症・高血圧症・糖尿病・脂質異常症などの「危険因子としての生活習慣病」，第4段階は脳卒中・心房細動・虚血性心疾患・大動脈瘤や大動脈解離・閉塞性動脈硬化症・慢性腎臓病などの「疾病としての生活習慣病」．生活習慣病の行き着くところは，半身麻痺（寝たきり）や認知症といった「要介護状態」の第5段階である（図1）．

脳卒中の再発予防では，禁煙・減塩・食事療法や運動療法（適正体重維持），節酒などの生活習慣改善，さらに高血圧・糖尿病・心房細動などの心疾患，ニコチン依存症（喫煙），脂質異常症など危険因子管理が必要となる（図2）．さらに抗血小板薬や抗凝固薬などによる抗血栓療法・外科治療や血管内治療を検討するが，ベネフィットとリスクを考えて選択する．

* Yoichiro HASHIMOTO, 〒862-8505 熊本県熊本市東区湖東1-1-60　熊本市民病院神経内科，首席診療部長・神経内科，部長・リハビリテーション科，部長・地域医療連携部，部長

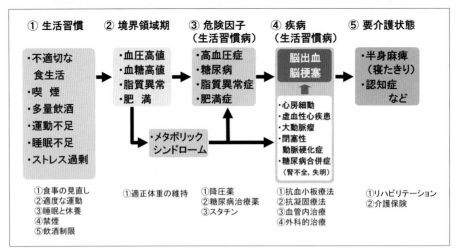

図 1. 生活習慣病の進展と対策
遺伝的要因や加齢で加速

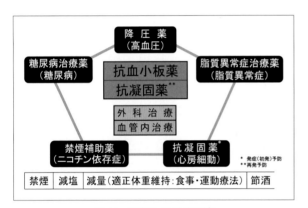

図 2. 脳卒中の再発予防

抗血栓療法

1．抗血小板療法

非心原性脳梗塞では発症直後に抗血小板薬の 2 剤併用(dual antiplatelet；DAPT)を行うことが多く，亜急性期までの治療法として推奨されている．MATCH 試験ではアスピリンとクロピドグレルの併用は 3 か月を超えると再発率は変わらず，頭蓋内出血が有意に増加した[2]．脳卒中治療ガイドライン 2015 では 1 年以上の抗血小板薬 2 剤の併用は，抗血小板薬単剤と比較して，有意な脳梗塞再発抑制効果は実証されておらず，むしろ出血性合併症を増加させるため行わないよう勧められる(グレード D)となっている．通常，発症から 1～3 週間を DAPT として，以後は単剤療法を行っている．

脳卒中治療ガイドライン 2015 では，現段階で非心原性脳梗塞の再発予防上，最も有効な抗血小板療法はシロスタゾール 200 mg/日，クロピドグレル 75 mg/日，アスピリン 75～150 mg(以上，グレード A)，チクロピジン(グレード B)であると記載されている．脳梗塞急性期(48 時間以内の発症早期)にはアスピリンは 160～300 mg/日を投与するが，慢性期は 75～150 mg/日と減量して投与を継続する．

シロスタゾールは CSPS II 試験でアスピリンに比し，脳卒中再発が低下，頭蓋内出血や消化管出血が低下することが示された．うっ血性心不全に禁忌，虚血性心疾患の慎重投与となっている．クロピドグレルはアテローム血栓症のイベント再発予防に有効である．虚血性心疾患合併例に使いやすい．副作用の面からチクロピジンを新規投与することはない．

2．抗凝固療法

脳卒中治療ガイドライン 2015 では，心原性脳塞栓症の再発予防は，通常，抗血小板薬ではなく抗凝固薬が第一選択薬である(グレード A)．ワルファリンや直接作用型経口抗凝固薬(direct oral anticoagulation；DOAC)の禁忌症例のみに，アスピリンなどの抗血小板薬を投与するように勧められている(グレード B)．抗血小板薬の 2 剤併用(DAPT)は行わないように勧められる(グレード D)．心房細動治療(薬物)ガイドラインでは，同等レベルの適応がある場合，DOAC がワルファリンよりも望ましいと記載されている．心原性脳塞栓

表 1. 新規経口抗凝固薬の禁忌（添付文書より）

	ダビガトランエテキシラート	リバーロキサバン	アピキサバン	エドキサバン
腎機能障害	透析患者を含むクレアチニンクリアランス 30 ml/min 未満	クレアチニンクリアランス 15 ml/min 未満	クレアチニンクリアランス 15 ml/min 未満	クレアチニンクリアランス 15 ml/min 未満
肝機能障害		凝固障害を伴う肝疾患中等度以上の肝障害（Child-Pugh 分類 B または C 相当）	血液凝固異常および臨床的に重要な出血リスクを有する肝疾患	凝血異常を伴う肝疾患の患者
禁忌薬剤	イトラコナゾール（経口剤）投与中	アゾール系抗真菌薬*（フルコナゾールを除く）投与中 HIV プロテアーゼ阻害薬（リトナビル，アタザナビル，インジナビルなど）投与中	なし	なし
心疾患		急性細菌性心内膜炎の患者 （血栓剥離に伴う血栓塞栓様症状の恐れ）		急性細菌性心内膜炎の患者（血栓剥離に伴う血栓塞栓様症状の恐れ）
過敏症・出血	本剤の成分に対して過敏症の既往歴のある患者・出血している患者			
その他の特記事項	出血リスクのある器質的病変（6 か月以内の出血性脳卒中を含む） 脊椎・硬膜外カテーテル留置，もしくは抜去後 1 時間以内	妊婦または妊娠している可能性のある女性		下肢整形外科手術施行患者における静脈血栓塞栓症の発症抑制：高度の腎機能障害（クレアチニンクリアランス 30 ml/min 未満）のある患者

*アゾール系抗真菌薬：フルコナゾール，イトラコナゾール，ボリコナゾール，ケトコナゾール

表 2. 新規経口抗凝固薬の慎重投与（添付文書より）

	ダビガトランエテキシラート	リバーロキサバン	アピキサバン	エドキサバン
腎機能障害	クレアチニンクリアランス 30～50 ml/min	クレアチニンクリアランス 15～49 ml/min	クレアチニンクリアランス 15～50 ml/min	クレアチニンクリアランス 15～50 ml/min
肝機能障害			重度の肝障害のある患者	高度の肝障害のある患者
併用薬剤	P-糖蛋白阻害剤*（経口剤）			
出血性疾患	消化管出血の既往を有する患者/上部消化管出血の潰瘍の既往のある患者/出血の危険性が高い患者	出血リスクの高い患者	出血リスクの高い患者	出血する可能性の高い患者
年齢	高齢者（65 歳以上）			
体重		低体重の患者	低体重の患者	体重 40 kg 未満の患者

*P-糖蛋白阻害剤：ベラパミル，アミオダロン，キニジン，タクロリムス，シクロスポリン，リトナビル，ネルフィナビル，サキナビル

症の基礎心疾患の 8～9 割が非弁膜症性心房細動（NVAF）であり，DOAC を使うことが多くなっている．

DOAC ではワルファリンのように PT-INR（プロトロンビン時間）によるモニタリングは必要ないし，モニタリングできないが，腎機能のチェック（血清クレアチニンを測定してクレアチニンクリアランスの計算）とともに，血中ヘモグロビンのチェックを行う必要がある．DOAC 4 剤は似て非なるもの，お互い別の薬剤と考えて，薬剤の特性，禁忌（**表 1**），慎重投与（**表 2**），薬物相互作用（**表 3**），減量基準（**表 4**）をしっかり熟知して，目の前にいる患者に適する薬剤・量を選択する．

NVAF でのワルファリンの治療域は PT-INR 2.0～3.0（70 歳以上は 1.6～2.6）とする．少なくとも 1.6 を割らないようにする．ビタミン K を多く含む納豆・クロレラ・青汁・モロヘイヤで効果が減弱するので摂取を禁止する．他薬剤との相互作

表 3. 新規経口抗凝固薬の薬物相互作用(添付文書より)

	ダビガトランエテキシラート	リバーロキサバン	アピキサバン	エドキサバン
抗凝固薬の効果増強	<u>110 mg×2 回への減量考慮</u> ・ベラパミル ・アミオダロン ・キニジン ・タクロリムス ・シクロスポリン ・リトナビル ・ネルフィナビル ・サキナビルなど <u>併用注意</u> ・クラリスロマイシン	<u>10 mg への減量考慮</u> ・フルコナゾール ・クラリスロマイシン ・エリスロマイシン	<u>2.5 mg×2 回への減量考慮</u> ・アゾール系抗真菌薬*(フルコナゾールを除く) ・HIV プロテアーゼ阻害剤(リトナビルなど) <u>併用注意</u> ・フルコナゾール ・マクロライド系抗菌薬(クラリスロマイシン, エリスロマイシンなど) ・ナブロキセン ・ジルチアゼム	<u>30 mg への減量</u> ・キニジン ・ベラパミル ・エリスロマイシン ・シクロスポリン <u>30 mg への減量考慮</u> ・アジスロマイシン ・クラリスロマイシン ・イトラコナゾール ・ジルチアゼム ・アミオダロン ・HIV プロテアーゼ阻害剤(リトナビルなど)
抗凝固薬の効果減弱	カルバマゼピン, リファンピシン, セイヨウオトギリソウ(セント・ジョーンズ・ワート含有食品)	カルバマゼピン, フェノバルビタール, フェニトイン, リファンピシン, セイヨウオトギリソウ(セント・ジョーンズ・ワート含有食品)		
併用薬の効果増強	・血小板凝集抑制作用を有する薬剤 ・抗凝固薬 ・血栓溶解薬 ・非ステロイド性消炎鎮痛剤 ・選択的セロトニン再取り込み阻害薬 ・セロトニン・ノルアドレナリン再取り込み阻害薬	・血小板凝集抑制作用を有する薬剤 ・抗凝固薬 ・血栓溶解薬 ・非ステロイド性解熱鎮痛消炎薬		
禁忌薬剤	イトラコナゾール(経口剤)投与中	アゾール系抗真菌薬*(フルコナゾールを除く)投与中 HIV プロテアーゼ阻害薬(リトナビル, アタザナビル, インジナビルなど)投与中	なし	なし

*アゾール系抗真菌薬:フルコナゾール, イトラコナゾール, ボリコナゾール, ケトコナゾール

用にも注意する. また安易な低用量で TTR(至適範囲内時間)が低下するとワルファリンを投与しないよりも再発が増えるとの報告がある.

3. 抗血小板薬と抗凝固薬の併用

冠動脈疾患(ステント留置術)に心房細動を合併した場合は, 抗血小板薬 2 剤と抗凝固薬の 3 剤併用(triple therapy)が行われてきたが, 抗血小板薬 1 剤と抗凝固薬の併用(double therapy)が良いという WOEST 研究の結果[3]が出て, 流れが大きく変わった. 抗血栓薬はできるだけ併用薬剤数は少ないほうが良い "less is more[4]" を常に念頭に置いて, 薬剤数を減らすタイミングをはかる必要がある. WAID 研究や WARSS 研究のデータ, あるいは抗血栓薬の併用で出血性合併症が増加するというデータ(特に我が国では頭蓋内出血)などか

ら, アテローム血栓性脳梗塞やラクナ梗塞に心房細動を合併したり, 深部静脈血栓症を合併している場合は, 可能な限り抗凝固薬の単剤療法で再発予防を行う.

外科治療・血管内治療

脳卒中治療ガイドライン 2015 より推奨を抜粋する.

1. 頚動脈内膜剥離術(carotid endarterectomy;CEA)

症候性頚動脈高度狭窄(＞70%, NASCET 法)では, 抗血小板療法を含む最良の内科的治療に加えて, 手術および周術期管理に熟達した術者と施設において頚動脈内膜剥離術を行うことが強く勧められる(グレード A). 症候性頚動脈中等度狭窄

表 4. 新規経口抗凝固薬の減量基準（添付文書より）

	ダビガトランエテキシラート	リバーロキサバン	アピキサバン	エドキサバン
減量する基準	なし	クレアチニンクリアランス 15〜49 ml/min	①80歳以上，②体重60 kg以下，③血清クレアチニン1.5 mg/dl以上の2項目以上あるとき	・体重 60 kg 以下 ・クレアチニンクリアランス 15〜50 ml/min ・P-糖蛋白阻害作用を有する薬剤の併用（キニジン・ベラパミル・エリスロマイシン・シクロスポリン） の1項目以上あるとき
減量を考慮する基準	中等度の腎機能障害（クレアチニンクリアランス 30〜50 ml/min）のある患者 P-糖蛋白阻害剤（経口剤）を併用している患者 ・ベラパミル ・アミオダロン ・キニジン ・タクロリムス ・シクロスポリン ・リトナビル ・ネルフィナビル ・サキナビル 出血の危険性が高いと判断される患者 ・70歳以上の高齢者 ・消化管出血の既往を有する患者	併用薬剤 ・フルコナゾール ・ホスフルコナゾール ・クラリスロマイシン ・エリスロマイシン 75歳以上かつ 50 kg以下（expert opinion）	併用薬剤 ・アゾール系抗真菌薬*（フルコナゾールを除く） ・HIV プロテアーゼ阻害剤（リトナビルなど）	P-糖蛋白阻害作用を有する薬剤（経口剤）を併用している患者 ・アジスロマイシン ・クラリスロマイシン ・イトラコナゾール ・ジルチアゼム ・アミオダロン ・HIV プロテアーゼ阻害剤（リトナビルなど）

*アゾール系抗真菌薬：フルコナゾール，イトラコナゾール，ボリコナゾール，ケトコナゾール

表 5. CEA の危険因子（少なくとも 1 つが該当）

・心臓疾患（うっ血性心不全，冠動脈疾患，開胸手術が必要など）
・重篤な呼吸器疾患
・対側頚動脈閉塞
・対側喉頭神経麻痺
・頚部直達手術，または頚部放射線治療の既往
・CEA 再狭窄例

では，抗血小板療法を含む最良の内科的治療に加えて，手術および周術期管理に熟達した術者と施設において頚動脈内膜剥離術を行うことが勧められる（グレード B）．内頚動脈狭窄症において，血行再建術を考慮すべき高齢者，特に著しい屈曲や石灰化を伴うなど動脈の状態が血管内手術に好ましくない症例においては，頚動脈ステント留置術よりも頚動脈内膜剥離術を行うことが勧められる（グレード B）．症候性頚動脈狭窄において，頚動脈プラークの不安定化や潰瘍形成が認められる場合は，頚動脈内膜剥離術を行うことを考慮しても良い（グレード C1）．

2．経皮的血管形成術と頚動脈ステント留置術（carotid artery stenting；CAS）

内頚動脈狭窄症において，CEAの危険因子（**表5**）を持つ症例に対して，経皮的血管形成術と頚動脈ステント留置術を行うことが勧められる（グレード B）．内頚動脈狭窄症において，CEAの危険因子を持たない症例においては，経皮的血管形成術と頚動脈ステント留置術を行うことを考慮しても良いが，十分な科学的根拠がない（グレード C1）．内頚動脈狭窄症において，血行再建術を考慮すべき患者で，高位頚動脈分岐部や既往治療による癒着などの頚部の状態が血管手術に好ましくない症例においては，頚動脈血栓内膜剥離術よりも経皮

的血管形成術と頚動脈ステント留置術を行うことが勧められる（グレードB）.

頚部内頚動脈以外の頭蓋外および頭蓋内動脈狭窄症に対して，経皮的血管形成術とステント留置術を行うには，十分な科学的根拠がない（グレードC1）.

3．EC-IC バイパス

脳梗塞，一過性脳虚血発作（TIA）再発予防の面から，症候性内頚動脈および中大脳動脈閉塞，狭窄症を対象とし，手術期合併症がない熟達した術者により施行される場合は，以下の適応を満たした症例に限り，extracranial-intracranial（EC-IC）バイパス術が勧められる（グレードB）. 適応として，① 内頚動脈系の閉塞性血管病変による TIA あるいは minor stroke を3か月以内に生じた73歳以下の modified Rankin Scale が1あるいは2の症例，② CT あるいは MRI 上一血管支配領域にわたる広範な脳梗塞巣を認めず，脳血管撮影上，内頚動脈あるいは中大脳動脈本幹の閉塞あるいは高度狭窄例，③ 最終発作から3週間以上経過した後に行った PET もしくは，SPECT（[133]Xe あるいは[123]I-IMP），cold Xe CT を用いた定量的脳循環測定にて，中大脳動脈領域の安静時血流量が正常値の80%未満かつアセタゾラミド脳血管反応性が10%未満の脳循環予備力が障害された例となっている.

危険因子対策

1．高血圧管理

高血圧治療ガイドライン2014では，脳出血とくも膜下出血の慢性期では「140/90 mmHg 未満を目標とするが可能であればさらに低いレベル130/80 mmHg 未満を目指す」とされている.

脳梗塞の慢性期（発症1か月以降）では，「140/90 mmHg 未満を降圧目標とする. 両側頚動脈狭窄，脳主幹動脈閉塞では特に下げすぎに注意する. ラクナ梗塞，抗血栓薬服用患者では可能であればさらに低いレベル130/80 mmHg 未満を目指す」と示されている. 脳梗塞の再発予防では原則，抗血

栓薬を使うため，脳卒中慢性期では「130/80 mmHg 未満」を目指すことになる. PROGRESS 研究のサブ解析では，脳卒中後には 115/75 mmHg までは下げれば下げるほど再発が減少することが認められた[5]. 発症6か月以内のラクナ梗塞を対象とした SPS3 研究では 124/67 mmHg の血圧が一番再発が少ないという J-curve の結果が示された[6]. 我が国の BAT 研究で 130/81 mmHg 以上では抗血栓療法中の出血合併症が増加すること[7]が示されているため，抗血栓療法を行っている再発予防，特に若い脳卒中患者では 115〜130/60〜80 mmHg 程度でコントロールするのが良いと考えている.

2．糖尿病管理

血圧管理によって高血圧合併糖尿病の脳卒中発症リスクは低下する. 糖尿病患者では 130/80 mmHg 未満が降圧目標値となっている. 高 LDL コレステロール血症合併例では，スタチンによる治療で脳卒中発症リスクは低下する. なおピオグリタゾンの投与で脳卒中の再発予防効果がサブ解析で示されている[8].

3．脂質異常症

脳卒中患者を対象にした SPARCL 試験においてアトルバスタチン 80 mg/日の投与によりプラセボ群に比し脳卒中発症が抑制されることが発表された[9]. ただしアトルバスタチン投与群で数は少ないものの有意差を持って脳出血が増加した. 出血性脳卒中の発生因子として出血性脳卒中の組み入れ（6.17倍），加齢（10年増加で1.40倍），ベースラインの stage 2 高血圧（2.22倍），高血圧の既往（1.56倍），女性（0.63倍），イベント前最終来院時の stage 2 高血圧（3.26倍）であり，ベースラインや治療後の LDL コレステロール値とは関連しなかった.

我が国で行われた J-STARS 研究では非心原性脳梗塞の既往者で総コレステロール値が 180〜240 mg/dl の脂質異常症患者が対象で，スタチン投与で主要エンドポイントである脳卒中全体の再発率の有意な低下は認めなかったものの，病型別

解析でアテローム血栓性脳梗塞の再発相対リスクが67%と有意に低下した。脳出血の頻度に差はなかった[10]。

スタチンにEPA（エイコサペンタエン酸）製剤を上乗せしたJELIS試験では，脳卒中既往のある症例にて再発を20%減少させることができた[11]。

4．心房細動

心房細動を合併している脳梗塞の再発予防には臨床病型にかかわらず，DOACあるいはワルファリンによる再発予防を行う（抗凝固薬の項参照）。症例によっては心房細動のアブレーションも検討する。

生活習慣の修正

1．喫　煙

脳卒中発症以降も喫煙を続けると転帰不良になることが示されており，また再発時の転帰も不良となるため，禁煙は必須である。

脳卒中で入院し禁煙できても，多くの喫煙者が退院後に「快気祝いの1本」で再喫煙してしまう。退院後の禁煙の維持のために，外来受診時に「禁煙上手くいっていますか」と尋ね，維持できていれば褒める。再喫煙してしまって自力で禁煙できない場合には，禁煙外来受診を勧める。脳卒中専門医やリハビリテーション科専門医が自ら禁煙外来を行うことが望ましい。

タバコは体に悪いとわかっているのになぜ喫煙を止められないのであろうか。喫煙には「身体的依存（ニコチン依存）」と「心理的依存（習慣）」の2つの依存がある。喫煙者の7割以上は「ニコチン依存症」であり，気合いだけではタバコはやめられない。

医療者は，愛情と熱意を持ちながら，医学的な知識を元に毅然とした態度で，「5Aアプローチ」（Ask，Advice，Assess，Assist，Arrange）を用いて日常診療の中で禁煙支援を行う。禁煙の動機付けは根気がいるが，話し合いの治療という医療の醍醐味の1つである。禁煙支援は一律にやっても上手くいかない。禁煙のステージは，①無関心期，②関心期，③準備期，④実行期，⑤維持期があり，まず患者のステージがどこにあるか推察し，ステージに応じて禁煙支援を行う。

正しい禁煙方法は，①期日を決めて一気に禁煙を実行すること（完全禁煙），②ある程度の禁断症状（ニコチン離脱症状）を覚悟すること，③吸いやすい「行動」をやめること，④吸いやすい「環境」を作らないこと，⑤吸いたくなったら「代わりの行動」をとることである。

禁煙でやってはいけないこととして，①軽いタバコ・加熱式タバコ・電子タバコに変えること，②だんだんと減らそうとすること，③「1本くらいなら」と甘くみることである。禁煙支援を行う場合，「タバコは控えましょう」「本数を徐々に減らしていけば良いです」といった誤った禁煙支援は，かえって禁煙を困難にする。禁煙補助薬が登場し，一定の条件を満たせば，保険診療で治療が可能である。

2．飲　酒

脳卒中治療ガイドライン2015では，①脳卒中予防のためには，大量の飲酒を避けるべきである（グレードA）との記載で，再発予防に関する記載はない。

飲酒はアルコール換算20g程度は良いといわれている。塞栓源心疾患やアテローム硬化性病変などの基礎疾患がある場合，1週間以内の151g以上，あるいは24時間以内の40gを超える飲酒は，脳塞栓症のリスクを増加させると報告されている。

3．塩　分

「日本人の食事摂取基準2015年版」によると1日の塩分摂取量は成人男性8g未満，女性7g未満であり，また高血圧患者の目標値は6g未満となっている。"減塩効果に閾値なし"といわれ，欧米の大規模介入試験でも減塩の降圧効果は証明されており，6g/日前半まで食塩摂取を落とさなければ有意な降圧は達成できていない。

4．運　動

"身体不活動（physical inactivity）"では，全死亡，心血管疾患による死亡，心血管疾患や脳卒中

の発症が増加する．一方，ほとんど運動しない場合と比べると運動する人では脳卒中を25～30%減らせると報告されている．運動で脳梗塞の予防はできるが，脳出血やくも膜下出血の予防はできないとの報告がある．

　脳卒中をきたした患者の運動は，身体障害があるため一律には決められない．少なくとも「できるのに　家に帰れば　要介護」にならないように，ADL（日常生活動作）が保てるような指導が必要である．ADLの良い患者は，健康日本21が日常生活の歩数の目標値として推奨している65歳未満の成人は男性9,200歩，女性8,300歩，65歳以上の高齢者は男性6,700歩，女性5,900歩を目安とした歩行を勧めてはどうであろうか．

5．肥　満

　AHA（米国心臓協会）脳卒中再発予防ガイドラインでは，BMIの測定で肥満をスクリーニングするように推奨している．心血管危険因子における減量の有用性はあるが，脳卒中をきたした患者における減量の有用性は定かではないとしている．

アドヒアランス

　抗血小板薬や抗凝固薬などの抗血栓薬は脳梗塞再発予防の"最後の砦"だが，自覚症状や後遺症を改善するわけでもなく，調子が良くなったからなどの理由で勝手に服薬を中断したり，皮下出血や消化管出血などの出血合併症，あるいは検査・手術のために中止となり再開されず未内服となり，結果として脳梗塞を再発する場合がある．

　当院のデータでは脳梗塞再発1回目と2回目の4割の患者が抗血栓薬未内服の状態で再発していた[12]．ドイツ[13]，スウェーデン[14]，米国[15]などからも脳卒中後のアドヒアランス低下の報告がなされている．アドヒアランスに影響を与える因子として，①薬剤の因子，②患者側の要因，③医療提供者の要因が挙げられる．それぞれの要因に対しての対策が必要である．

最後に

　脳卒中診療では，脳卒中発症後3か月以内のアドヒアランス低下とともに在宅後3か月間のADL低下に注意する必要がある．脳卒中の再発予防でも「1に運動，2に食事，しっかり禁煙，最後にクスリ」という標語を繰り返し強調することで治療に対する動機付けを皆で行って，脳卒中の再発予防を積極的に取り組んでいきたいものである．

文　献

1) Hata J, et al：Ten year recurrence after first ever stroke in a Japanese community：the Hisayama study. *J Neurol Neurosurg Psychiatry*, **76**：368-372, 2005.

2) Diener HC, et al：Aspirin and clopidogrel compared with clopidogrel alone after ischaemic stroke or transient ischaemic attack in high-risk patients（MATCH）：randomized, double-blined, placebo-controlled trial. *Lancet*, **364**：331-337, 2004.

3) Dewilde WJ, et al：Use of clopidogrel with or without aspirin in patients taking oral anticoagulant therapy and undergoing percutaneous coronary intervention：an open-label, randomized, controlled trial. *Lancet*, **381**：1107-1115, 2013.

4) Hansen M, et al：Risk of bleeding with single, dual, or triple therapy with warfarin, aspirin, and clopidogrel in patients with atrial fibrillation. *Arch Intern Med*, **170**：1433-1441, 2010.

5) Arima H, et al：Lower target blood pressures are safe and effective for the prevention of recurrent stroke：the PROGRESS trial. *J Hypertens*, **24**：1201-1208, 2006.

6) Odden MC, et al：Archieved blood pressure and outcomes in the secondary prevention of small subcortical stroke trial. *Hypertension*, **67**：63-69, 2016.

7) Toyoda K, et al：Blood pressure levels and bleeding events during antithrombotic therapy：the Bleeding Antithrombotic Therapy（BAT）study. *Stroke*, **41**：1440-1444, 2010.

8) Wilcox R, et al：Effects of pioglitazone in patients with type 2 diabetes with or without previous stroke：results from PROactive(PROspective pioglitazone Clinical Trial In macroVascular Events 04). *Stroke*, **38**：865-873, 2007.

9) Amarenco P, et al：High-dose atorvastatin after stroke or transient ischemic attack. *N Engl J Med*, **355**：549-559, 2006.

10) Hosomi N, et al：The Japan Statin Treatment Against Recurrent Stroke(J-STARS)：A multicenter, randomized, open label, parallel-group study. *EBioMedicine*, **2**：1071-1078, 2015.

11) Tanaka K, et al：Reduction in the recurrence of stroke by eicosapentaenoic acid for hypercholesterolemic patients：subanalysis of the JELIS

trial. *Stroke*, **39**：2052-2058, 2008.

12) 伊藤康幸ほか：虚血性脳血管障害発症前の抗血栓薬内服状況の検討. 臨床神経, **51**：35-37, 2011.

13) Hamann GF, et al：Adherence to secondary stroke prevention strategies：results from German Stroke Data Bank. *Cerebrovasc Dis*, **15**：282-288, 2003.

14) Glader EL, et al：Persistent use of secondary preventive drugs declines rapidly during the first 2 years after stroke. *Stroke*, **41**：397-401, 2010.

15) Bushnell CD, et al：Persistnece with stroke prevention medications 3 months after hospitalization. *Arch Neurol*, **67**：1456-1463, 2011.

特集:脳卒中リハビリテーション医療update

脳卒中リハビリテーションにおける福祉機器の開発・活用に係る医工連携

粂田哲人[*1]　高岡　徹[*2]

Abstract　脳卒中者のリハビリテーションでは,福祉機器の開発・活用が行われている.医工連携は,福祉機器のユーザビリティを高めるうえで,重要な手段である.

福祉機器の開発は,着想,試作と評価,上市と段階づけられる.着想段階で医師・セラピストらが現場のニーズを製造企業に提示する.試作段階では専門職や障害当事者の意見を製造企業にフィードバックする.機器の評価では,参加する被験者に対し,倫理性を担保する必要がある.

障害当事者が福祉機器を活用するために,医師・セラピストは,当事者・介護者の希望を考慮し,個別評価から,必要な福祉機器,機器に求められる機能,具体的な使用方法を提案する.建築士や施工業者は,提案された機器を住環境で使用するために,機器構造や住環境を把握したうえで,必要な機器の改良や住宅改修を実施する.

Key words　リハビリテーション(rehabilitation),福祉機器(assistive products),ユーザビリティ(usability),作業療法士(occupational therapist),理学療法士(physical therapist)

はじめに

脳卒中者のリハビリテーションにおける福祉機器の開発・活用において,有効性・効率・満足度からなるユーザビリティは重要な観点であり,医療職と工学職が当事者も含めて連携することは,ユーザビリティを高める重要な手段である.

横浜市では,在宅で生活する障害者や高齢者に対し,障害などに起因する生活上の諸問題の改善を目的に,1987年より地方単独事業として在宅リハビリテーション事業を実施している.

横浜市総合リハビリテーションセンター(以下,当センター)は同事業に携わり,問題に合わせて医師,作業療法士(OT),理学療法士(PT),義肢装具士(PO),建築士,工学技師,ソーシャルワーカー(SW)などの医療・工学・福祉の専門職チームが当事者宅を訪問し,動作指導・訓練,福祉機器や住宅改修による環境整備の情報提供などを実施している.当事者は環境整備に当たり,専門職の助言・指導のもと費用の一部が助成される横浜市の住環境整備事業を利用できる.

また,上記事業に加えて,入院・入所者などの治療・訓練の実践で培った知識を基に,企業・大学と医工連携し,福祉機器を共同開発している(図1).

福祉機器の開発における医工連携

当センターにおける福祉機器の共同開発・臨床評価は,着想から上市に至るまでの各段階で医師,OT,PT,PO,工学技師,建築士が参画できるシステムとしている(図2).

次に事例を挙げ解説する.

[*1] Akito KUMETA,〒222-0035　神奈川県横浜市港北区鳥山町1770　横浜市総合リハビリテーションセンター地域リハビリテーション部研究開発課,主任
[*2] Toru TAKAOKA,同センター,副センター長・医療部長

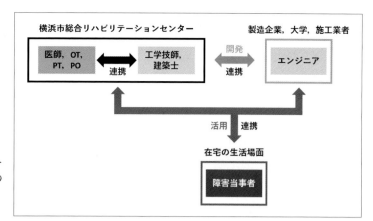

図 1. 横浜市総合リハビリテーションセンターにおける福祉機器の開発・活用のための医工連携の概要

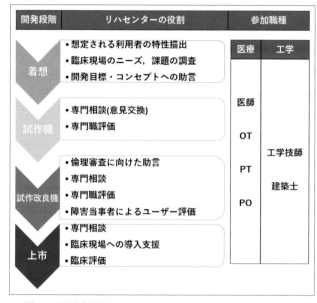

図 2. 横浜市総合リハビリテーションセンターにおける共同開発・臨床評価の課程

図 3. OT, PT, エンジニアとのアイデア会議
a
b

1. 着想から試作改良機段階までの医工連携

生活支援ロボット関連の技術開発・製造などを行う RT. ワークス株式会社と、片麻痺者などのニーズに基づく機能を備えた歩行器の共同開発を実施した。

同社は、主に高齢者向けに、路面状況や使用者の動きに連動する自動制御機能付き歩行器「ロボットアシストウォーカー RT.2(以下、RT.2)」を上市している。

1) 参加者

当センター：脳卒中者などの機能訓練や生活支援に従事する OT, PT

RT. ワークス株式会社：開発担当エンジニア(以下、エンジニア)

2) 着想段階

参加者でアイデア会議を開催。PT らが片麻痺者の外出場面を想定し、片手での物品操作、前腕支持による歩行車の利用、屋外歩行で課題となる段差昇降などの情報をエンジニアに提供(図 3-a)。また RT.2 の機能を確認し、試作機に求められる機能などを提案(図 3-b)。

3) 試作機段階

アイデア会議を基に、エンジニアが直進性能の向上、電動制御駐車ブレーキの装備、車高・車幅の変更などをした試作機を製作し、OT・PT が専門職評価を実施。

PT が片麻痺者の自宅からの外出、外出先での排泄などの具体的場面をイメージしながら、直進

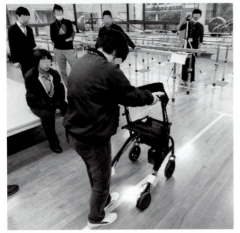

図 4. OT, PT による専門職評価

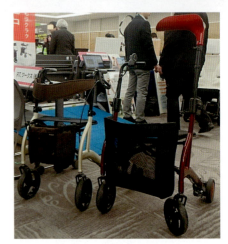

図 5. 試作改良機(右)

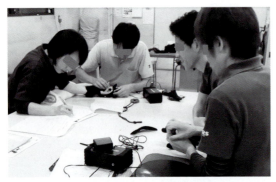

図 6. OT による専門職評価

性・ブレーキ性能などの評価項目からなる評価用紙を使用し，項目毎に良い点・課題・および自由意見を記載(図 4).

4) 試作改良機段階

専門職評価を基に，エンジニアが麻痺側前腕支持用アタッチメントを装備した試作改良機を製作した(図 5).

※当事業は公益財団法人テクノエイド協会の H29(2017)年度障害者自立支援機器等開発促進事業[1]により実施.

2. 試作機から試作改良機段階での医工連携

医療用品メーカーであるダイヤ工業株式会社は，手指機能が低下したほうの把持動作を，空気圧による人工筋で支援するパワーアシストグローブ(PAG)を市販している.

PAG で得た知見を基に，手指関節に対する新たな持続的他動運動訓練装置として，PAG-RE を共同開発した.

1) 参加者

当センター：医師，OT，当センターを利用する片麻痺者

ダイヤ工業株式会社：エンジニア

2) 倫理的配慮

片麻痺者にユーザー評価を依頼するため，横浜市リハビリテーション事業団に設置されている倫理審査委員会の承認を得た．参加にあたり，担当医師による参加の可否の確認後，本人に事業内容を説明し同意を得た．

3) 試作機段階

作業療法場面での使用を想定し，OT が専門職評価を実施．2 人 1 組となり，1 人が OT 役，もう 1 人が片麻痺者役となった．OT 役が保管場所から PAG-RE の試作機を運搬し，片麻痺者役に装着して一定時間使用し，使用後に保管場所に戻す．次に役を交代し，1 人の OT が OT・利用者双方の立場で試作機を使用．

使用後に OT の立場から，大きさ・重さ・サイズ調整機能・装着性などの満足度を評価．また，片麻痺者の立場での使用感も評価．加えて，適応の考えられる利用者像を描出して，エンジニアに報告(図 6).

4) 試作改良機段階

専門職評価を基に，エンジニアがグローブの視認性や形状，コントローラの設定などを変更した試作改良機(図 7)を製作し，片麻痺者と OT によるユーザー評価を実施．

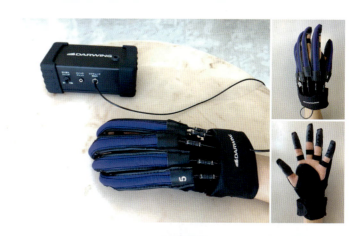

図 7.
PAG-RE 試作改良機

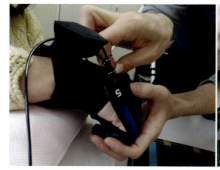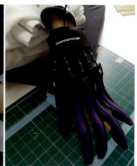

図 8.
OT と片麻痺者によるユーザー評価
　a：装着時
　b：使用時

訓練場面を想定し，OT が片麻痺者に試作改良機を装着して使用（**図 8-a**：装着時，**図 8-b**：使用時）．その後，片麻痺者の使用感，OT の使い勝手（サイズ調整や装着のしやすさ，装着所要時間など）を評価．

OT は評価結果から，グローブの指パーツの形状・大きさ・素材，使用目的や方法に関して改めて提案した．

在宅生活支援での福祉機器の活用における医工連携

福祉機器の導入には，障害当事者の住宅改修や経済的負担などを伴うため，事前の医工連携による具体的な情報提供が重要である．

在宅リハビリテーション事業では，専門職チームが当事者宅を訪問し，生活上の課題を明確にする．課題解決に福祉機器の活用が適当と判断し，当事者に受け入れがある場合，OT・PT が当事者の評価から，機器との適合を確認する．

機器導入に係る社会制度は，介護保険の福祉用具貸与や特定福祉用具販売，あるいは日常生活用具給付等事業の利用を検討する．

これらが利用できない場合，横浜市の住環境整備事業の利用を検討する．住環境整備事業の対象となる福祉機器の例を**表 1** に示す．

在宅リハビリテーション事業の 2017 年度の新規利用件数は 1,044 件，脳卒中者は 161 件であり，このうち住環境整備事業で福祉機器を導入したのは 5 件（移動リフター：2 件，階段昇降機：3 件）であった．

次に事例を挙げて解説する．

1．片麻痺者による階段昇降機の活用

X 氏．脳出血による右片麻痺．屋内移動は車椅子．自宅 1 階は車庫と物置で，2 階が居住空間．屋外から 2 階への経路は屋外階段のみ．

本人・家族は，通所リハビリテーションの利用を希望．しかし，家族介助では階段昇降は困難であった．

1）必要な福祉機器の決定

当センターの OT・建築士・SW，区役所の SW，および住宅改修・福祉機器販売を行う A 社の B 氏（建築士，福祉用具専門相談員）が，本人・家族と相談し，いす式階段昇降機の利用を検討することとした．以下，各々の役割を述べる．

表 1. 横浜市の住環境整備事業の対象機器(一部抜粋)

種別	移動リフター	階段昇降機	段差解消機
機能	対象者の居室内や部屋間の移動支援	対象者の住居での階段昇降支援	対象者の住居での段差などの移動支援
製品例	かるがる®V（株式会社竹虎）	タスカル アルーラ（シンテックス株式会社）	もちあげくん（株式会社ハーツエイコー）

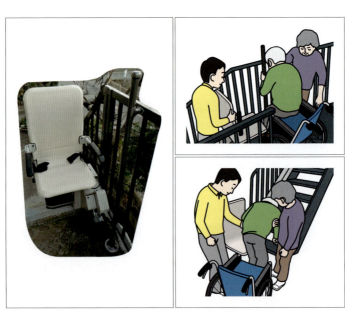

図 9. 階段昇降機設置後の OT による移乗・介助動作指導

OT：本人の姿勢保持，動作能力を評価し，いす式階段昇降機が適合すること，車椅子⇔階段昇降機間の移乗時は，手すり利用に加え，手添え介助が必要であることを確認．

外出時の妻による移乗介助を想定し，車椅子から階段昇降機に移乗するスペースに，移乗用手すりの設置を提案．

また，階段昇降機を展示している当センター施設で，実機を用いて家族に操作，介助方法を指導．

建築士：家屋構造を図面も含めて確認．屋外階段の幅が狭いため，昇降時に本人が壁面などに接触しないよう，また家族の通行幅員の確保のため，レール出幅が小さい機種を提案．加えて階段昇降機の椅子部分の座面を本人が移乗しやすい高さにするため，レール設置角度の調整と部材変更，および階段の一部改修を提案．

B 氏：OT，建築士の提案に基づき，家屋構造の確認，および階段昇降機の製造企業に機器設置に

関する技術的事項を確認し，設置図面と見積り作成．

当センター SW，および区 SW：本人・家族の社会的要件を基に，社会制度の利用を支援．

本人・家族：設置図面と見積り，および実機の試用体験，社会制度の情報から機器導入を決定．

2）機器決定後から工事完了まで

建築士は，工事前に設置図面や見積りから施工方法・内容を確認，工事後は設置の適正性を確認．

OT は設置直後に本人，家族と階段昇降機を使用し，移乗・介助動作を改めて指導（**図 9**）．

当該機の活用で，妻の介助による継続的な通所リハビリテーション利用が可能となった．

まとめ

脳卒中者を含む障害者の福祉機器の開発では，介護・リハビリテーション現場の具体的ニーズを汲み取ることや，ニーズを開発コンセプトや試作機設計に反映することが課題とされている．

当センターでは，在宅支援，治療・訓練の現場に従事する医療職・工学職が，福祉機器の活用知識を持つセカンドユーザーとして連携し，必要時は当事者の協力を得て，現場のニーズを吸い上げ，企業との福祉機器開発に活かしている．ユーザビリティに優れた機器の開発には，開発初期から医工連携をはかる体制作りが重要である．

また，脳卒中者の在宅支援で活用される福祉機器のユーザビリティを高めるためには，医療職が専門的評価を基に，必要に応じて工学・建築の専門職や施工業者と連携し，適切なリハビリテーション・ゴールの設定，プラン作成・実施を支援することが必要である．

※本文内容に関し開示すべき COI 関係にある企業など：受託研究・共同研究費に関し，公益財団法人テクノエイド協会，RT. ワークス株式会社，ダイヤ工業株式会社，認定特定非営利活動法人経営支援 NPO クラブ．

文 献

1）公益財団法人テクノエイド協会ホームページ：H29 年度障害者自立支援機器等開発促進事業．（2018 年 8 月 2 日現在）〔http://www.techno-aids.or.jp/jiritsu/file30/resultreport.pdf〕

Monthly Book Medical Rehabilitation No.163 増刷しました！

もう悩まない！100症例から学ぶ リハビリテーション評価のコツ

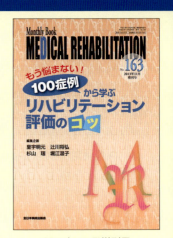

編集企画／里宇明元・辻川将弘・杉山　瑤・堀江温子

2013年11月増刊号
B5判　454頁
定価：本体価格(4,900円＋税)

リハ臨床において重要な位置を占める評価．膨大な評価項目の中からどの評価を，どの時点で，どのように活用するのか，少ない診療時間の中で，優先度をどこに置き，どのように予後予測やリハ処方に結び付けていくのか，悩むところではないでしょうか．
本書では，実際の診療の流れに沿って，症例ごとに優先度がどこにあるのかが押さえられます．評価の流れをマスターしたい初学者のみならず，セラピスト，連携する他科の先生方などにも是非とも読んで頂きたい１冊です！

Contents

＜総 論＞
評価のポイント／診察のポイント／処方のポイント／ADL・IADLの評価／QOLの評価

＜各 論＞
Ⅰ．脳血管障害：急性期(軽度例)／急性期(重度例)／回復期(ゴールが歩行レベル)／回復期(ゴールが車いす介助レベル)／生活期(介護度が非常に高い例)／生活期(ゴールが復職)／慢性期の上肢麻痺例／複合障害例／併存疾患(透析例)／排尿障害例／自動車運転の可否の判断を要する例

Ⅱ．高次脳機能障害：前頭葉症状／失語症／半側空間無視／注意障害／記憶障害／失認(視覚失認)／失行(limb apraxia)／低酸素脳症(意欲発動性低下例)

Ⅲ．痙　縮：脳卒中上肢／脳卒中下肢／脊髄損傷(ITB)／脳性麻痺例

Ⅳ．嚥下障害：ワレンベルグ症候群(延髄外側梗塞)／高齢者の肺炎／頭頸部腫瘍術後／胃瘻の適応となる例

Ⅴ．脊髄損傷：高位頸髄損傷例(呼吸器管理)／C6頸髄損傷例／対麻痺例(車いすレベル)／対麻痺例(歩行レベル)／高齢の不全頸髄損傷例／自律神経過反射／排尿障害(核上性)／排便障害／褥瘡／異所性骨化

Ⅵ．運動器疾患等：関節リウマチ(初期例)／関節リウマチ(進行例)／肩関節周囲炎／肩関節スポーツ外傷／肘関節スポーツ障害(上腕骨小頭離断性骨軟骨炎)／手指屈筋腱損傷／慢性腰痛／膝関節スポーツ外傷／変形性膝関節症／骨粗鬆症／脊椎圧迫骨折／多発外傷／熱傷／肩手症候群／全身性硬化症(PSS)／多発性筋炎／大腿骨頚部骨折／腕神経叢麻痺

Ⅶ．高齢者：高齢者の廃用症候群

Ⅷ．切断・義肢：大腿切断／下腿切断／上肢切断：前腕切断(極短断端)例／小児切断(筋電義手)：先天性前腕欠損例

Ⅸ．装具：下肢装具の選択／上肢スプリントの選択

Ⅹ．呼吸：慢性閉塞性肺疾患(COPD)／間質性肺疾患

Ⅺ．循環器：急性心筋梗塞／心不全

Ⅻ．顔面神経麻痺：顔面神経麻痺

ⅩⅢ．神経筋疾患：パーキンソン病(Hoehn-Yahr stageⅠ・Ⅱ)／パーキンソン病(Hoehn-Yahr stageⅢ・Ⅳ)／筋ジストロフィー(歩行可能レベル)／筋ジストロフィー(車いすレベル)／ギラン・バレー症候群／筋萎縮性側索硬化症(ALS)／電気式人工喉頭例／脊髄小脳変性症(SCD)／多系統萎縮症(MSA)(軽症～中等度例)／脊髄小脳変性症(SCD)／多系統萎縮症(MSA)(重症例)／呼吸管理例／ジストニア(体幹)／痙性斜頸／書痙

ⅩⅣ．がん・リンパ浮腫：骨転移／リンパ浮腫／食道がん周術期／造血幹細胞移植例

ⅩⅤ．小児：脳性麻痺(成長後の歩行困難例)／脳性麻痺(座位保持困難例)／二分脊椎／外反扁平足／特発性側弯症／運動発達遅滞／言語発達遅滞／発達障害／NICU例／ダウン症候群

ⅩⅥ．栄養：低栄養例

ⅩⅦ．在宅・退院：退院に必要な評価(家屋評価など)

ⅩⅧ．その他：遷延性意識障害／抑うつが問題となった例／転換状例／透析例

診療前にサッと予習！外せない評価項目とポイントがパッとわかる！

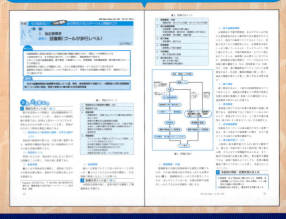

(株)全日本病院出版会
〒113-0033　東京都文京区本郷3-16-4
TEL：03-5689-5989　FAX：03-5689-8030
おもとめはお近くの書店または弊社ホームページ(www.zenniti.com)まで！

Monthly Book MEDICAL REHABILITATION No.203

2016年11月 増刊号

リハビリテーションに役立つ！
睡眠障害・睡眠呼吸障害の知識

編集企画　近藤国嗣（東京湾岸リハビリテーション病院院長）

目次

睡眠障害の疫学……………………井谷　修ほか	睡眠呼吸障害と日中の眠気…………柳原万里子
睡眠障害のメカニズム……………田ヶ谷浩邦ほか	睡眠呼吸障害と認知機能……………近藤　哲理ほか
せん妄と睡眠障害…………………先崎　章	睡眠呼吸障害と肥満…………………半田早希子ほか
脳卒中と睡眠障害…………………下田　健吾ほか	睡眠呼吸障害と血圧…………………星出　聡
睡眠障害と認知症…………………小鳥居　望ほか	睡眠呼吸障害と糖代謝異常…………本庶　祥子
睡眠障害と骨折……………………橋爪　祐二	睡眠関連呼吸障害群と脳卒中………塚原　由佳ほか
睡眠障害と生活習慣病……………古川　智一	睡眠呼吸障害と心疾患………………高田　佳史
加齢と睡眠障害……………………宮崎総一郎ほか	睡眠呼吸障害と脊髄損傷……………鈴木　涼平ほか
パーキンソン病と睡眠障害………野村　哲志	睡眠呼吸障害と排尿障害……………木内　寛
睡眠薬をどう使うか，どう止めるか…三島　和夫	睡眠呼吸障害に対する CPAP 療法…赤柴　恒人
睡眠障害と身体活動・運動療法…北畠　義典	睡眠呼吸障害と歯科とのかかわり…有坂　岳大
睡眠障害の認知行動療法…………岡島　義	睡眠呼吸障害と口腔内装置…………佐藤　一道ほか
レストレスレッグス症候群と周期性四肢運動障害	睡眠呼吸障害と外科治療……………酒井　あやほか
………………………………………鈴木　圭輔ほか	回復期における脳卒中患者の睡眠呼吸障害
睡眠呼吸障害の疫学………………和田　裕雄ほか	………………………………………松浦　大輔ほか
睡眠呼吸障害のメカニズム………陳　和夫	睡眠呼吸障害と肥満・減量療法……竹上　未紗
睡眠呼吸障害の検査と診断………谷津翔一朗ほか	睡眠呼吸障害と自動車運転…………篠田　千恵

リハビリテーションにおける睡眠障害・睡眠呼吸障害の最前線を網羅。
1冊丸ごと役に立つこと間違いなし！

（株）全日本病院出版会
〒113-0033　東京都文京区本郷 3-16-4　　電話(03)5689-5989　　FAX(03)5689-8030

各誌目次がご覧いただけます！
www.zenniti.com

病院と在宅をつなぐ 脳神経内科の摂食嚥下障害
─病態理解と専門職の視点─

新刊

編著 野﨑 園子
関西労災病院 神経内科・リハビリテーション科 部長

2018年10月発行　B5判　156頁
定価（本体価格 4,500円＋税）

「疾患ごとのわかりやすい病態解説＋13の専門職の視点からの解説」
在宅医療における脳神経内科の患者の摂食嚥下障害への介入が丸わかり！さらに、Q&A形式でより具体的な介入のコツとワザを解説しました。在宅医療に携わるすべての方にお役立ていただける一冊です！

Contents

Ⅰ．まずおさえておきたい基礎知識
1. 疾患の摂食嚥下・栄養障害の特徴と対策概論
2. 嚥下機能検査

Ⅱ．疾患概要と嚥下障害の特徴と対策
1. 筋萎縮性側索硬化症
2. パーキンソン病
3. 進行性核上性麻痺
4. 多系統萎縮症・脊髄小脳変性症
5. 重症筋無力症
6. ギラン・バレー症候群
7. 筋ジストロフィー
8. 慢性期脳卒中
9. 認知症
10. 呼吸と嚥下障害
11. 経管栄養─胃瘻を中心に─
12. 誤嚥防止術・嚥下機能改善術

Ⅲ．専門職からみた在宅支援のポイント
　　─視点とQ&A─
1. 神経内科医の視点とQ&A
2. リハビリテーション医の視点とQ&A
3. 耳鼻咽喉科医の視点とQ&A
4. 在宅医の視点とQ&A
5. 歯科医師の視点とQ&A
6. 看護師の視点とQ&A
7. 歯科衛生士の視点とQ&A
8. 言語聴覚士の視点とQ&A
9. 理学療法士の視点とQ&A
10. 作業療法士の視点とQ&A
11. 管理栄養士の視点とQ&A
12. 薬剤師の視点とQ&A
13. 保健師の視点とQ&A

 全日本病院出版会
〒113-0033　東京都文京区本郷 3-16-4　Tel：03-5689-5989
www.zenniti.com　　　　　　　　　　　　　Fax：03-5689-8030

ピン・ボード

リハ栄養フォーラム 2019

＜大阪＞
日　時：5 月 12 日（日）12：30〜16：30
場　所：グランキューブ大阪　1003
定　員：500 名

＜仙台＞
日　時：5 月 25 日（土）12：30〜16：30
場　所：TKP ガーデンシティ仙台　ホール 13
定　員：280 名

＜岡山＞
日　時：6 月 1 日（土）12：30〜16：30
場　所：岡山コンベンションセンター　イベントホール
定　員：360 名

＜福岡＞
日　時：6 月 30 日（日）12：30〜16：30
場　所：JR 博多シティ 9F JR 九州ホール
定　員：600 名

＜東京＞
日　時：7 月 20 日（土）10：00〜16：30
場　所：よみうりホール
定　員：1000 名

＜札幌＞
日　時：7 月 27 日（土）12：30〜16：30
場　所：ACU 札幌　ACU-A（アスティ 45）1614
定　員：250 名

＜名古屋＞
日　時：8 月 24 日（土）12：30〜16：30
場　所：TKP ガーデンシティ PREMIUM 名駅西口
　　　　2 階ベガ
定　員：280 名

受講料
・大阪・仙台・岡山・福岡・札幌・名古屋
　各会場　3,000 円（税込）
・東京会場　4,000 円（税込）
お申込み：下記 Web サイトよりお申し込みください。
URL：http://www.e-toroku.jp/rihaeiyo2019/

FAX による注文・住所変更届け

改定：2015 年 1 月

　毎度ご購読いただきましてありがとうございます.

　読者の皆様方に小社の本をより確実にお届けさせていただくために，FAX でのご注文・住所変更届けを受けつけております. この機会に是非ご利用ください.

◇ご利用方法

　FAX 専用注文書・住所変更届けは，そのまま切り離して FAX 用紙としてご利用ください. また，注文の場合手続き終了後，ご購入商品と郵便振替用紙を同封してお送りいたします. **代金が 5,000 円をこえる場合，代金引換便とさせて頂きます.** その他，申し込み・変更届けの方法は電話，郵便はがきも同様です.

◇代金引換について

　本の代金が 5,000 円をこえる場合，代金引換とさせて頂きます. 配達員が商品をお届けした際に，現金またはクレジットカード・デビットカードにて代金を配達員にお支払い下さい(本の代金＋消費税＋送料). (※年間定期購読と同時に 5,000 円をこえるご注文を頂いた場合は代金引換とはなりません. 郵便振替用紙を同封して発送いたします. 代金後払いという形になります. 送料は定期購読を含むご注文の場合は頂きません)

◇年間定期購読のお申し込みについて

　年間定期購読は，1 年分を前金で頂いておりますため，代金引換とはなりません. 郵便振替用紙を本と同封または別送いたします. 送料無料，また何月号からでもお申込み頂けます.

　毎年末，次年度定期購読のご案内をお送りいたしますので，定期購読更新のお手間が非常に少なく済みます.

◇住所変更届けについて

　年間購読をお申し込みされております方は，その期間中お届け先が変更します際，必ずご連絡下さいますようよろしくお願い致します.

◇取消，変更について

　取消，変更につきましては，お早めに FAX，お電話でお知らせ下さい.

　返品は，原則として受けつけておりませんが，返品の場合の郵送料はお客様負担とさせていただきます. その際は必ず小社へご連絡ください.

◇ご送本について

　ご送本につきましては，ご注文がありましてから約 1 週間前後とみていただきたいと思います. お急ぎの方は，ご注文の際にその旨をご記入ください. 至急送らせていただきます. 2～3 日でお手元に届くように手配いたします.

◇個人情報の利用目的

　お客様から収集させていただいた個人情報，ご注文情報は本サービスを提供する目的(本の発送，ご注文内容の確認，問い合わせに対しての回答等)以外には利用することはございません.

　その他，ご不明な点は小社までご連絡ください.

株式会社　全日本病院出版会

〒 113-0033 東京都文京区本郷 3-16-4-7 F
電話 03(5689)5989　FAX03(5689)8030　郵便振替口座 00160-9-58753

FAX 専用注文書

5,000 円以上代金引換

ご購入される書籍・雑誌名に〇印と冊数をご記入ください

〇	書 籍 名	定価	冊数
	骨折治療基本手技アトラス―押さえておきたい 10 のプロジェクト― 　**新刊**	¥16,200	
	グラフィック リンパ浮腫診断―医療・看護の現場で役立つケーススタディ― 　**新刊**	¥7,344	
	足育学　外来でみるフットケア・フットヘルスウェア 　**新刊**	¥7,560	
	四季を楽しむビジュアル嚥下食レシピ 　**新刊**	¥3,888	
	病院と在宅をつなぐ 脳神経内科の摂食嚥下障害―病態理解と専門職の視点― 　**新刊**	¥4,860	
	ゼロからはじめる！　Knee Osteotomy アップデート	¥11,880	
	イラストからすぐに選ぶ　漢方エキス製剤処方ガイド	¥5,940	
	化粧医学―リハビリメイクの心理と実践―	¥4,860	
	ここからスタート！睡眠医療を知る―睡眠認定医の考え方―	¥4,860	
	髄内釘による骨接合術―全テクニック公開, 初心者からエキスパートまで―	¥10,800	
	カラーアトラス　爪の診療実践ガイド	¥7,776	
	睡眠からみた認知症診療ハンドブック―早期診断と多角的治療アプローチ―	¥3,780	
	肘実践講座　よくわかる野球肘　肘の内側部障害―病態と対応―	¥9,180	
	医療・看護・介護で役立つ嚥下治療エッセンスノート	¥3,564	
	こどものスポーツ外来―親もナットク！このケア・この説明―	¥6,912	
	野球ヒジ診療ハンドブック―肘の診断から治療, 検診まで―	¥3,888	
	見逃さない！骨・軟部腫瘍外科画像アトラス	¥6,480	
	パフォーマンス UP！　運動連鎖から考える投球障害	¥4,212	
	医療・看護・介護のための睡眠検定ハンドブック	¥3,240	
	肘実践講座 よくわかる野球肘　離断性骨軟骨炎	¥8,100	
	これでわかる！スポーツ損傷超音波診断 肩・肘 $+\alpha$	¥4,968	
	達人が教える外傷骨折治療	¥8,640	
	ここが聞きたい！スポーツ診療 Q＆A	¥5,940	
	見開きナットク！フットケア実践 Q＆A	¥5,940	
	高次脳機能を鍛える	¥3,024	
	最新　義肢装具ハンドブック	¥7,560	
	訪問で行う 摂食・嚥下リハビリテーションのチームアプローチ	¥4,104	

バックナンバー申込（※ 特集タイトルはバックナンバー 一覧をご参照ください）

❀メディカルリハビリテーション(No)

No_____　　No_____　　No_____　　No_____　　No_____
No_____　　No_____　　No_____　　No_____　　No_____

❀オルソペディクス(Vol/No)

Vol/No_____　　Vol/No_____　　Vol/No_____　　Vol/No_____　　Vol/No_____

年間定期購読申込

❀メディカルリハビリテーション	No.	から

❀オルソペディクス	Vol.	No.	から

TEL：　　（　　　）　　　　　　　FAX：　　（　　　）

ご住所　〒

フリガナ		診療
お名前	要捺印	科目

FAX 03-5689-8030 全日本病院出版会行

全日本病院出版会行
FAX 03-5689-8030

年　月　日

住 所 変 更 届 け

お 名 前	フリガナ						
お客様番号							毎回お送りしています封筒のお名前の右上に印字されております8ケタの番号をご記入下さい。

新お届け先	〒　　　　都道府県

新電話番号	（　　　　）

変更日付	年　月　日より	月号より

旧お届け先	〒

※ 年間購読を注文されております雑誌・書籍名に✓を付けて下さい。
　□ Monthly Book Orthopaedics （月刊誌）
　□ Monthly Book Derma. （月刊誌）
　□ 整形外科最小侵襲手術ジャーナル （季刊誌）
　□ Monthly Book Medical Rehabilitation （月刊誌）
　□ Monthly Book ENTONI （月刊誌）
　□ PEPARS （月刊誌）
　□ Monthly Book OCULISTA （月刊誌）

FAX 03-5689-8030

全日本病院出版会行

Monthly Book Medical Rehabilitation
バックナンバー在庫

2019.5.現在

【2013～15年増刊号・増大号】

No.157 肩関節傷害 診療の真髄
編集/岩堀裕介（増大号/3,900円＋税）

No.163 もう悩まない！100症例から学ぶリハビリテーション評価のコツ
編集/里宇明元・辻川将弘・杉山 瑶・堀江温子（増刊号/4,900円＋税）

No.170 高齢者のフレイル(虚弱)とリハビリテーション
編集/近藤和泉（増大号/3,900円＋税）

No.176 運動器疾患リハビリテーション実践マニュアル
編集/帖佐悦男（増刊号/4,900円＋税）

No.183 知りたい！聞きたい！認知症Q＆A
編集/遠藤英俊（増刊号/4,980円＋税）

No.189 リハビリテーション医療における呼吸器診療
編集/笠井史人（増大号/4,000円＋税）

【2016年】

No.192 回復期における高次脳機能障害へのアプローチ
—病態評価に基づく対応— 編集/宮井一郎

No.193 脳性麻痺のリハビリテーション
—押さえておきたい二次障害への対応— 編集/朝貝芳美

No.194 現場に活かすリハビリテーション支援機器 編集/浅見豊子

No.195 骨粗鬆症update—リハビリテーションとともに—
編集/島田洋一・宮腰尚久（増大号/4,000円＋税）

No.196 パーキンソニズムの診断とリハビリテーション 編集/林 明人

No.197 大腿骨近位部骨折のリハビリテーション 編集/千田益生

No.198 腰痛予防と運動指導—セルフマネジメントのすすめ—
編集/矢吹省司

No.199 知っておくべきリハビリテーションにおける感染対策 編集/藤谷順子

No.200 在宅高齢者の内部障害リハビリテーション 編集/諸冨伸夫

No.201 リハビリテーション看護—看護実践のエビデンスと可能性—
編集/金城利雄・荒木暁子

No.202 発達期の嚥下調整食 編集/弘中祥司

No.203 リハビリテーションに役立つ！睡眠障害・睡眠呼吸障害の知識
編集/近藤国嗣（増刊号/4,980円＋税）

No.204 末梢神経障害に対する治療の進歩—新たな展開と
リハビリテーション— 編集/平田 仁

【2017年】

No.205 医工,産学連携によるリハビリテーション 編集/菅本一臣

No.206 認知症予防とリハビリテーション 最前線
編集/繁田雅弘・竹原 敦

No.207 脳損傷者の自動車運転—QOL向上のために— 編集/武原 格

No.208 リハビリテーションに役立つ心理療法 編集/中島恵子

No.209 脊髄損傷のリハビリテーション最前線 編集/三上靖夫

No.210 小児脳損傷のリハビリテーション
—成長に合わせたアプローチ— 編集/橋本圭司

No.211 全身管理からみたフットケア 編集/杉本郁夫

No.212 摂食嚥下障害リハビリテーションABC
編集/出江紳一（増刊号/4,980円＋税）

No.213 神経免疫疾患治療とリハビリテーションupdate 編集/阿部和夫

No.214 リンパ浮腫コントロール 編集/廣田彰男

No.215 人工呼吸器管理患者のリハビリテーション 編集/笠井史人

No.216 運動器疾患エコー活用術 編集/扇谷浩文

No.217 知っておきたい！これからの生活期リハビリテーション
編集/石川 誠（増大号/4,000円＋税）

【2018年】

No.218 心大血管手術後のリハビリテーション 編集/宮野佐年

No.219 医療ITを活かすチームリハビリテーション 編集/菅原英和

No.220 リハビリテーションから考える高次脳機能障害者への生活支援
編集/中島八十一

No.221 多職種協働による転倒予防 私たちの取り組み 編集/渡邊 進

No.222 チーム医療の中のリハ医のリーダーシップ—様々なチームシチュエーション—
編集/岡本隆嗣

No.223 次のリハビリテーションに活きる！私の脳疾患評価
編集/石合純夫（増刊号/4,980円＋税）

No.224 リハビリテーションを支える栄養管理の知識
編集/栢下 淳

No.225 知っておきたい脳卒中下肢装具の知識
編集/牧野健一郎

No.226 認知症高齢者の摂食嚥下リハビリテーション
編集/大熊るり

No.227 臨床実践！失語症のリハビリテーション
編集/前島伸一郎

No.228 成長期のスポーツ外傷・障害とリハビリテーション医療・医学
編集/帖佐悦男（増刊号/4,000円＋税）

No.229 これからの"地域"づくり—リハビリテーションの視点から—
編集/宮田昌司

No.230 リハビリテーションに活かす ソーシャルワーカーの力
編集/取出涼子

【2019年】

No.231 心臓リハビリテーションにおける新時代の幕明け
編集/諸冨伸夫

No.232 脳性麻痺のリハビリテーション
—障害のある子どもとその家族を支える—
編集/土岐めぐみ

No.233 高齢者と排泄—アセスメントとケア—
編集/谷口珠実

No.234 在宅医に役立つ生活期における補装具・生活用具の知識
編集/吉永勝訓

No.235 歩きと姿勢を科学する
編集/長谷公隆

2019年　年間購読のご案内

年間購読料　39,570円(消費税込)

年間13冊発行

(通常号11冊・増大号1冊・増刊号1冊)

送料無料でお届けいたします！

各号の詳細は弊社ホームページでご覧いただけます.
☞www.zenniti.com/

※各号定価(本体価格2,500円＋税)(増刊・増大号を除く)

次号予告

発達障害支援のマイルストーン
―就学支援を中心に―

No. 237（2019 年 6 月号）

編集／横浜ハビリテーションクリニック院長
日原　信彦

就学支援に必要な特別支援教育と
　合理的配慮の知識……………清田　晃生
地域療育センターにおける就学支援
　………………………………牛島　智子ほか
知的困難をともなわない自閉スペクトラム症
　や注意欠如・多動症への就学支援
　………………………………吉田　友子
就学時に必要なきょうだいへの
　支援…………………………田中　恭子
就学前から就学後を
　見通した発達精神医学診療……木本啓太郎ほか
発達障害の地域支援における
　インターフェイスと就学支援・・本田　秀夫
視覚認知からみた就学支援………本多　和子
構造化支援から見た就学支援……幸田　栄
保護者支援からみた就学支援……温泉　美雪

発達性ディスレクシアに対する
　就学支援……………………沖村可奈子ほか
ASD 児への発達特性を生かした
　発達支援と生活支援…………戸塚香代子ほか

編集主幹：宮野佐年　医療法人財団健貢会総合東京病院
　　　　　　　　　　　リハビリテーション科センター長
　　　　　　水間正澄　医療法人社団輝生会理事長
　　　　　　　　　　　昭和大学名誉教授

No.236　編集企画：
佐伯　覚　産業医科大学教授

Monthly Book Medical Rehabilitation　No.236

2019 年 5 月 25 日発行
　定価は表紙に表示してあります.
　　Printed in Japan

発行者　　末　定　広　光
発行所　　株式会社　**全日本病院出版会**
　　〒 113-0033 東京都文京区本郷 3 丁目 16 番 4 号 7 階
　　　　電話（03）5689-5989　Fax（03）5689-8030
　　　　郵便振替口座 00160-9-58753

印刷・製本　三報社印刷株式会社　　　電話（03）3637-0005
Ⓒ ZEN・NIHONBYOIN・SHUPPANKAI, 2019　広告取扱店　㈱日本医学広告社　　　電話（03）5226-2791

・本誌に掲載する著作物の複製権・翻訳権・上映権・譲渡権・公衆送信権（送信可能化権を含む）は株式会社
　全日本病院出版会が保有します.
・**JCOPY**＜（社）出版者著作権管理機構　委託出版物＞
　本誌の無断複写は著作権法上での例外を除き禁じられています. 複写される場合は, そのつど事前に,（社）出版
　者著作権管理機構（電話 03-5244-5088, FAX 03-5244-5089, e-mail: info@jcopy.or.jp）の許諾を得てください.
・本誌をスキャン, デジタルデータ化することは複製に当たり, 著作権法上の例外を除き違法です. 代行業者等
　の第三者に依頼して同行為をすることも認められておりません.